著者一覧

阿部　幸一郎
東京手の外科・スポーツ医学研究所

安瀬　正紀
大船中央病院院長

井川　浩晴
前 香川大学医学部形成外科講座

井砂　司
東京女子医科大学八千代医療センター形成外科

磯貝　典孝
近畿大学医学部形成外科

井口　傑
慶應義塾大学医学部総合医科学研究センター

大木　更一郎
日本医科大学形成外科

小川　令
日本医科大学形成外科

川上　重彦
金沢医科大学形成外科

岸辺　美幸
金沢医科大学形成外科

清川　兼輔
久留米大学医学部形成外科・顎顔面外科

楠原　廣久
近畿大学医学部形成外科

楠本　健司
関西医科大学形成外科

久保　伸夫
関西医科大学耳鼻咽喉科

児島　忠雄
埼玉成恵会病院・埼玉手の外科研究所

佐々木　健司
日本大学医学部形成外科

佐野　和史
日本医科大学形成外科

菅又　章
東京医科大学八王子医療センター形成外科

須田　康文
慶應義塾大学医学部整形外科

田原　真也
神戸大学医学部形成外科

辻　依子
神戸大学医学部形成外科

仲沢　弘明
東京女子医科大学東医療センター形成外科

野﨑　幹弘
東京女子医科大学形成外科

百束　比古
日本医科大学形成外科

平瀬　雄一
埼玉成恵会病院形成外科

堀内　勝己
市立札幌病院形成外科

松村　一
東京医科大学形成外科

宗内　巌
香川大学医学部形成外科講座

守永　圭吾
久留米大学医学部形成外科・顎顔面外科

矢島　弘嗣
奈良県立医科大学整形外科

山口　利仁
東京手の外科・スポーツ医学研究所

吉田　純
金沢医科大学機能形成外科

吉田　哲憲
市立札幌病院院長

渡辺　克益
東京医科大学形成外科

外傷形成外科
Emergency Plastic Surgery

そのときあなたは対応できるか

安瀬 正紀 監修
Masanori Anze

菅又 章 編集
Akira Sugamata

克誠堂出版

はじめに

　これまで15年間にわたり、救命救急センター・熱傷センターに勤務し救急外傷の治療に携わって来て、形成外科医の果たす役割が外から見ていた時に考えていたものに比べてはるかに大きく、広い範囲にわたることを実感しております。

　救命救急センターでは、搬入されてくるさまざまな患者に対し、時間に追われる中で的確な診断、治療の優先度の決定、その実行が求められ、治療が進行して行きます。このような中で研鑽を積んでいる若い医師は、ともすれば目の前の診療に忙殺されてしまい、教科書を読んで基本的な知識を整理し自分なりの判断の基盤を確立することなど、なかなかままならない日々を送っているのが現状です。先輩医師からの経験に基づく判断や技術を断片的に耳学問の形でかろうじて得ているのが実状ではないでしょうか。

　特に外傷の領域は外科系各科の本道からは遠くに位置し、大学病院では経験できる症例も少なく、原理原則のみに重きを置いて現場に即した医療が十分教育されていません。一方で前線の救急病院では、経験則が優先し系統的に整理された知識を学ぶ機会が少ないのが現実です。そこで、若手医師に向けた系統的な教育・訓練にもう少し重きを置いても良いのではないかと考えます。

　個々の疾患や損傷については、これまでにも多くの詳細にわたる専門書が先達の業績として上梓されておりますが、多忙な現場の医師には、これらすべてに目を通しておくことは至難の業となります。私どもは長年にわたり、各領域のエキスパートが執筆し、現場で診療にあたる若手外科医が手近に置いて外傷形成外科の基本的事項を端的に学ぶことができるような教科書を作ることができないものか、と考えておりました。

　今回この企画に賛同しご理解いただいた執筆の諸先生の協力のもと、本書出版の運びにこぎつけましたのは、大きな喜びであります。この本が現場で外傷治療にあたる若い諸先生の診療に役立つことを、心から願うものです。

　章末の文献は、数は少なく選ばれておりますが、それぞれの治療法を裏付ける evidence となるものであり、さらに深い知見へと踏み込む指標となるものです。時間に余裕のあるとき、さらなる興味が生まれたときには活用してください。

　最後に克誠堂出版編集部の大澤王子さんの協力に感謝します。

2007年3月

大船中央病院院長
安瀬正紀
東京医科大学八王子医療センター形成外科
菅又　章

もくじ

■ はじめに

I 創傷処置総論　　→安瀬正紀　　1
　1. 初療室での対応 ………………………………………………………… 2
　2. 創傷管理法と創感染の防止 …………………………………………… 6
　3. 基本的創処置 …………………………………………………………… 11

II 顔面外傷　　17

顔面軟部組織損傷
　4. 顔面軟部組織損傷 ……………………………… →渡辺克益 ……… 18

顔面骨骨折
　5. 顔面骨骨折の基本的事項と手技 ……………… →辻　依子, 田原真也 …… 33
　6. 鼻骨骨折 ………………………………………… →辻　依子, 田原真也 …… 41
　7. 頬骨骨折 ………………………………………… →楠本健司 ……… 45
　8. 眼窩下壁骨折 …………………………………… →菅又　章 ……… 54
　9. 眼窩内側壁骨折 ………………………………… →楠本健司, 久保伸夫 …… 62
　10. 上顎骨骨折 …………………………………… →川上重彦, 吉田　純 …… 70
　11. 下顎骨骨折 …………………………………… →川上重彦, 岸辺美幸 …… 75
　12. 前頭洞骨折 …………………………………… →清川兼輔, 守永圭吾 …… 83
　13. 顔面多発骨折 ………………………………… →清川兼輔, 守永圭吾 …… 89

III 上肢・手の外傷　　93

　14. 総論 …………………………………………… →児島忠雄 ……… 94

上肢・手の軟部組織損傷
　15. 上肢・手の挫滅創の一次処置 ……………… →佐野和史, 百束比古 …… 103
　16. デグロービング損傷 ………………………… →佐野和史, 百束比古 …… 110

17. 爪を含む指尖部損傷 ●● 平瀬雄一 *115*
18. 有茎皮弁による再建 ●● 平瀬雄一 *121*
19. 遊離皮弁による再建 ●● 平瀬雄一 *127*

神経損傷
20. 神経損傷 ●● 平瀬雄一 *133*

腱損傷
21. 屈筋腱損傷 ●● 平瀬雄一 *139*
22. 伸筋腱損傷 ●● 平瀬雄一 *145*
23. 腱損傷後のリハビリテーション ●● 阿部幸一郎,山口利仁 *152*

上肢・手の骨損傷
24. 切断肢・指再接着 ●● 楠原廣久,磯貝典孝 *158*
25. 指節骨・中手骨骨折 ●● 楠原廣久,磯貝典孝 *165*
26. 舟状骨を含む手根骨骨折 ●● 矢島弘嗣 *172*
27. 橈骨遠位端骨折 ●● 矢島弘嗣 *181*

IV 下肢・足の損傷 *189*

28. 総論 ●● 百束比古,大木更一郎 *190*
29. 剥脱性損傷・轢過損傷 ●● 百束比古,小川 令 *203*
30. 腱損傷・神経損傷・切断 ●● 須田康文,井口 傑 *206*
31. 足関節・足部の骨折 ●● 須田康文,井口 傑 *215*

V 熱傷 *227*

32. 評価と初期輸液 ●● 仲沢弘明,野﨑幹弘 *228*
33. 新鮮熱傷創の初期管理 ●● 堀内勝己,吉田哲憲 *234*
34. 熱傷の手術療法—重症熱傷を中心に ●● 仲沢弘明,野﨑幹弘 *241*
35. 特殊部位熱傷の初期治療:手・顔面・陰部 ●● 松村 一 *247*
36. 気道損(熱)傷 ●● 井砂 司,佐々木健司 *255*

37. 小児・老人の熱傷 ●松村 一 *261*

VI 物理的損傷・化学損傷・特殊な損傷 *267*

38. 電撃傷 ●井砂 司, 佐々木健司 *268*
39. 凍傷 ●井川浩晴 *276*
40. 化学損傷 ●井川浩晴, 宗内 巌 *280*
41. 杙創・外傷性異物・咬傷・点滴漏れ ●井川浩晴 *286*

I 創傷処置総論

1 初療室での対応
2 創傷管理法と創感染の防止
3 基本的創処置

1. 初療室での対応

Ⅰ．創傷処置総論

1 個々の損傷の修復の前に全身状態を把握する

　冷静に全身を眺め，目前に迫った緊急度の高い状態から優先的に診断をつけ，系統立てて治療を進めてゆくことが必要である。日本外傷学会が中心になって編纂している外傷初期治療ガイドライン（JATEC）では診断，治療を次のように進めることを教えている[1]。

一次査定：まず緊急度の最も高い呼吸，循環，意識状態にかかわる生理学的徴候（バイタルサイン）の精査・修復を最優先とし，気道の確保，換気の維持，止血，輸液の確保，保温などの蘇生処置を行い，バイタルサインの安定化を図る（ABCDEs tips in primary survey）[2]。

二次査定：バイタルサインの安定が確認されれば，ここではじめて二次査定として全身の解剖学的損傷の評価を頭の頂上からつま先まで漏れなく精査を行い，頭蓋内病変，臓器損傷，頭蓋，顔面，四肢の骨折，体表面の挫創などの評価を系統立てて行う。見出された損傷について治療の優先度を決め，必要とされる根本治療となる手術，処置を実行する。

三次査定：一次査定，二次査定，手術と治療を進めてゆく中で，見落とされやすい隠れた損傷を探し出す。これが三次査定であり，二次査定，三次査定は初療段階から入院経過中引き続き継続して繰り返し行われる。

2 一次査定の手技とポイント

1. 蘇生処置の要否の確認：

　　　　　　　　呼吸ができているか（A）
　　　　　　　　意識レベルはどうか（D）
　　　　　　　　頸動脈を触れ脈拍の有無（C）
　　　　　　　　胸郭は動いているか（B）
　　　　　　　　大きな外出血はないか（C）

患者に接触したらただちに大声で呼びかけながら上記を短時間のうちに確認する

2. 蘇生処置を行うにあたってのポイント

- 上気道閉塞の防止：頭部，顔面外傷に伴う気道閉塞は意識障害，上顎骨骨折における上

顎の後方移動，下顎骨正中部骨折に伴う舌根沈下，止血困難な出血，顔面頚部の挫創，挫傷に伴う上気道周囲の腫脹などによって急速に進行する。経口気管挿管，また挿管困難例では輪状甲状靱帯穿刺または切開が必要となる。ただし輪状甲状靱帯切開は12歳以下の小児には禁忌となる。気管切開は緊急時には推奨されない。

- **気道の確保と頚椎保護**：すべての多発鈍的外傷，特に意識障害，鎖骨より頭側に外傷のある患者には頚椎に損傷があるものとしてバックボードによる全脊椎固定，頚椎カラーによる固定，保護が必要である。しかし，気道の確保が必要な場合には気道の確保が優先される。カラーの前面をはずし，用手的に頭部を正中中間位に固定しつつ挿管を行う。

- **緊張性気胸の解除**：緊張性気胸は呼吸障害ばかりでなく，重篤なショック状態を来たす生命にかかわる緊急状態である。胸部単純X線撮影の結果を待つことなく，呼吸音の減弱，左右差，頚静脈怒張，急激に進行するショックなどを見たら，ただちに第2肋間，鎖骨中線部への大口径血管留置針刺入による脱気，または第5肋間，前または中腋窩線部での胸腔ドレーン挿入を行う。

- **止血**：出血性ショックが強く疑われ，初期の急速輸液にも反応が悪く，循環動態の安定が得られない場合には出血源の同定と止血を優先する。手術室への直行，血管撮影，経カテーテル動脈塞栓術（TAE）による止血を決断する。

- **腹腔内・胸腔内出血の検索は繰り返し行う**：出血点・出血量推定の比較的容易な外出血に比べて，重大なショックの原因となる腹腔内・胸腔内出血は，部位・量の推定が困難である。超音波検査（FAST）は非侵襲的であり，CT検査室への移動も不必要なため必須の検査法である。初療室でも集中治療室へ移っても繰り返し行い出血のモニターを行う。

- **高エネルギー外傷は重症**：表にあげたような受傷機転は高エネルギー外傷と呼ばれ，大きな外力による重篤な外傷が予測される。あらかじめ救急隊の情報から患者の重症度を予測し，人員の配置，医療材料の準備をしておく（**表1**）。

表1　高エネルギー外傷

時速60km/hr以上の事故	時速30km/hr以上のバイクの事故
車外放出	同乗者の死亡
車の横転	救出に20分以上を要した
車の変形50cm以上	患者の横のドアの変形30cm以上
運転手が飛ばされたバイク事故	歩行者，自転車が車（鉄道を含む）にはねられた
高さ6m以上からの転落	狭圧外傷

- **出血量の推定**：外出血の場合は現場の血溜りの大きさの聴取などから推定できるが胸腔内，腹腔内，後腹膜腔，長管骨骨折による内出血の量の推定は難しく，予想される損傷部位，初期輸液治療に対する反応から推定する（**表2**）。

表2　出血量の推定

外出血	床や衣類	約30cm²の拡がりで100ml
血胸		1000〜3000ml
腹腔内出血		1500〜3000ml
骨盤骨折（後腹膜腔出血）		1000〜4000ml
上腕骨骨折		300〜500ml
大腿骨骨折		1000〜2000ml
下腿骨骨折		500〜1000ml

- **中枢神経障害・骨折の評価**：通常，単純X線撮影室，CT検査室では状態の急変に対応するための設備やモニター装置が不十分なので，骨折の単純X線撮影線精査は呼吸，循環の安定が得られてから行う。ただしTAEによる止血操作は例外となる。
- **外傷のゴールデンアワー**：出血性ショックの患者の救命には，受傷してから手術室で根本的治療により止血が得られるまでの時間が患者の救命，予後を左右する。この間の1時間を"外傷のゴールデンアワー"と呼ぶ。初療室での個々の処置に許される時間はごく限られる。短い間に正しい決断に従って治療を進める[3]。
- **全身状態の安定**：初療室での状態の安定をさす指標：気道が確保され，人工呼吸で酸素化が保たれた状態で，循環動態は血圧，脈拍，capllary refilling time，酸塩基平衡，尿量などが安定していることから判断する。

3 二次査定のポイント

一次査定に基づく呼吸管理，初期輸液などの処置でバイタルサインの安定が得られたら頭から足の先まで損傷の解剖学的評価を見落としのないように行う。見出された損傷については緊急性の高いものから優先度をつけ根本的治療の計画をたてる。形成外科医は初療医の併診，紹介を漫然と待って治療時機を失することなく初療段階から積極的に治療計画に参画していかなければならない。

- **目は専門家に**

緊急の処置が必要となる角膜，強膜の裂創，虹彩の脱出など眼外傷の検索は重要である。視力がある程度以上あれば眼球の損傷の可能性は少ない。強膜の裂創による眼球破裂では不用意な圧迫で虹彩，水晶体の脱出を助長することがある。眼圧の左右差，前房出血，虹彩の不正円形などが少しでも疑われる時にはできるだけ早い時期に眼科医に参加を依頼し精査を求める[4]。

4 初療室での注意点

- **感染症からは自分で自分を守る**

救急外来に運ばれてくる外傷患者は感染症罹患の既往が不明と考えるべきである。初療スタッフが血液，体液を介して感染する危険性はきわめて高い。ガウン，エプロン，

ゴーグル，シールド付マスクの着用，一操作一手袋を励行し，常に患者の体液から自分自身を守ることを忘れない。

- 初療チーム各人の役割分担を決めておく

  初療チームのリーダーは患者搬入に先立ちチームの一人ひとりに患者情報の聴取，気道確保・呼吸管理，体幹四肢の診察，中心静脈確保，胸腔ドレーンの挿入，末梢静脈路の確保，検査検体の処理などの役割分担を決めておく。多くの仕事をチームの各自が勝手に始めてはならない。

- 情報は初療チーム全員で共有する

  初療室の中では救急隊，患者の家族からの受傷機転，既往歴，常用薬，通院歴などの情報，検査結果，手術室，病室の準備態勢など多くの情報が錯綜する。チームの一人ひとりが知り得た情報を全員に大声で通達し，情報のブラックホールにならないように気をつける。

文　献

1) JATEC 日本外傷学会外傷研修コース開発委員会編：初期診療総論：改定外傷初期治療ガイドライン．へるす出版，東京，2002
2) Moore EE, Feliciano DV, Mattox KL：TRAUMA (5th ed). McGraw-Hill Co., New York, 2004
3) Hoddgetts T, Deane S, Gunning K：トラウマルール．小関一英ほか 訳．メディカル・サイエンス・インターナショナル，東京，2001
4) 安瀬正紀：救急外科形成外科領域，新外科学体系 13，和田達雄監修，pp364-390，中山書店，東京，1989

Ⅰ．創傷処置総論

2. 創傷管理法と創感染の防止

1 止血

- 初期の急速輸液にも反応が悪く，循環動態の安定が得られないような出血性ショックに対しては，出血源の同定と止血を優先する
- 外出血に対してはまず局所の圧迫により出血の勢いが弱まるのを待ち，出血点が確認できれば鉗子または縫合により止血する：やみくもな鉗子を用いての止血は創内の正常な神経，血管までも傷つけるので行わない。
- 直接止血でコントロールできない時は損傷部位より近位を駆血帯で緊縛し止血を図る

　この際，緊縛部より遠位部の疎血による障害，駆血解除時の再還流障害を防止するために１時間に一度くらい数分間緊縛を解除する。また上顎骨骨折などで気道の閉塞を来たすような激しい鼻腔・口腔への出血では，ベロックタンポンまたは鼻出血止血用バルーンタンポン＋ガーゼパッキングが必要となる（図）。

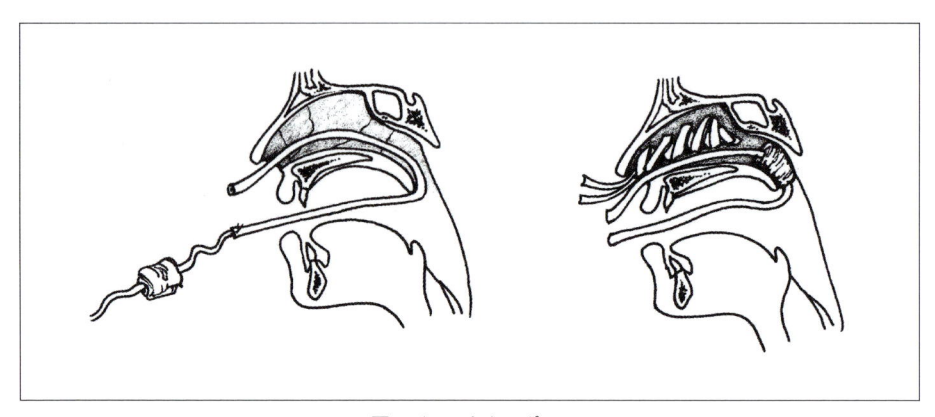

図　ベロックタンポン
後鼻腔をガーゼタンポンでブロックし，鼻腔のパッキングを確実にする。

2 洗浄・異物の除去

　土砂，塵埃，機械油などの汚染，異物の混入，損傷壊死組織の残存は治癒の遷延，重篤な感染の原因となる。

- 整復固定，創閉鎖などの処置を始める前に十分に洗浄を行い，汚染，異物の除去に努める。高圧，間欠的洗浄が効果をあげている

十分に患部の鎮痛を行った後，スポンジまたは手洗いブラシを用いて手術手洗い用洗剤で創の周囲を洗浄する．創部は大量の微温生理食塩水を用い，毛先の柔らかなブラシで洗浄し，土砂，木片，ガラスなどの異物を取り出す．またこの際，間欠的ジェットを用いる市販のシステム，先を折り曲げた注射針とシリンジとの組み合わせなどで高圧・間欠的洗浄が効果をあげている．最近の報告では水道水を用いても感染率には変わりはないとするものがある[1]．

- 洗浄しても汚染の取れない組織は切除する：木片，竹片，着衣の一部など植物性の異物は，取り残すと後に難治性瘻孔を形成し，核となった異物は単純X線検査でも存在が確認できず治療に難渋する[2]．

3 壊死組織の除去（デブリードマン）

- 組織の生死の判定は，挫滅の程度・創縁の真皮下血管網からの出血・毛細血管再充満時間（blanching and refilling time）・ターニケット解除後の血行の再開状態を見ること（ターニケットテスト）で行う
- 筋肉は24〜48時間おいて再度検索を行うと血行の確実な範囲を知ることができる：
　　筋肉は本来，血流の豊富な組織である．しかし，広範な挫滅創では，受傷直後，その生死を正確に判定することが困難なことが多い．
- 顔面の組織はできるだけ温存する：血行も豊富であり壊死の危険も少なく，また容易に変形を来たしやすいためである．ただし小さく単純な形の創では，創縁を確実に合わせ，瘢痕を最小限にするために創縁のトリミングは積極的に行う．
- 四肢の骨折を伴う損傷などで，局所の浮腫が著明で末梢の血行障害，筋肉のコンパートメント症候群（コンパートメント内圧 > 30 mmHg）が予測される場合には，緊急の減張切開・筋膜切開が必要となる

4 消毒

- 開放性の外傷は何らかの汚染・感染の危険性があると考える
　　多くの開放性外傷は米国疾病予防管理センター（CDC）の術創感染予防のためのガイドラインにある Contaminated（Class Ⅲ）から Dirty-Infected（Class Ⅳ）に分類される（表1）．これらの新鮮創に対して術前の洗浄の有効性を支持する研究は数多く見られるが，消毒薬の選択と創感染に関しては議論が多くいまだ結論が出ていない[3]．現在本邦ではポビドンヨードとクロルヘキシジンが多用されているがクロルヘキシジンの方が残存時間，除菌率が高いとされている[4]．

表1　術創の分類

Class I /Clean：炎症のない術創で一次的閉創が可能，また閉鎖式ドレーンがおかれたもの。鈍的外傷の切開創で上記の項目を満たすもの
Class II /Clean-Contaminated： 　　　　　特別な感染のない呼吸器，消化管，生殖器，泌尿器系の手術。特に胆道系，虫垂，膣，口腔咽頭の手術は感染の兆候がなく，術中に特別の汚染がなければこのカテゴリーに入れる
Class III /Contaminated： 　　　　　新鮮な開放創，また術中の操作で汚染が生じたもの（開胸心マなど），消化管内容が漏出したもの，さらに切開部に非化膿性炎症が見られたもの
Class IV /Dirty-Infected： 　　　　　壊死組織が残る時間の経過した外傷，臨床的に感染が存在する外傷，消化管穿孔。この定義は術後感染の起因菌がすでに術前から術野に存在したことを意味する

CDC Guideline for prevention of surgical site infections. 1999 より引用

5 抗生物質の使用

- 創の感染防止に用いられる抗生物質はあくまでも外科処置の補助的手段と考える

　多くを抗生物質に頼ることは厳に戒めなければならない。予防投与（Surgical Antimicrobial Prophylaxis）とは，術野の落下細菌を含む細菌汚染を感染が成立しないレベルに抑えるために術直前に集中的に投与されるものをさす。

- 投与する場合は，タイミングを調整する

　投与される抗生物質は術中の細菌汚染に対し十分に広いスペクトラムを持ったものを使用する。手術開始までに殺菌効果が保証される血中濃度，組織濃度が得られるよう，また術中，術後数時間治療域を維持できるようにする[3]。

- 術後の予防的投与は短期間にとどめる

　漫然と長期間にわたり使用することは無益であるばかりか施設の耐性菌の発生にもつながる。その後は創の観察を行い，発赤・疼痛・腫脹などの兆候を見逃さないようにする。ひとたび感染巣が確認されたら創の開放やドレナージを行い，起因菌を確認し感受性のある抗生物質を選択して使用する。

6 破傷風予防治療

- 破傷風の予防は初療にあたる医師に重大な責任がある

　破傷風はワクチン，免疫グロブリンの普及により発病の頻度は著しく減少している。とは言いながら救命救急センターには年間1〜2例の外傷由来の破傷風患者が搬入されている。受傷から6時間以上経過した開放創，土砂などで著しく汚染された外傷，高度な挫滅，銃創，熱傷などでは感染の危険性が高い。幼少時の能動免疫の完成の有無，追加免疫が維持されているか，傷の汚染度などにより治療法が選択される（**表2**）[5]〜[7]。

表2 破傷風予防のための免疫療法

予防接種歴 \ 創傷の状態	汚染・挫滅なし 受傷後6時間以内	汚染・挫滅著明 受傷後6時間以上経過
未施行・不明	破傷風トキソイド 0.5ml 筋注	破傷風トキソイド 0.5ml 筋注 破傷風免疫グロブリン 250U 静注
免疫獲得確認 最終摂種から10年以上	破傷風トキソイド 0.5ml 筋注	破傷風トキソイド 0.5ml 筋注 破傷風免疫グロブリン 250U 静注
免疫獲得確認 最終摂種から10年以内	必要なし	破傷風トキソイド 0.5ml 筋注

免疫獲得：生後3〜90カ月の間にDPT 0.5mlを4回，または破傷風トキソイド 0.5mlを3回接種，11〜13歳の間に追加免疫を受けたものを言う．（予防接種法1994年改　政226，厚令51）

7 ドレッシング，術後の管理

- **術後の創の管理**：創の腫脹，浸出液の貯留を抑え，血行障害，感染の予防に注意を払う．
- **包帯**：出血，浸出液の吸収を促進するために生理食塩水を浸したガーゼの上に十分な厚みのガーゼを重ね，血行障害に注意し軽い圧迫包帯を行う．四肢の創では患部のずれ，出血，血腫形成を防ぐため副木，ギプスシャーレ，ギプスなどを用いてしっかりと固定を図る．
- **包帯の交換**：新鮮な，鋭的な術創では頻回の交換は不必要である．挫滅，汚染があり，血行障害が懸念されるような場合には頻繁に創の状態を観察し，湿布・包帯の交換を行い，創を清浄に保つ．遊離植皮を行った時は感染の危険のあるものでは術後2日，血腫，漿液腫の排除により生着を助けるためには術後4日までに1回めの包帯交換を行うのが望ましい．
- **糸痕の醜形**：縫合時の緊張と抜糸までの期間に大きく影響される．
- **抜糸**：顔面では術後4〜5日に，四肢体幹では術後7日を目標に，創の治癒の状況を見ながら行う．
- **抜糸後**：固定テープ（Steri-Strip®）などを用いて創にかかる緊張を和らげ，安静を図り瘢痕の幅の拡大，肥厚化の防止に努める．4〜6週間続ける．

文　献

1) Fernandez R, Griffiths R, Ussia C：Water for wound cleansing. Cochrane Database Systematic Reviews, lssue4. AvtNo：CD003861. 2002
2) 安瀬正紀：救急外科　形成外科領域　新外科学体系 13, 和田達雄監修, pp364-390, 中山書店, 東京, 1989
3) Drosou A, Falabella A, Kirsner RS：Antiseptics on Wounds；An area of controversy. Wounds 15：149-166, 2003
4) Mangram AJ, Horan TC, Pearson MP, et al：Guideline for prevention of surgical site infections. Infection Control and Epidemiology 20：247-278, 1999
5) JATEC 日本外傷学会研修開発委員会：破傷風予防対策. 外傷初期治療診療ガイドライン2005, pp248-249, へるす出版, 東京, 2005
6) 予防接種法施行令　政令 266　1994 改
7) 予防接種実施規則　厚令 51　1994 改

3. 基本的創処置

I．創傷処置総論

1 創の閉鎖

　外傷初療段階での多くの処置では精緻な技巧よりも形成外科医が日ごろ心掛けているプライマリーケアの基本的な原則が大いに役立つことが多い．

- 創の閉鎖のタイミングは，四肢，体幹では受傷後6〜8時間，顔面では24時間以内が創傷処置のゴールデンアワー

　この時間内であれば，十分な洗浄，デブリードマンを行い，確実な血行が保証されれば多くの傷は安全に閉創できる[1]．

- 創の閉鎖は一次的に縫合閉鎖することを目標とする

　確実に生存が期待される組織を見極め，それを解剖学的に正しい位置に戻す．創内に血腫形成，漿液の貯留の原因となる死腔を残さないように筋膜，皮下組織，皮膚と各層ごとに正確に合わせ，縫合閉鎖する．閉創の際，血腫，死腔の形成が懸念される場合にはドレーンを留置する．

- ドレーンはできるだけ閉鎖吸引ドレーンを用い，創縁から離れたところに切開を置き，体外に出す[2]

- 広範な深達性の創では delayed primary closure [3] も考える

　皮下の脂肪組織，筋肉の虚血性変化，挫滅の程度の判定は難しい．このために一次的な閉創を避け，数日間創を開放したまま治療を行う．創の清浄化，壊死組織の判別が得られた後に閉創を図る．この場合には一次的な閉創に比べて過剰な肉芽形成のための瘢痕組織の増大を容認しなければならない．

2 創の縫合

- 創の閉鎖

　筋膜，真皮と各層ごとに死腔を作らないように正確に，また表層に緊張がかからないようにしっかりと中縫いを行う．ついで表層を創縁がまくれ込まないように正確に，軽く外反するように縫合する．

- 皮膚縫合の結紮

　表層のレベルを合わせ，まくれ込みなどを正すために行うもので創縁を引き寄せるために行われるものではない．創縁が白く退色したり，糸が皮膚にめり込むような緊張がかからないように適度にゆるく結ぶ．必要以上にきつく結ばれた皮膚縫合では表皮の圧

圧壊死による糸痕（suture mark）を残すことになる（**図1**）。

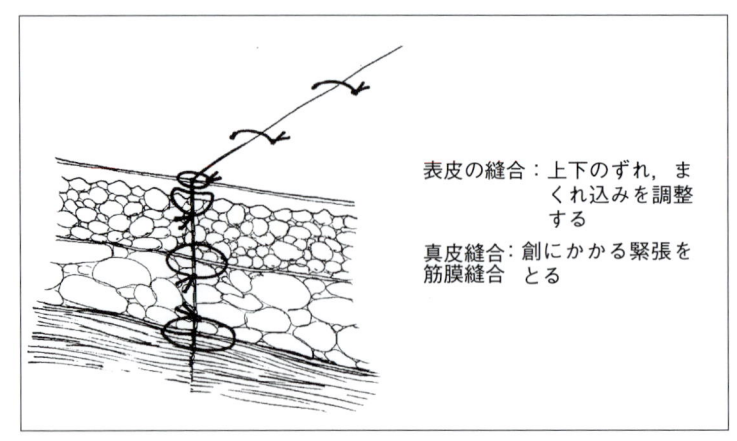

図1　皮膚の縫合

- 縫合糸

　さまざまな糸の材質・針の選択方法については，大まかな原則はあるものの施設や指導者により異なる。通常，深部の縫合には吸収糸を，表層の縫合にはモノフィラメントの非吸収糸を用いる。糸の太さは創の形状，浮腫の状態，緊張の程度によって選択が異なるが顔面は6-0，頭皮，体幹，四肢では4-0から5-0の太さのものを用いる。

❸ 単純な形の切創，挫創

- 鋭利な刃物による切創や比較的単純な形の挫創では，創の洗浄，異物の除去，デブリードマンをしっかりと行った後は一次的に創を閉じることができる

　挫滅の少ない鋭利な切創では真皮深層に真皮縫合をかければ後の埋没糸の露出，残遺糸膿瘍形成などの問題を残すことはない。汚染された挫滅創，受傷後時間の経過したものでは洗浄，創縁の新鮮化を確実に行い，さらに普段の閉創に比べて間隔を広く，深い部分にかけ皮膚縫合の緊張を取るに必要な最小限にとどめる。

- 初療の段階でのZ形成，W形成は行わない

　外傷ではあらかじめ計画された手術の切開線とは異なり，創の方向はランダムなため，縫合した際に縫合線が皺の方向と平行になるとは限らない。創の方向が望ましくないからといって初療の段階でのZ形成，W形成などは原則として行わない。皮弁の部分壊死なども起こりやすく，生じた瘢痕の二次修正がかえって面倒となるためである。

❹ 複雑な形の挫創，組織欠損を伴った挫創

- 原則的には単純な形のものの組み合わせであり，基本は大きく変わらない

　ジグソーパズルを組み立てるように欠損部の形と皮膚弁の形を一つひとつ丁寧に調べ

複雑な皮弁を元の解剖学的な位置に戻すことに努める。特に眼瞼の薄い皮弁は収縮したり，皮弁，欠損部ともに変形して皮弁を戻す所を誤ったりすることが多いので注意する。

• **眉毛，眼瞼，鼻孔縁，赤唇縁，耳介ではその連続性を正確に修復する**

　細かいずれでも後に修正困難な醜形として残るので残された解剖学的ランドマークを手がかりにする。血行の豊富な顔面では，大きな弁状創が壊死に陥ることはまれであり，挫滅されたり，薄くそがれた皮弁の縁を皮膚面に直角に切り整え再縫合することが可能である。しかし，皮弁の基部が1cm以下で縦横比が4：1を超えるような薄い皮弁では先端部の壊死，不整形に盛り上がったトラップドア変形などの醜い瘢痕を残す。小さなものは紡錘形に切除し線状創として縫合するが，切除によって周囲に緊張を生ずるようなものは皮弁を縦横比の小さなV字形にトリミングしV-Y形成の要領で縫合する（図2）。

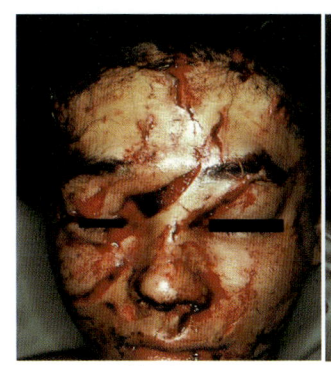

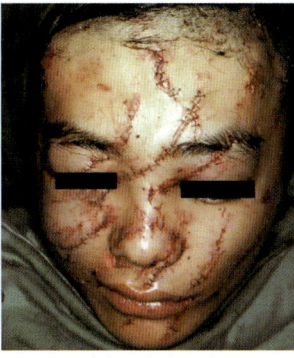

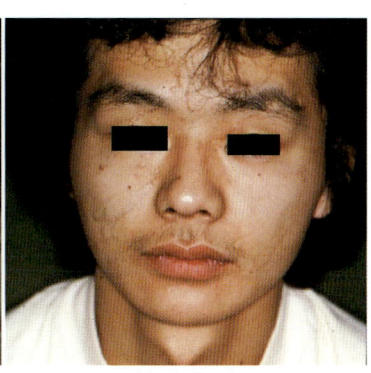

(a) 受傷時　　　(b) 縫合完了時　　　(c) 術後1年

図2　顔面の複雑な形の挫創

5 剥脱創（avulsion injury or degloving injury）

1. 剥脱創の特徴

　交通事故でタイヤに轢かれたり作業中にベルトに巻き込まれたりして挫滅と剪断力により起こる剥脱創は，筋膜のレベルで皮下組織が剥離（flaying）され皮下の穿通血管，神経も離断，挫滅され，血行が障害された剥離皮弁が生ずる。来院時，一見生着が期待されるような皮弁でも挫滅，皮下血管網の損傷のため時間の経過とともに浮腫，うっ血，血腫形成が見られ最終的には壊死へと進行することが多い。初療時点では皮膚の色調，皮膚断端の真皮血管網からの出血，ターニケットを用いた駆血，それを解除後refillingを見るターニケットテストなどで判定するが，正確な判定は難しい。

2. 処置

挫滅壊死が明らかな部分を切除し，止血を確認ののち，緊張のない状態で元に戻し，死腔に血液・滲出液の貯留を防ぐための持続吸引ドレーンを留置する。皮膚欠損部には分層植皮または創傷被覆材で被覆し一時的に閉創する。24〜48時間後に再度創を検索し，分界のはっきりしたところでデブリードマンを行う。この際の閉創に遊離植皮を用いるか皮弁を用いるかは創の状態，部位などによって判断する[4]。

6 植皮，創傷被覆材，皮弁

●被覆材の選択

一次的閉創が困難なものでは多くの場合遊離植皮（薄めの分層植皮）が選択される。

●植皮

整容的な結果がより求められる顔面や頸部，伸展性など機能が求められる手・指などでは，より厚めの分層植皮（場合によっては全層植皮）が用いられることがある。さらに大きな皮膚欠損や複雑な創面には，整容的・機能的には劣るが網状植皮が選択される。

下肢の開放骨折に伴う軟部組織損傷では，汚染，挫滅の著しい皮膚，皮下組織，筋肉の切除による組織欠損，筋区画（コンパートメント）の腫脹のため，一次的な閉創が不可能だったり，または閉じてはいけないような事態が発生したりする。このような場合には無理な緊張を避け，上述したような delayed primary closure か遊離植皮による閉鎖を選択する。

●創傷被覆材，人工真皮の使用

Delayed primary closure を選択した際や，さらにはもう少し長い時間の経過を見るための一時的な被覆に用いられる。露出した骨，関節，腱などの被覆や保護が目的である。

●皮弁

しかし最近では骨折を伴う軟部組織損傷の症例にも早期から筋弁，遊離筋弁などと植皮を行い骨の内固定と組み合わせることで，早期の創閉鎖を得たとの報告も見られている[5]。創の縫合閉鎖にあたっては，緊張を緩和するために創周辺の皮下または筋膜上を広範に剥離する場合があるが，周辺への感染の拡大，血腫・漿液腫形成のスペースを作る懸念，血行障害への危惧，周囲の瘢痕化の懸念などから，このような軟部組織損傷では避ける。

文 献

1) Robson MC, Duke WF, Krizek TJ：Rapid bacterial screening in the treatment of civilian wounds. J Surg Res 14：426-430, 1973
2) Mangram AJ, Horan TC, Pearson MP, et al：Guideline for prevention of surgical site infections. Infection Control and Epidemiology 20：247-278, 1999
3) Edington HD：Basic concepts and acute wound care. Emergency Plastic Surgery, edited by Greco RJ, pp3-24, Little Brown Co., Boston, 1991
4) 小林真司, 安瀬正紀, 清水調ほか：四肢の run-over injury：21 例の治療経験とその問題点. 日本臨床救急医学会雑誌 4：490-496, 2001
5) Ueno M, Yokoyama K, Nakamura K, et al：Early unreamed intramedullary nailing without a safety interval and simultaneous flap coverage following external fixation in type Ⅲ b open tibial fractures；A report of four successful cases. Injury 37：289-294, 2006

II 顔面外傷

顔面軟部組織損傷	4	顔面軟部組織損傷
顔面骨骨折	5	顔面骨骨折の基本的事項と手技
	6	鼻骨骨折
	7	頬骨骨折
	8	眼窩下壁骨折
	9	眼窩内側壁骨折
	10	上顎骨骨折
	11	下顎骨骨折
	12	前頭洞骨折
	13	顔面多発骨折

4. 顔面軟部組織損傷

1 顔面軟部組織損傷の診断と治療

　顔面は損傷に対しては，機能の回復に加え，形態も社会適応に重要であり，醜形を残さないような処置が要求される．一次的修復から専門的治療を計画することが病悩期間の短縮や患者満足度の向上に有効である．

- 複合外傷では，視機能障害，顔面骨骨折，頭部など他部位に外傷はないかチェックする
- 救命処置や合併症の処置後でも全身状態が許せば顔面の一次的処置は可能である
- 中途半端な応急修復は行うべきでない：顔面神経，眼瞼・涙器，耳下腺・耳下腺管など顔面特有の機能に注意を払う．
- 顔面特有の形態に注意：眼瞼，鼻，口唇，耳介
- 涙小管吻合や神経縫合にはマイクロサージャリー手技を用いる

顔面軟部組織損傷患者の診察手順

①ガーゼで圧迫止血する：10〜20万倍エピネフリン添加滅菌生理食塩水を用いる．
　　　　　　　　　　　　10万倍エピネフリン添加生理食塩水の作り方：生理食塩水約100mlにボスミン液®（エピネフリンの1,000倍希釈溶液）を1ml加える

②全身状態のチェック：意識，呼吸，循環など．必要なら顔面創は圧迫止血のままにして救命処置を行う．

③麻酔：麻酔下で行うが，麻酔前に顔面の表情運動をさせて顔面神経損傷部位をチェックする．
　　　　眉毛の挙上　　：前頭枝
　　　　目を強く閉じる：頬骨枝
　　　　口を尖らせる　：頬枝
　　　　口角を下に引く：下顎縁枝・頚枝

④記録：可能ならカラー写真撮影で状態を記録する．

⑤止血：出血点を明確にして，血管のみに止血操作を行う．出血部位を大きく把持結紮や凝固止血してはいけない（神経などの二次損傷の危険がある）．

⑥洗浄： 　　　　　　　創内を生理食塩水で洗浄しつつ展開し，損傷を確認するとともに異物を除去する（深部は筋鈎などを用いて展開して確認する）．

❷ 顔面の修復

基本原則

- 顔面は部位により微妙に皮膚の性質が異なるので，ランドマークとなる皮膚のポイントを注意深く観察して縫合位置を決定する
- ずれの目立つ遊離縁から縫合を開始する
- 創が開大していても安易に皮膚欠損と決めつけない
- 挫滅の強い組織は切除するが，切除量は最小限度とする：挫滅程度の判定に迷う組織は温存する．
- 局所皮弁術などの皮膚切開の追加を要する修正手術は原則として一次手術では行わない
- 縫合不可能な欠損部や縫合すると変形を生じる欠損部は開放療法とするか，皮膚移植を行って創閉鎖を図る
- 縫合瘢痕や醜形の修正は瘢痕の軟化を待って（4～6 カ月を要する）二次的に行う

1）眼瞼（図 1～4）

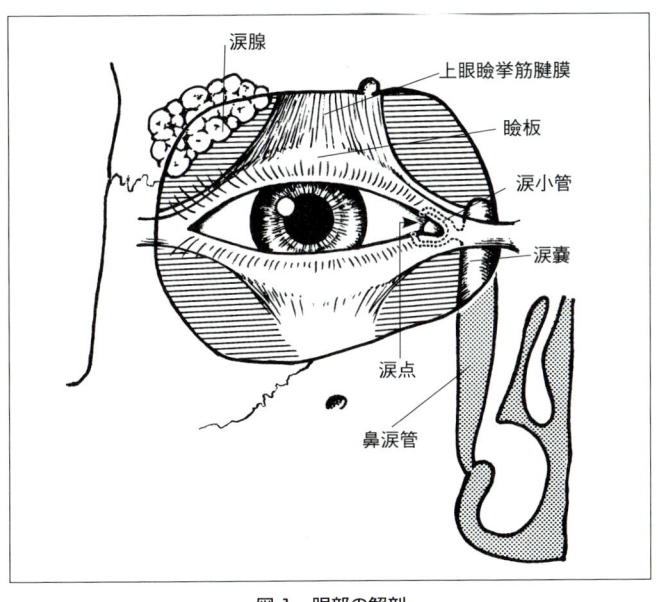

図 1　眼部の解剖

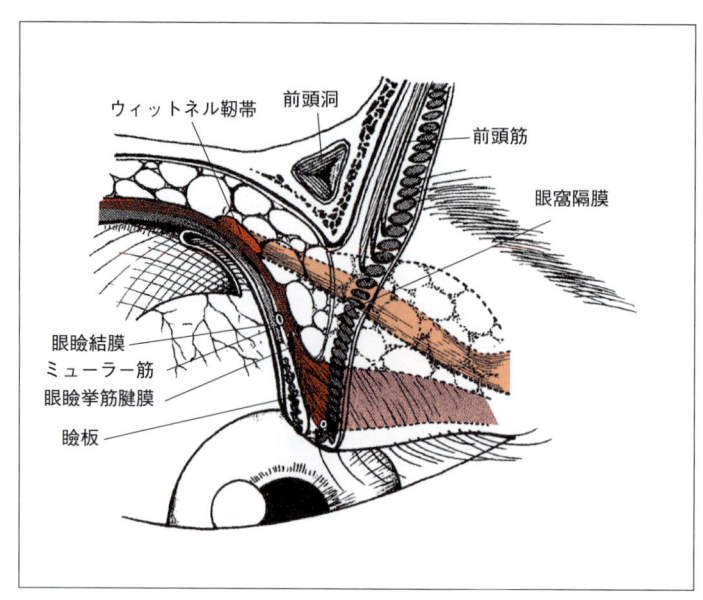

図2 上眼瞼の解剖

- 内眼角部の創：涙道損傷を疑う（→涙道損傷の項目参照）。
- 眼瞼の全層創：瞼板を確実に縫合することと，縫合糸による眼球刺激を避ける配慮が必要である（図3）。
- 開瞼不能：眼瞼挙筋腱膜の断裂による。釘などに上眼瞼を引っ掛けた時に生じやすい。通常は瞼板との移行部分で切断され，筋腱は組織内に後退する。

- 局所麻酔下での修復

手術中に開瞼閉瞼させることで眼瞼挙筋を収縮させ，挙筋の同定が比較的容易にできる。断端が確認できれば，これを6-0ナイロン糸で瞼板の上前縁に直接に，あるいは瞼板と連続した結合組織に縫着する。局所麻酔などの作用で術中は開瞼不足になることがある。この場合は開瞼動作によって挙筋作用が瞼板に働いているのを確認して手術を終了する。通常は経過とともに十分な開瞼が得られる。

- 全身麻酔下での修復（専門的知識が必要）

眼窩隔膜と眼瞼結膜の間で，ウィットネル靭帯に連続する眼瞼挙筋腱膜を解剖学的に同定し，前項同様に瞼板に縫合する。人為的操作が加わった後の二次修正は困難を伴うので，正確な解剖学的知識に基づいた非侵襲的手術ができる技量がなければ手術を行うべきでない。

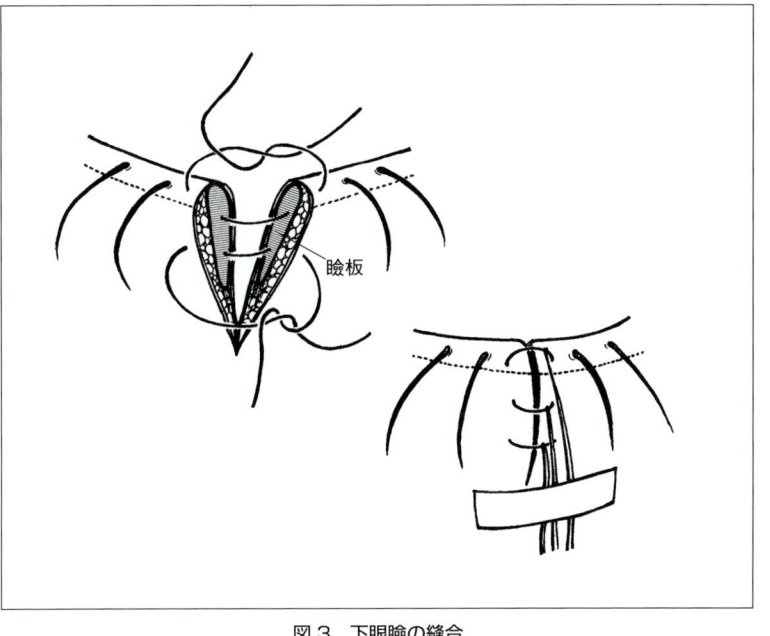

図3　下眼瞼の縫合

- 結膜：結膜下組織（瞼板部は瞼板）を6-0の吸収糸の埋没縫合を用いて合わせ，結膜側には縫合糸を出さない。
- 瞼板：①瞼縁は6-0～7-0ナイロン糸で瞼板を大きくかけて正確に合わせる。縫合糸は糸の断端が眼球を刺激しないように長く切って皮膚にとめる。縫合縁の段差防止に瞼板をステップ状に加工する記述もあるが，瞼板断端同士を正確に接合できさえすれば段差は目立たない。
　②断裂した瞼板は瞼板周囲組織を含めて浅く縫合する。

> **Pit Fall　視力のチェック**
> 患者に意識があれば視力を問診する。両眼同時に検査すると片側の失明に気づかないことがある。片側を遮蔽して，一眼ずつチェックする。眼瞼浮腫で不可能でなければ，一度だけでなく経時的に視力減退がないことを確認する。

> **Pit Fall**
> 眼球破裂を調べるために，眼圧検査を行う。ただし，虹彩脱出の危険があるため軽率に眼球を圧迫しないで，専門家にまかせる。

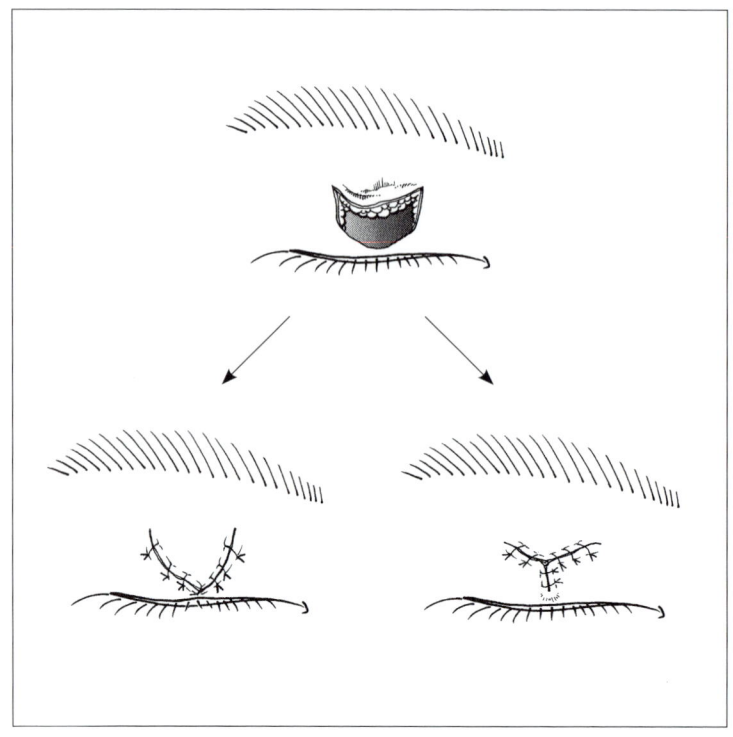

図4　眼瞼皮膚の縫合
①真皮縫合はせず，バイトを大きく取って正確に接合させる。
②眼瞼皮膚は弾力性に富むため，どのようにも縫えてしまうことが後の眼瞼変形の要因となる。瞼縁と眉毛近くとでは皮膚の性状が異なるので，ここぞと思う位置で仮縫合してから皮膚の性状を再度観察して縫合位置を修正する。

> **Pit Fall**
> 眉毛上外側の挫創／打撲による視神経損傷
> 眉毛上外側部を強打した症例では視神経損傷を起こすことがある。視力の検査で，同側の視力・視野障害を認める場合には外傷性（視神経管内）視神経症を疑う。意識障害患者では，瞳孔の交互対光反射試験を行う（視神経管内損傷では，間接対光反射により収縮した患側瞳孔が，光を患側に移行すると散瞳してくる現象）。視神経管の画像診断も行うが視神経管骨折がなくても神経障害は発生することに注意すべきである。神経障害を疑えば，専門家と高張浸透圧剤と大量ステロイドの投与や神経減圧手術を検討する。

> **Pit Fall**
> 乳幼児の視性刺激遮断弱視（deprivation amblyopia）
> 眼帯などで外界からの刺激を完全に遮断することで生じる弱視。乳幼児では不可逆性弱視を生じることもあるので，眼帯などによる遮眼を安易に行ってはならない。

2）涙器（図1）

1. 涙小管の断裂

内眼角部の眼瞼断裂で生じる。放置すると種々の程度の流涙をおこす。

2. 治療上のポイント

- 薄壁で柔らかな涙小管は断裂すると閉塞し，断端の確認が困難になる
- 涙点が細径のため涙小管にみあう太さのステントは入らないので，留置ステントに頼った吻合では吻合部狭窄は避けられない
- 断裂した涙小管は顕微鏡下に確実に吻合して狭窄を防ぐ
- 涙点から鼻涙管に留置するステントは柔らかいほど違和感が少ないが，挿入は困難になる：柔軟なシリコンチューブの両端に柔らかな銀線を連結したステントが市販されている。

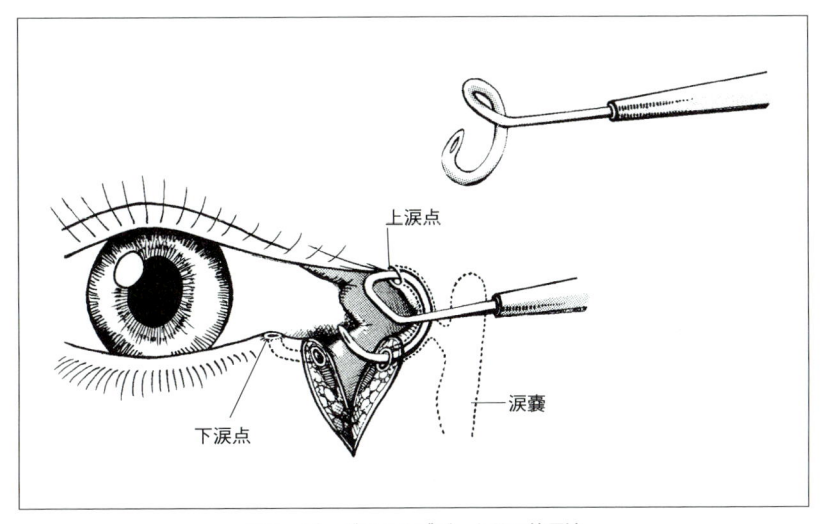

図5 ピッグテイルブジーとその使用法

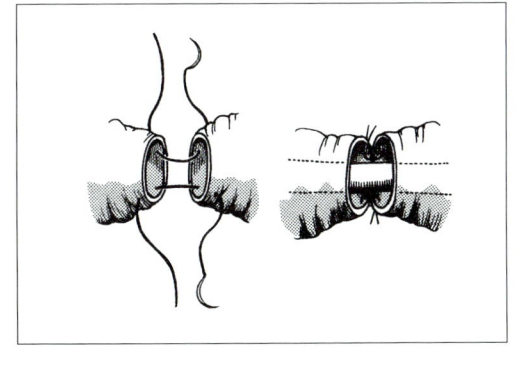

図6 涙小管の縫合

3. 涙小管断裂の治療

①末梢断端の確認法：涙小点から逆行性に涙小管ブジーを通して断端を確認する。

②中枢断端の確認法
- 末梢断端に相対する部位を検索する。閉じた断端の口が開くように，マイクロ鑷子で組織を持ち上げながら検索する。見つけたらピオクタニンなどでマークしておく。
- 上下いずれかの涙小管が温存されている場合は，ピッグテイルブジーを健常側の涙点から涙小管を通して切断涙小管断端に出す（図5）。

③涙小管の縫合（図6）：ステントに頼らず，涙小管は静脈吻合同様に手術用顕微鏡と10-0ナイロン糸を用いて4～6針縫合を行う。周囲組織と癒合している涙小管の吻合は馴れないと静脈よりも難しい。断端を周囲組織を含めて剥離し，針の刺入は内腔露出を最小限にして涙小管周囲組織を大きくかけるよう行い，糸結びは涙小管壁に埋没してしまうように強く結紮する。後壁を1～2針縫合後，ステントを挿入してから前壁を縫合するのもよい。

④ステントの挿入（図7, 8）：上下の涙小管をループに通す方法もあるが，上下の涙点からそれぞれ鼻涙管へ抜いた方がチューブの位置に無理がない。
- 0.9mmの銀線を涙点から鼻涙管を経由して下鼻道まで通す。通す部位によって銀線の方向を変えることが重要で，力を入れてはいけない。
- 下鼻道側壁に出た銀線は鼻孔から引き出す。
- 反対側の銀線でもう片方の涙点から同様の操作を行う。吻合が終了したら鼻腔内の余剰チューブを切断する。

⑤ステントの留置期間：チューブを長期間留置しても狭窄予防はできず，涙点破壊の危険性が増大する。涙小管縫合を確実に行い，チューブは2週間以内に抜去する。

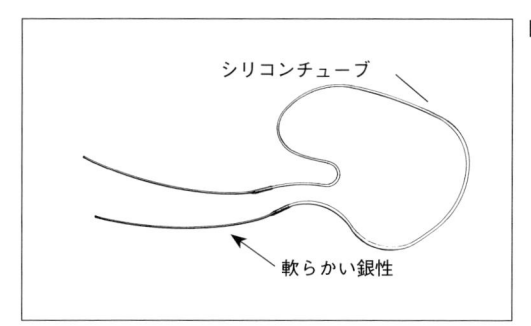

図7 涙小管留置チューブ

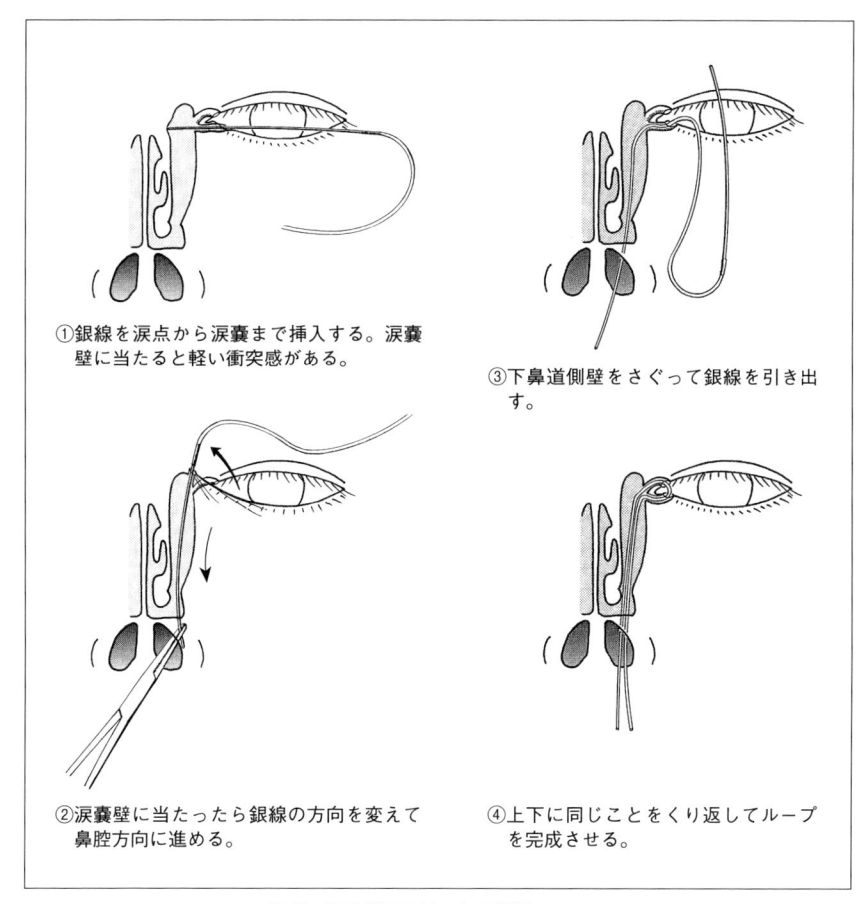

シリコンチューブ

軟らかい銀性

① 銀線を涙点から涙囊まで挿入する。涙囊壁に当たると軽い衝突感がある。

② 涙囊壁に当たったら銀線の方向を変えて鼻腔方向に進める。

③ 下鼻道側壁をさぐって銀線を引き出す。

④ 上下に同じことをくり返してループを完成させる。

図8 涙小管用ステントの留置

3）鼻部

1. 治療上のポイント

- **鼻鏡を使って鼻内も観察し，鼻中隔血腫**などをチェックする
- **単純な創**：支持組織の連続性を保存し，粘膜側も正確に縫合することで複雑で微妙な形態を維持し，鼻孔・鼻腔の狭窄を防ぐ。
- **組織欠損創**：凸面を形づくる鼻は組織の余裕が少ないが，脂腺が発達して上皮化は良好なので，二次的再建を視野に入れた保存療法も考慮する。

2. 外鼻の治療（図9）

鼻尖部：小欠損なら開放療法，大きな欠損は二次的に修復する。
鼻根部：内眼角の変形を生じないように注意して縫合する。
鼻翼部：3層に縫合する。

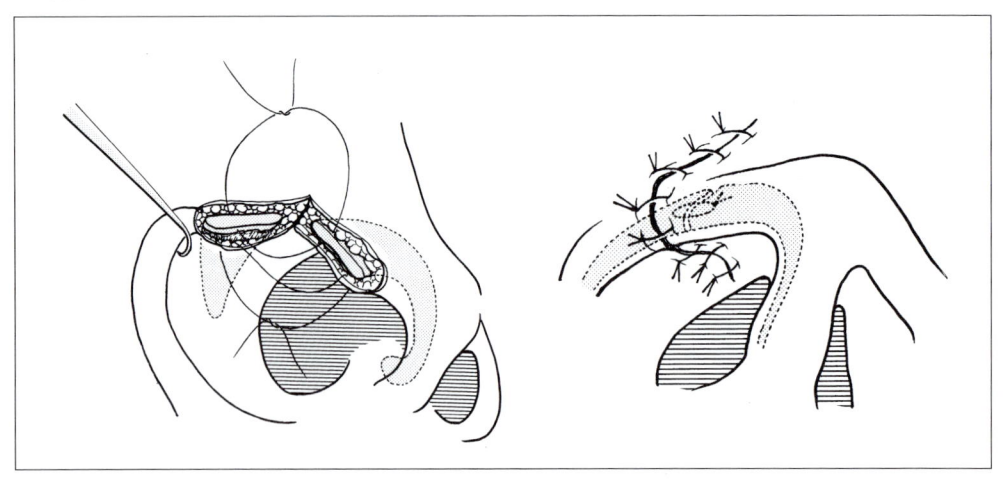

図9　鼻部の縫合

3. 鼻中隔血腫

鼻骨骨折に合併する。早期に粘膜を切開し，血腫を圧出して，軟膏ガーゼで圧迫する。

4）口腔部

- 粘膜や舌は感染にも強く，治癒しやすい。歯牙欠損がある場合には折損歯牙の迷入に注意して創を洗浄し，止血と清浄化を図ったうえで吸収糸で粗に縫合する。頬部粘膜の縫合時には耳下腺乳頭部を損傷しないよう注意する。
- 歯肉は剥離浮上していれば縫合するが，小欠損は放置して自然治癒を待つ。
- 脱臼や脱落した歯牙は捨てずに元の場所に整復した後，隣接歯牙とワイヤーなどで応急的な固定処置を行っておき，歯科処置を依頼する。

5) 口唇部

1. 解剖

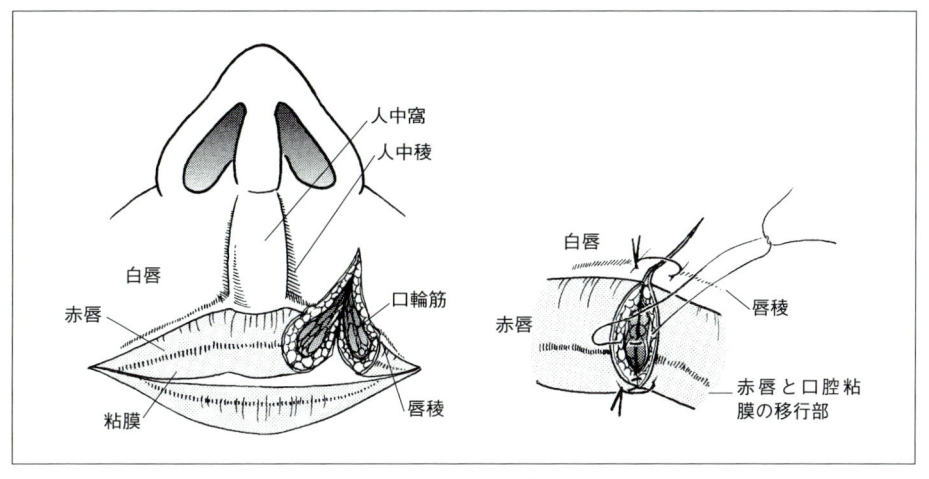

図10 口唇部の解剖

2. 治療上のポイント

- 遊離縁なのでしばしば組織欠損を生じる
- 血管収縮剤入りの麻酔薬を注射すると赤唇の赤みがなくなって赤／白唇境界が不明瞭になる：ずれて縫合すると目立つので，注射前に境界部を27G注射針を用いピオクタニンで刺青（マーク）を入れる。

3. 口唇全層創の縫合（図10）

①口腔粘膜と赤唇（乾燥唇）の境界部を縫合する。
②筋層全層縫合を赤唇と白唇の境界部が一致するように行う。
③赤唇と白唇の境界部に真皮縫合を行う。
④赤唇と白唇の境界部から皮膚縫合を開始する（境界部は拡大鏡を用いて正確に合わせる）。
⑤口唇下縁が下垂しないよう調節しながら粘膜部を縫合する。

4. 口唇小欠損創の処置（図11）

- 口唇部は瘢痕が目立ちにくい縦方向に縫縮することが多い。
- 縫縮する際，白唇の長さ（鼻腔縁から赤唇までの距離）が変化すると二次修正が困難になる。創を縫合する場合は白唇の長さが変わらないように注意する。

- 汚染創では保存的に治療し，二次的に再建する。

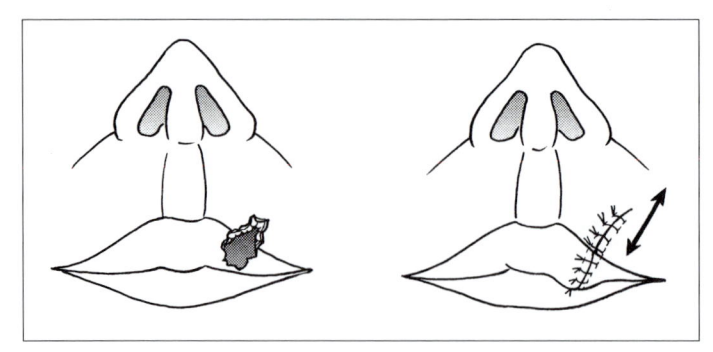

図 11　口唇の部分欠損
縫合瘢痕が縦方向が目立たないが，縫縮によって口唇が下垂しないように注意を払う必要がある。

6) 耳介

1. 耳介裂傷

3層（前後の皮膚と耳介軟骨）をそれぞれ縫合する。

2. 耳介血腫（図12）

- **耳介前面の軟骨膜下に生じ，単なる穿刺吸引では再発する**
- **急性期**：血腫を穿刺吸引後，耳介の凹凸に合わせて綿花やチュールガーゼを前後にあててボルスター固定し，血腫腔を残さないように1週間圧迫する。
- **再発性・凝血した血腫**：耳介後面から皮膚・軟骨を切開して血腫を排出し，同様に圧迫固定する。

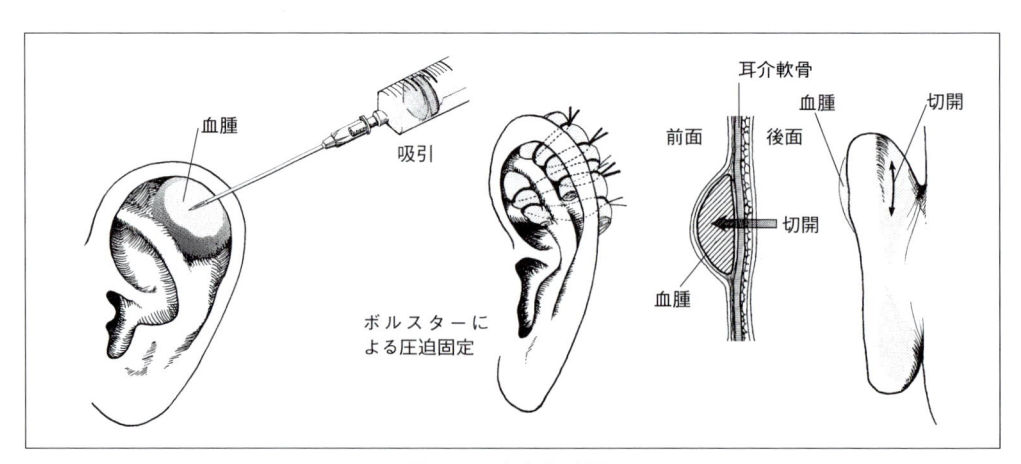

図 12　耳介血腫の処置

7）頰部

顔面神経と耳下腺管損傷のチェックが必要である

1. 解剖

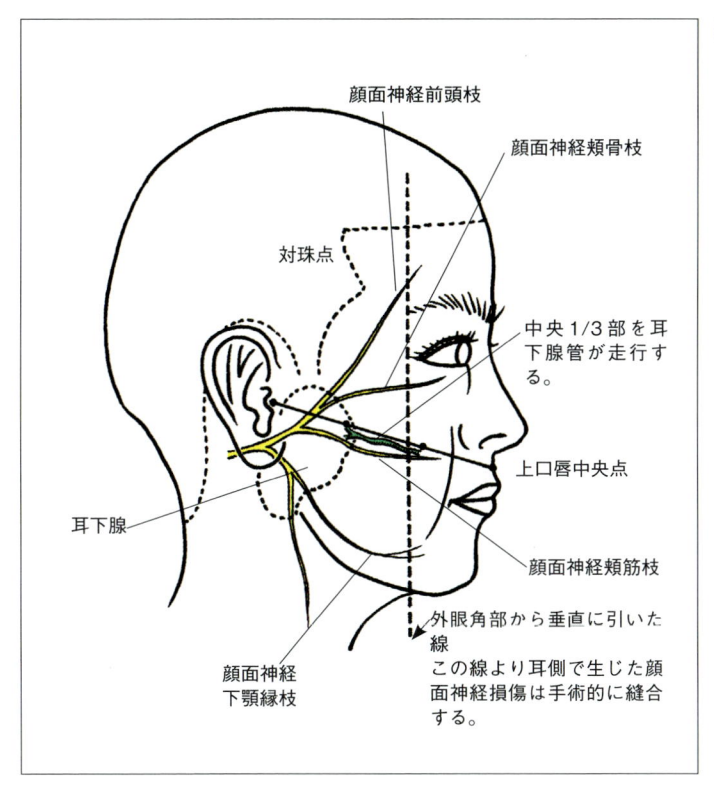

図13　顔面神経の走行

（図中のラベル）
- 顔面神経前頭枝
- 顔面神経頬骨枝
- 対珠点
- 中央1/3部を耳下腺管が走行する。
- 上口唇中央点
- 耳下腺
- 顔面神経頬筋枝
- 外眼角部から垂直に引いた線
- この線より耳側で生じた顔面神経損傷は手術的に縫合する。
- 顔面神経下顎縁枝

2. 顔面神経損傷の診断

おもな分枝の機能をチェックする。

- 眉毛の挙上不能：前頭枝
  最も回復が悪いので確実に吻合する。
- 閉瞼不能，口唇を突き出せない：頬骨枝・頬枝
  分枝が複数あるので，単一神経枝の損傷では症状はでない。
- 口角部を引き下げられない：下顎縁枝
  前頭枝同様回復の悪い枝である。

3. 顔面神経治療上のポイント

- 顔面神経断裂は部位によっては顕微鏡下に神経縫合を行って神経の連続性を修復する必

要がある
- 顔面神経の吻合を要する部位の解剖学的指標は，Converseの言う外眼角から垂直に下ろした線より耳側を再建の目安とする：諸説あるが，これが覚えやすい。
- より末梢であっても手術的な修復が必要である：前頭枝と下顎縁枝は自然回復が得難く，麻痺によって生じる眉毛下垂や口角の動きの非対称も整容上の障害となる。
- 損傷された神経を外科的に吻合しても神経の回復には他の多くの要素がある：神経損傷の程度や部位，回復力に個体差があり，また過誤支配現象（misdirection phenomenon）も生じる。回復過程における表情運動練習も表情獲得には重要となる。術前に手術的治療の効果についてのインフォームドコンセントを形成する必要がある。

4．処置・手術法

- 神経の修復は全身麻酔下に顕微鏡手術で行う。
- 外来で顔面神経の修復が必要と診断したら，創を清浄化して皮膚縫合し，全身麻酔下での修復手術を計画する。
- 損傷直後の神経縫合は陳旧性のものより難しい。未経験者が緊急手術をするのではなく，日を改めても熟練者が修復すべきである。
- 修復手術
    ①創を展開し，耳下腺外ならば耳下腺被膜に連続するSMASの直下を剥離して顔面神経の中枢断端と末梢断端を確認する。受傷後72時間以内なら神経刺激装置で末梢断端を確認できる可能性がある。
    ②断端の確認後，神経周囲の軟部組織を利用して神経断端を引き寄せて，神経吻合部に緊張がかかるのを防止する。
    ③組織欠損などで神経断端を接合できない場合は，神経移植を行う。移植神経としては大耳介神経や腓骨神経を用いる。
    ④縫合は神経上膜縫合を顕微鏡下に10-0ナイロン糸で行うが，受傷早期のやわらかな神経断端の操作は難しい。鋭利な器具と神経の把持方法を工夫して神経断端の神経上膜と神経束とが同一面になるように新鮮化後，神経上膜を縫合する（図14）。

8）耳下腺，耳下腺管

1．解剖（図13, 15）

耳下腺内の小導管が集合した耳下腺管は耳下腺から出た後，頬部を横走し咬筋前縁で頬筋を貫いて口腔内頬部粘膜に耳下腺乳頭を形成して開口する（上顎第2大臼歯の対面）。

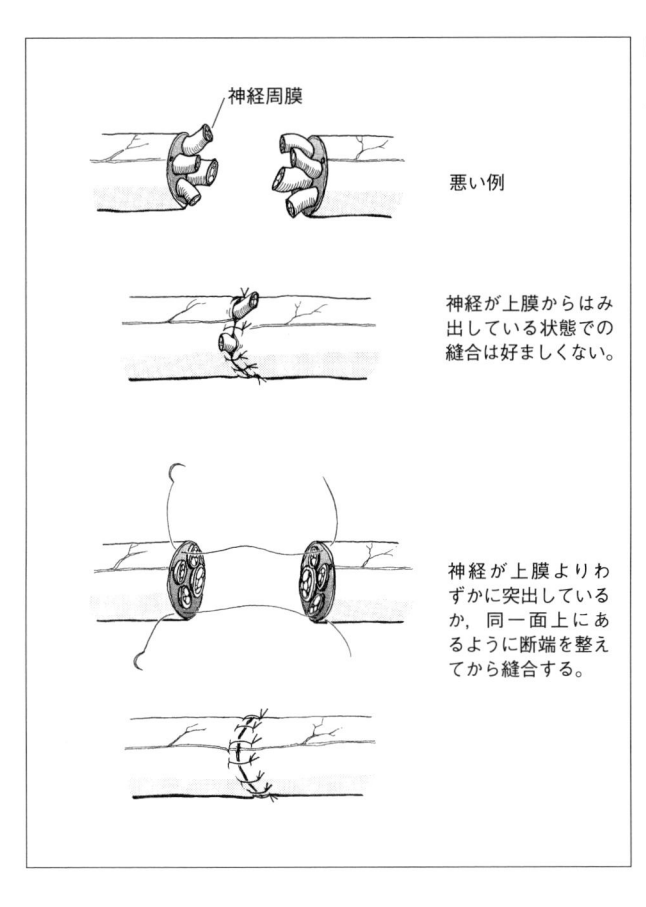

図14 神経縫合
神経束が上膜からはみ出さないように縫合する。

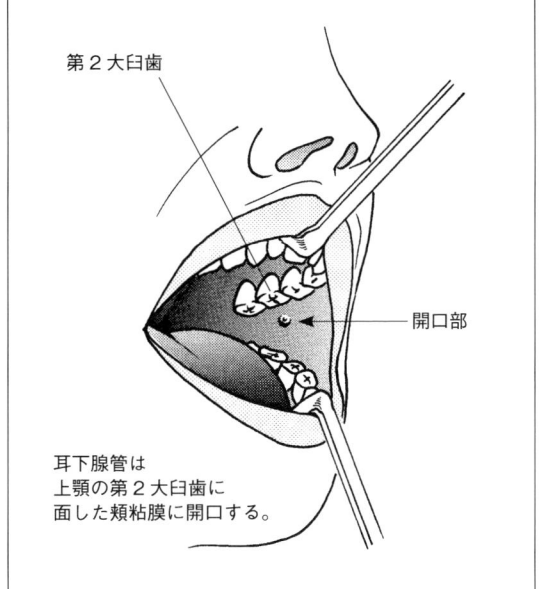

神経周膜

悪い例

神経が上膜からはみ出している状態での縫合は好ましくない。

神経が上膜よりわずかに突出しているか，同一面上にあるように断端を整えてから縫合する。

図15 耳下腺開口部

第2大臼歯

開口部

耳下腺管は上顎の第2大臼歯に面した頰粘膜に開口する。

2. 耳下腺管の損傷

- 放置すると皮下や粘膜下に唾液が貯留する唾液囊腫や本来の分泌経路外から唾液が分泌される外瘻孔や内瘻孔を形成することがある。
- これらを防止するために損傷された耳下腺管は修復する。
- 診断のポイント：耳下腺管は太さ2〜3mmの管で，外見上の特徴に乏しい。口腔内の耳下腺乳頭部から逆行性に細いチューブを内腔に挿入すると容易に確認できる。切断されている場合は同様の手段で末梢断端を確認し，ついで中枢側を検索する。
- 修復：耳下腺管内に硬膜外チューブを留置し，管内露出を最小限にして3〜4針縫合する。チューブの留置期間は諸説があるが，断端が適切に縫合され，唾液分泌量が十分あれば1週間程度の留置でよい。
- 何らかの理由で耳下腺管末梢側に吻合できない場合には積極的に口腔側へ内瘻を形成する。

文 献

1) Schultz RC：Soft Tissue Injuries of the Face. Grabb and Smith's Plastic Surgery (5th ed), edited by Sherrell JA, pp371-382, Lippincott-Raven Publishers, New York, 1997
2) Mathes SJ：Facial Trauma；Soft tissue Injuries. Plastic Surgery (2nd ed), edited by Mueller RV, pp1-43, WB Saunders, Philadelphia, 2006

5. 顔面骨骨折の基本的事項と手技

１ 顔面骨の構造と骨折の特徴

1. 構造

- 体表面での顔面には前頭部も含まれているため，臨床的には前頭骨，眼窩を構成する骨や鼻骨も含んだ領域が顔面骨として扱われる
- 顔面骨骨折を論ずる際，便宜上，前頭部を顔面上 1/3，眼窩・上顎部を顔面中 1/3，下顎部を顔面下 1/3 に分類する（図1）

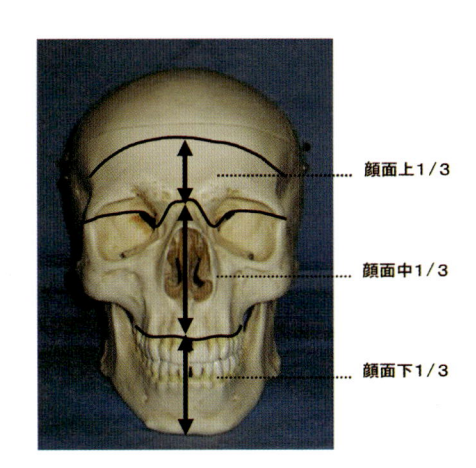

図1　顔面骨の概観

2. 特徴

- 顔面上・中 1/3 の骨折では外力の方向による骨片の転位が主体であり，筋力によって骨片が転位することは少なく，疼痛も軽度である
- 副鼻腔や口腔・鼻腔に骨片が露出し，開放骨折となることが多い
- 豊富な血行や cavity への十分なドレナージにより，感染を起こすことは少ない

　顔面上 1/3 の前頭骨は脳を保護するために厚い頭蓋骨で構成される。顔面中 1/3 は眼窩・副鼻腔など多くの cavity を形成し，薄い板状の骨と厚みのある骨により構成される。板状の骨はきわめて菲薄であり，衝撃によってしばしば粉砕骨折となる。これは頭蓋への外力の波及を防ぐ防御機構となると考えられている。また，厚みのある骨の部分は buttress（支柱）または pillar（柱）と呼び（図2），頭蓋底と口蓋面を支え，頭蓋および顔面の形態維持に寄与している。したがって，骨折の治療において buttress の再建が重要となる[1)~3)]。顔面下 1/3 において関節頚部以外は強固な骨で形成されている。

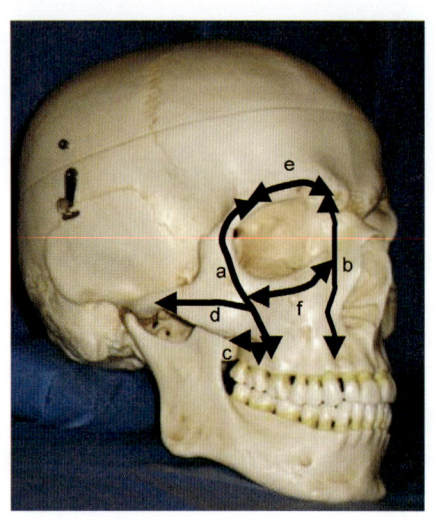

図2　顔面骨の buttress
　a：zygomatic buttress
　b：nasofrontal buttress
　c：pterygomaxillary buttress
　d：zygomatic arch
　e：frontal bar
　f：orbital bar

2 救急処置

1. 出血の制御

大量出血を認めた場合はまず気道を確保し，血圧のコントロールを行う

　Le Fort型骨折に伴う鼻・口腔出血はしばしば高度であるが，重篤な状態に陥るような出血は一般的に少ない。止血傾向を認めない場合は鼻腔充填やベロックタンポンを試みる。それでも出血が持続する場合は，顎動脈を介した選択的血管造影で出血部位を確認のうえ，選択的塞栓術などを考慮する。出血源が特定できない場合は外頸動脈の結紮も考慮される。

> ⚠ **Pit Fall**　頭蓋底骨折を認める場合，または疑われる場合は鼻・副鼻腔への髄液のドレナージを障害するため，鼻腔充填やベロックタンポンによる止血は行わない。

2. 気道の確保

　顔面外傷時に気道閉塞を起こす原因として，口腔・鼻腔内出血，吐物，脱落した歯牙，上下顎骨折転位による機械的な気道狭窄や咽頭部の腫脹・血腫による狭窄などが考えられる。

　側臥位や坐位をとり，速やかに口腔内の凝血塊や異物を除去し，気管挿管による気道確保を行う。呼吸状態の悪化を認める場合は気管切開を行う。

3. 気管切開 [4) 5)]

①前頚部を伸展させる： まず仰臥位とし，執刀直前に肩枕を入れる。

②切開： 正中に2つの軟骨による隆起を触れる。頭側が甲状軟骨の喉頭隆起で，尾側が輪状軟骨である。皮切を加える。縦切開と横切開がある。

縦切開の場合：輪状軟骨の高さから下方に正中線上に3〜6cmの十分な長さの切開をおく。縦切開は必要に応じて切開線の延長が可能であり術野の展開が容易であるが，横切開と比較し，気管切開口閉鎖後の瘢痕が残存しやすい。

横切開の場合：輪状軟骨の隆起より1横指下方の第2〜3気管軟骨輪の高さに3〜4cmの切開をおく（図3）。

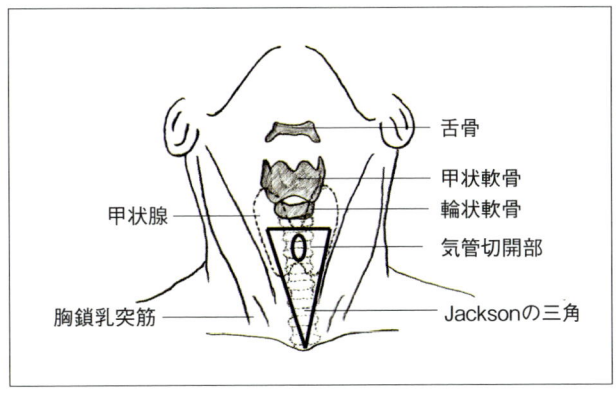

図3 Jacksonの三角
手術操作がこの範囲外に及ぶと危険を伴う。上方の輪状軟骨を損傷すると術後に咽頭狭窄を合併する危険性がある。側方は胸鎖乳突筋の深部に総頚動脈，内頚動脈，迷走神経が走行する。下方にいくにしたがって総頚動脈が気管に近接するため，安全域が狭まる。

③筋層を剥離する： 皮下を剥離すると筋層（胸骨舌骨筋，胸骨甲状筋）が露出するので，筋層上より気管を指で確認しながら正中線上で鈍的に行う。

④気管軟骨の露出： 気管壁前面を覆う甲状腺峡部を処理し気管軟骨を露出させる。

⑤気管内注入： 気管粘膜表面麻酔液として4%キシロカインを約1cc入れた注射器で気管を穿刺し，空気が吸引されるのを確認してから気管内注入を行う。

⑥気管カニューレの挿入：第1気管輪を避け第2〜5気管輪に縦切開を加え開窓し，気管カニューレを挿入する。

> ⚠ **Pit Fall** 局所麻酔下で施行する場合，麻酔液が多量すぎると気管を圧迫したり，術野のオリエンテーションが困難となったりするので注意が必要である。

> ⚠ **Pit Fall** 切開の位置が低すぎたり，気管の剥離が低すぎると，縦隔炎の危険があるので注意する。

4．歯牙の処置

①創部の洗浄：浸潤麻酔後，創部を生理食塩水や滅菌水で洗浄し，創表面の異物，血塊などを除去する。

②歯牙整復[6]：不完全脱臼では徒手整復を試みる。動揺と疼痛を認める場合は1〜2週間の固定を行う。完全脱臼では，歯根膜の再生の有無が生着を左右するため，できるだけ速やかに歯槽窩に戻すことが重要である。歯牙が口腔外に脱落している場合，30分以上乾燥した状態で放置すると歯根膜が壊死に陥るため，生食や牛乳などにつけて持参させるとよい。

③固定：固定にはワイヤーなどを用いて歯牙結紮する方法とスーパーボンドなどの接着レジンを用いて歯牙を固定する方法がある。固定後粘膜を縫合するが，整復固定した歯牙がずれないように注意を要する。

④後処置：連日十分な含嗽を指示する。歯牙の固定は約2週間行う。

3 診察

1．問診

受傷機転，疼痛部位，視力低下や複視，開口障害，咬合異常の有無などについて聴取する。

2．視診

顔面全体の変形，腫脹部位，出血，眼球運動，眼球の陥没・突出，顔面神経麻痺，歯牙・咬合の状態をみる。

3．触診

顎顔面の知覚障害，骨折部での段差，上顎骨，下顎骨の異常可動性，圧痛の有無などを調べる。

4．眼所見

顔面骨骨折に伴う眼合併損傷は頻度が高い。

そのため眼瞼腫脹が強い場合でも必ず開瞼させ，受傷前との視力の差，見え方の違いなどがないかを確認する．瞳孔の左右差，形，反応や眼底などの所見をとり，異常があれば眼科医の診察を要する．以上の所見よりおおよその骨折部位，種類の診断は可能である（**表1**）．

表1　顔面各部の骨折とそれに伴う症状・所見

骨折部位		症状・所見
前頭骨・頭蓋底骨折		前頭部陥凹変形，髄液鼻漏，眼瞼下垂，眼球運動障害
鼻骨骨折		鼻変形（斜鼻・鞍鼻），鼻出血，鼻閉
鼻篩骨骨折		鼻変形（斜鼻・鞍鼻），鼻出血，鼻閉，内眼角の鈍化
		内眼角間距離の増大，涙道損傷，嗅覚脱失
頬骨弓骨折		開口障害，頬骨弓部陥凹
頬骨骨折		頬部の平坦化，外眼角の下垂，眼球陥凹，眼球突出，球結膜下出血
		眼球運動障害，複視，眼窩下神経領域の知覚鈍麻，偽咬合不全
眼窩壁骨折		眼球陥凹，球結膜下出血，眼球運動障害，複視，眼窩下神経領域知覚鈍麻
上顎骨骨折		顔面全体の高度な腫脹，大量の鼻出血，dish face deformity
		咬合の異常，上顎の動揺性
		Le fort II，III型では鼻・篩骨骨折の合併，頬骨骨折の症状
下顎骨骨折	関節突起部	顎関節部の腫脹，疼痛，耳出血，咬合異常，開口・閉口障害
		開口時の頤部の患側への偏位（両側骨折では下顎後退）
	体部	開口・閉口障害，咬合異常，流涎，下歯槽神経知覚障害

4 画像診断

疑われる骨折を描出する撮影法を組み合わせる．各骨折によく利用される撮影法は表の通りである（**表2**）．

表2　各骨折の撮影法

骨折部位		X線撮影
鼻骨，鼻篩骨骨折		鼻骨軸位，側面位，CT（水平断）
頬骨弓骨折		顔面軸位，CT（水平断）
頬骨骨折		Waters法，顔面軸位，CT（水平断，冠状断）
眼窩壁骨折		Waters法，Fueger I法，CT（冠状断）
下顎骨骨折	関節突起部	Towne法，CT（冠状断），パントモグラフィ
	体部	下顎骨斜位，CT（水平断，冠状断），パントモグラフィ

1. 単純X線撮影

●Waters法

下顎先端部を撮影台に接着させ，フランクフルト水平面に45°の方向から撮影する。腹臥位が困難な場合は仰臥位で可能な限り下顎を挙上し，フランクフルト水平面に45°の方向から撮影する（逆Waters法）。頬骨骨折，上顎骨骨折，前頭骨骨折などの診断に有用である（図4）。

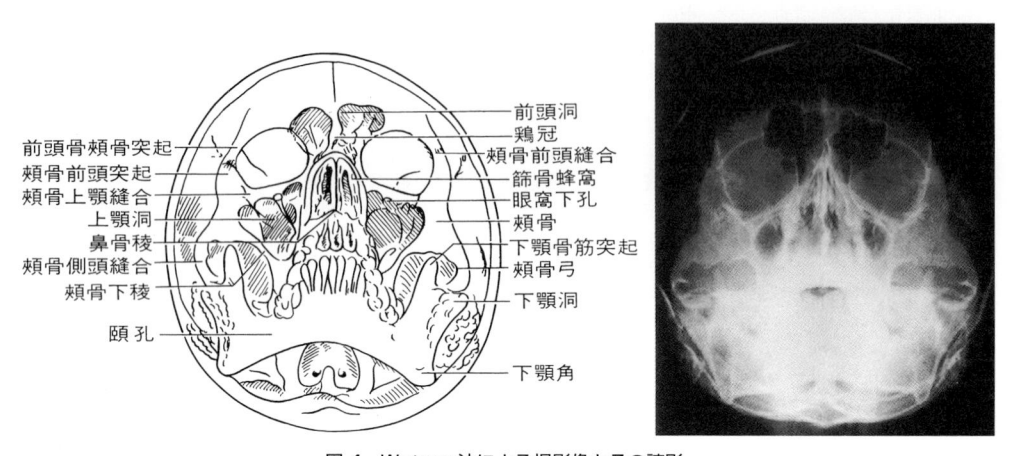

図4　Waters法による撮影像とその読影
（菅又章ほか：顔面外傷；顔面骨骨折を中心に．救急医学 163：507-517, 1991 より引用）

●30°OM法（30° Occipitomental法）

腹臥位でWaters法と同様の頭位で，頭方から眼窩下縁に向けて，管球を30°傾斜させてX線を入射する。Waters法と比較し，鼻骨，前頭洞，眼窩下縁などがよく撮影される。

●顔面軸位撮影法

仰臥位懸垂頭位で撮影する。主として頬骨弓部の所見や頬骨骨折の前後的転位を知ることが可能である。

●Fueger I 法

フランクフルト平面に対してP-Aで30°の角度で入射して撮影する。眼窩壁骨折の診断に有用である。

●パントモグラフィ

下顎骨全域の描写が可能である。下顎骨骨折の診断に有用である。坐位のとれない症例には無理である。

2. CT撮影（図5）

　水平断，冠状断の鮮明な断層像が得ることができ，骨折部の確認が容易である。また，3D-CT（図6）では立体的に顔面骨を描出するため，骨折の診断だけでなく転位方向の確認も可能である。

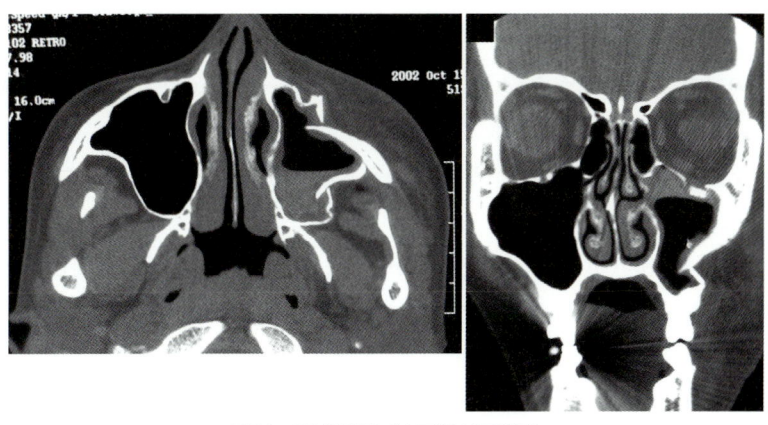

図5　CT撮影像（水平断と冠状断）
左頬骨骨折を認める。

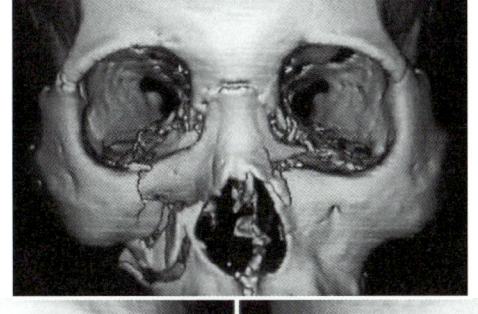

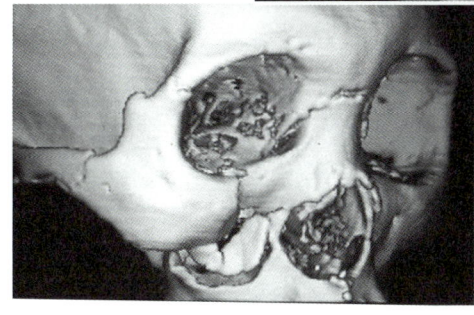

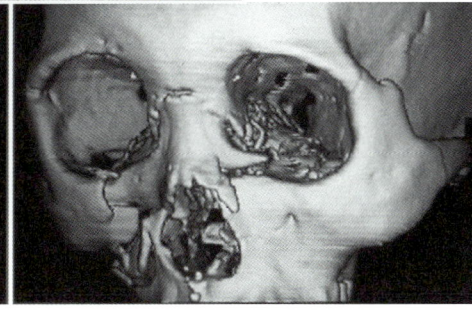

図6　3D-CT撮影像
Le Fort I, II, III 型骨折を認める。

> ⚠ **Pit Fall**　3D-CTは，LeFort I 型骨折の描写が不十分となることがある。

5 顎間固定の手技

線副子を利用した固定法

　副木となる主線を歯列弓唇側に沿わせて細い鋼線で個々の歯に結紮，固定する方法である。線副子用の主線として三内式副子などがある。
- あらかじめ採取した模型を用いて主線をベンディングする。
- 主線と歯の結紮は臼歯部から前方に行い，通常0.3〜0.4mmのステンレス鋼線を用い，滑落しないように十文字にかける。
- 理想的な咬合状態で上下顎をワイヤーで固定あるいはゴム牽引固定する。

　その他，歯牙結紮法（単結紮と連続結紮がある）やミニスクリュー固定法などがある。

文　献

1) Gruss JS, Mackinnon SE：Complex maxillary fractures；Role of buttress reconstruction and immediate bone grafts. Plast Surg 78：9-22, 1986
2) Manson PN：Some thoughts on the classification and treatment of Le Fort fractures. Ann Plast Surg 17：356-363, 1986
3) 田嶋定夫：Ⅷ. Le Fort型上顎骨骨折. 顔面骨骨折の治療　改訂第2版, pp205-206, 克誠堂出版, 東京, 1999
4) 堀口申作，橋本泰彦，佐藤靖雄ほか：耳鼻咽喉科手術アトラス　下巻. pp262-271, 医学書院, 東京, 1979
5) 小松崎篤：耳鼻咽喉・頭頸部手術アトラス　下巻. pp125-128, 医学書院, 東京, 2000
6) 古森孝英：日常の口腔外科　はじめから. pp134-137, 永末書店, 京都, 2004

6. 鼻骨骨折

顔面骨骨折

1 鼻骨骨折の特徴

鼻骨単独骨折は顔面骨骨折の中で最も頻度が高い。変形は外力の方向によって左右され，斜鼻型（外側偏位型），鞍鼻型（陥没型）に分けられる。斜鼻型骨折の頻度が高い。

2 解剖

鼻骨は前方遊離縁に近づくほど薄くなっている。そのため，前方1/3～1/2の部分での骨折が多い（図1）。

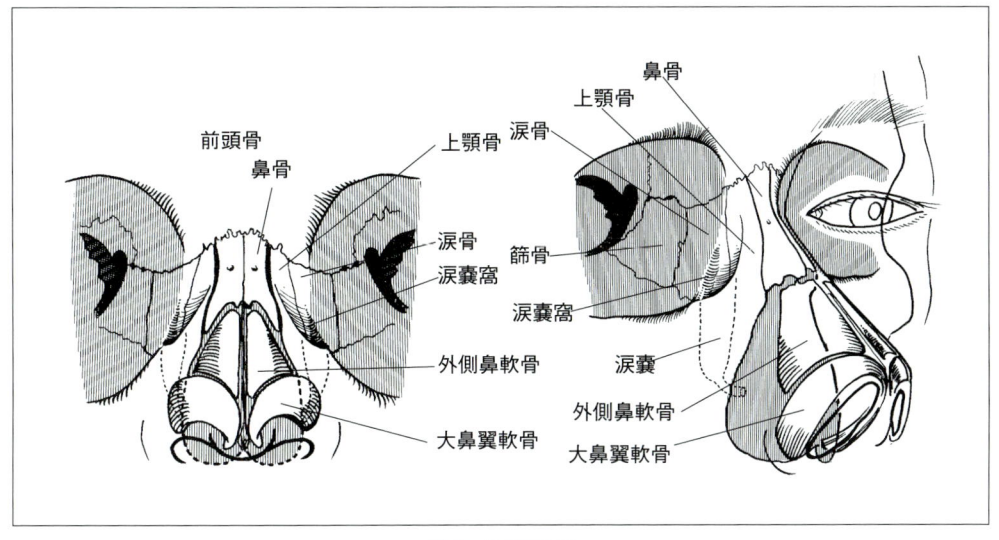

図1　鼻骨の解剖

3 症状

- 鼻部への直達外力（交通事故，けんかなど）
- 外鼻変形
- 外鼻の腫脹
- 鼻出血
- 鼻閉
- 鼻出血はほぼ必発

> **Pit Fall** 大量の出血を認める場合，Le Fort 型骨折や頭蓋底骨折の合併の可能性がある．頭蓋底骨折の合併を疑う場合，鼻腔充填による止血は禁忌である．

4 診断

問診，視診，触診，単純 X 線撮影から診断は容易である．

1. 問診

受傷機転，外力の程度・方向や鼻出血の有無を聴取する．鼻骨骨折の既往も必ず聴取する．

> **Pit Fall** 陳旧性鼻骨骨折患者が新たな鼻部外傷で来院することが少なくない．その際，詳しい問診と触診，単純 X 線撮影で急性と陳旧性の骨折の区別をつけ，非観血的整復術で整復が可能かどうかを判断する必要がある．

2. 視診

外鼻変形，外鼻腫脹を観察する．腫脹のため外鼻変形が明確でないことがある．

3. 触診

鼻骨の圧痛，段差，陥凹，可動性を確認する．

4. 画像診断

●**単純 X 線撮影（鼻骨側面撮影，鼻骨軸位）**

鼻骨骨折の有無の確認に有用である．しかし，単純 X 線撮影では骨折線や転位がわかりにくいことが多い．

●**CT 撮影**

1〜2mm の thin slice が望ましく，骨折部位や転位方向をより詳細に描写することが可能なため，整復する部位や方向を術前にシミュレーションしやすい．また，鼻中隔骨折や鼻篩骨骨折の有無の確認に有用である．

5 治療

1. はじめに確認すること

- **鼻骨単独骨折で新鮮例**：非観血的鼻骨骨折整復術で整復が可能である．腫脹で外鼻の変形が明確でないことが多いため，CT 撮影などで鼻骨の偏位を確認し，腫脹が消退したのち起こり得る変形を予測する必要がある．

- **軽度の変形**：二次的に治療する際は骨切り術や隆鼻術などの大がかりな手術が必要となり、整復が困難となるため初期治療が重要である。
- **初期治療の時期**：成人では受傷直後から約2週間、小児では約1週間以内である。腫脹のため外鼻の形態がわかりにくい場合はよく冷却し、腫脹が収まり外鼻の形態が明確になった時点で整復を行うのが望ましい。
- **麻酔**：小児では全身麻酔を要する。思春期を過ぎれば局所麻酔下に整復を行うことも可能である。

2. 局所麻酔

　表面麻酔剤（4%キシロカイン®）に血管収縮剤（0.1%ボスミン®）を添加した液をコメガーゼに浸潤させ、中鼻甲介上下、鼻背側・鼻中隔側粘膜に両側充填する。5分程度待機し、抜去すると鼻粘膜の腫脹が軽減しているのが確認できる。抜去の際、疼痛の訴えがあれば再度同様の操作を行う。

3. 徒手整復法

　ワルシャム鉗子やアッシュ鉗子などを用いる（**図2**）。あらかじめ整復部位を確認し整復鉗子を挿入すべき長さを鼻外から測り、必要以上鼻内に滑り込まないようにする。

　整復鉗子を鼻内に挿入し、反対側の手で骨折部位を鼻背側から確認しながら鉗子を持ち上げ、授動・整復する。この際、後戻り防止のため、鼻中隔の整復も必要である[1]。

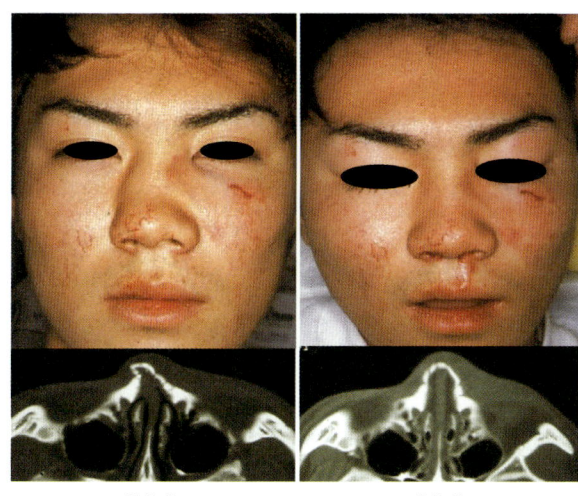

　　　　整復前　　　　　　　整復後
図2　鼻骨骨折（徒手整復法）

4. 固定

- **基本的な固定法**：軟膏ガーゼ充填による鼻腔充填と外固定

　外固定は形の保持，腫脹の軽減，外力からの保護を目的としており，ギプス固定が適しているが，簡便な方法としてアルミ製の副子などが市販されている．鼻腔充填は約5日間，外固定は約2週間を原則とする．

- **再転位の可能性が高い骨折にはピンニングによる内固定が有用**

　一側の鼻背から対側の上顎骨前頭突起に達するように計2本のキルシュナー鋼線を刺入し，鼻背に出ている鋼線は短く切り皮下に埋める．外固定と比較し強固な固定が可能であり，また鼻腔充填の必要がないため，鼻呼吸が可能である[2]．

文　献

1) 田嶋定夫：V．鼻骨骨折．顔面骨骨折の治療　改訂第2版，pp143-145，克誠堂出版，東京，1999
2) 広瀬毅，友野時雄，松尾清：外来でできる形成外科　外鼻新鮮外傷．手術37：447-456，1983

7. 頬骨骨折

1 頬骨骨折とは

　頬部は，顔面の突出部位の一つで，打撲することにより頬骨体部骨折あるいは頬骨弓骨折を生じ，顔面骨骨折の中でも約30％と頻度が高い。
　原因は，交通事故，暴力，スポーツ外傷，労働災害，転倒などである。高齢者が転倒時にとっさに防御ができず軽度の頬部の打撲や外力でも頬骨骨折や頬骨弓骨折を生じることがあり，一般に単車や自転車の単純な転倒でも手での防御ができず受傷することもある。

2 解剖

　頬骨は顔面の頬部隆起を構成し，垂直buttressはfrontozygomatic buttressからzygoaticomaxillary buttress，水平buttress（pillar）は眼窩下縁から頬骨弓，側頭骨にいたる支持構造になっている。典型的な頬骨体部骨折は，trimalar fracture，あるいはtripod fractureと呼ばれる頬骨・上顎骨の複合骨折で，さらに頬骨弓部で側頭骨も含むことがある。薄い骨壁である眼窩底の骨折は眼窩内容逸脱による眼球位置異常や下直筋の陥入や運動制限に関与する。眼窩底の眼窩下神経溝から上顎骨眼窩下孔に三叉神経第2枝の眼窩下神経が通じており，同部に骨折線が通りやすく頬部知覚障害を呈すことが多い。また，頬骨側頭骨縫合部近くに生じる頬骨弓部の骨折は直下の側頭筋の伸延障害を来たし開口制限を呈する。上顎骨の頬骨下稜での骨折は，上歯槽神経を傷害し偽性咬合不全の訴えとなる。

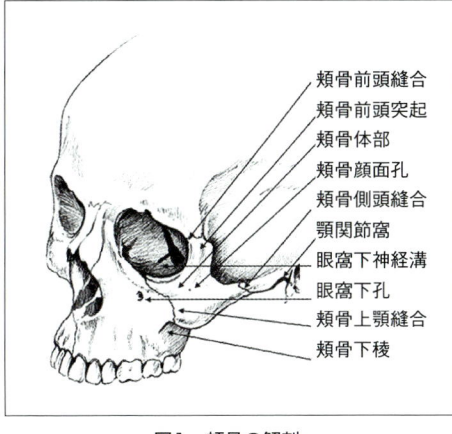

図1　頬骨の解剖

3 症状

1. 頬骨体部骨折

●**機能障害**

眼球運動障害：	骨折した眼窩底で下直筋の陥入，眼窩内容逸脱による
眼球位置異常：	眼窩の拡大により眼球が後方尾側に偏位することが多い
複視：	下直筋が骨折端により直接運動制限されたり，下直筋を含む眼窩内容が上顎洞へ逸脱することで多くは上方視で複視を生じる
開口制限：	骨折した頬骨弓陥没部の下で側頭筋の腫脹と伸延障害による
V2知覚障害：	眼窩下神経の障害による頬部知覚障害を生じる。まれに三叉神経痛に発展する
偽性咬合不全：	上歯槽神経の障害による。咬合正常だが知覚異常のため患側臼歯の噛み合わせがおかしいと訴える

●**形態異常**

頬部・眼部の腫脹：	数日で消退傾向を示すが，時に血腫やその瘢痕で維持されることがある
頬部の扁平化：	頬骨体部の陥没による
眼球陥没・上眼瞼後退：	眼窩底の骨折による眼窩内容の逸脱や頬骨の偏位で眼窩容積が拡大することによる
外眼角下垂：	外眼角靱帯が付着する頬骨前頭突起の尾側偏位による

●**その他**

頬部皮下溢血斑：	2週くらいで消退する
結膜下出血：	2週くらいで消退する
頬部軟部組織内気腫	
鼻出血：	持続する新鮮鼻出血は要注意

2. 頬骨弓骨折

機能障害…開口障害

形態異常…頬骨弓部の腫脹，陥凹

> ⚠️ **Pit Fall** 頬骨骨折受傷による球後出血での失明や外傷性視神経障害，鼻かみによる一過性失明の報告があり，術前術後を通じて眼窩内圧や球後圧に注意を要する。

4 画像診断と検査法

- 視診
- 簡易視力検査
- 眼球運動検査：臨床的に追視で正面視（第1眼位）と8方向の9眼位で検査
- Hess 赤緑試験（Hess test, Hess chart）：他覚的な眼球運動障害記録
- 眼球突出計（Naugle orbitometer, Hertel exophthalmometer）：眼球陥没を計測
 頬骨前頭突起が骨折により偏位している場合は，Naugle orbitometer を適用する
- 開口検査：切歯間距離を mm 単位で計測記録
- 口腔内触診：頬骨下稜の骨折を触知
- 歯髄神経診断：電気歯髄診断計，叩打検査，周囲粘膜知覚検査
- 頬部知覚検査：知覚異常の範囲を記録
- 三次元イメージング：三次元レーザー形状計測装置…両側頬部の対称性を評価
- 画像検査：
 単純 X 線撮影…Waters 撮影（図2-a）／頬骨弓軸位（顔面軸位）（図2-b）
 CT 撮影（図2-c），3D-CT 撮影（図2-d）

5 画像から確認しておくこと

通常，単純 X 線撮影から CT 撮影へ検査を進めるが，それぞれ頬骨骨折で判読すべき主なポイントを列挙する。

●Waters 法・頬骨弓軸位

- 患側上顎洞のくもり（blood sinus）
- 頬骨体部の偏位，粉砕の状況
- 頬骨前頭突起部のズレ
- 眼窩下縁のズレ，第3骨片の有無
- 弓部骨折の最陥凹部，最突出部の位置
- 弓部骨折片の連続性，離断，粉砕などの状況
- 顎関節窩骨折の有無
- 頬骨下稜のズレ

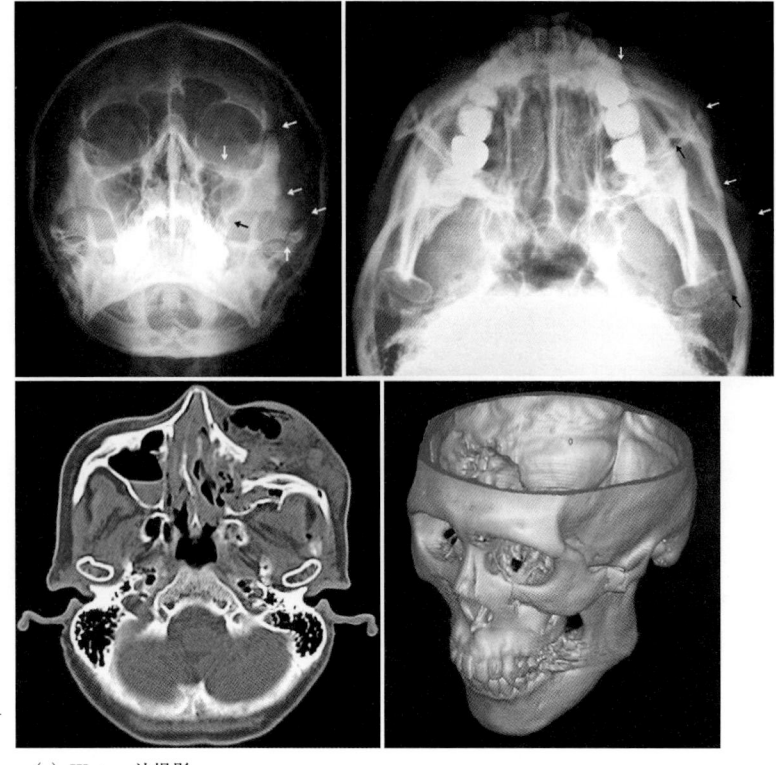

(a) Waters 法撮影
　　矢印は骨折箇所を示す。顎関節窩の骨折も確認できる。
(b) 頬骨弓軸位撮影
　　矢印は骨折箇所を示す。顎関節窩の骨折も確認できる。
(c) CT 撮影像
　　骨片や骨折線以外に，上顎洞の状態，頬骨周囲の筋などの軟部組織，皮下気腫などを読影する。さらに連続したスライスで，立体的変化病態を読み取る。
(d) 3D-CT 撮影像
　　立体画像で認識しやすいが，CT スライス画像の補間処理により表面形状が構成されているため骨折線の false negative があることを銘記しておく。

図2　画像診断

●CT 撮影・3D-CT 撮影

- 眼窩底の骨折と眼窩内容の逸脱程度
- 頬骨体部の偏位
- 弓部最陥没部と下顎骨筋突起，側頭筋との位置関係
- 粉砕状態・第 3 骨片の位置
- 側頭骨顎関節窩の骨折の有無
- 上顎洞の損傷，洞内の状態
- 頬骨周囲の筋肉など軟部組織の状態，腫脹
- 皮下気腫

6 頬骨骨折の分類

頬骨体部骨折と弓部骨折に大別でき，En bloc の典型的頬骨体部骨折は trimalar fracture, tripod fracture と呼ばれる。

画像診断が発達した現在，Knight & North の分類を基盤にし，症例ごとに骨折片の状態と偏位を正しく認識して，アプローチ，固定法を選択して治療にあたることが重要である。

● Knight & North の分類 [1]

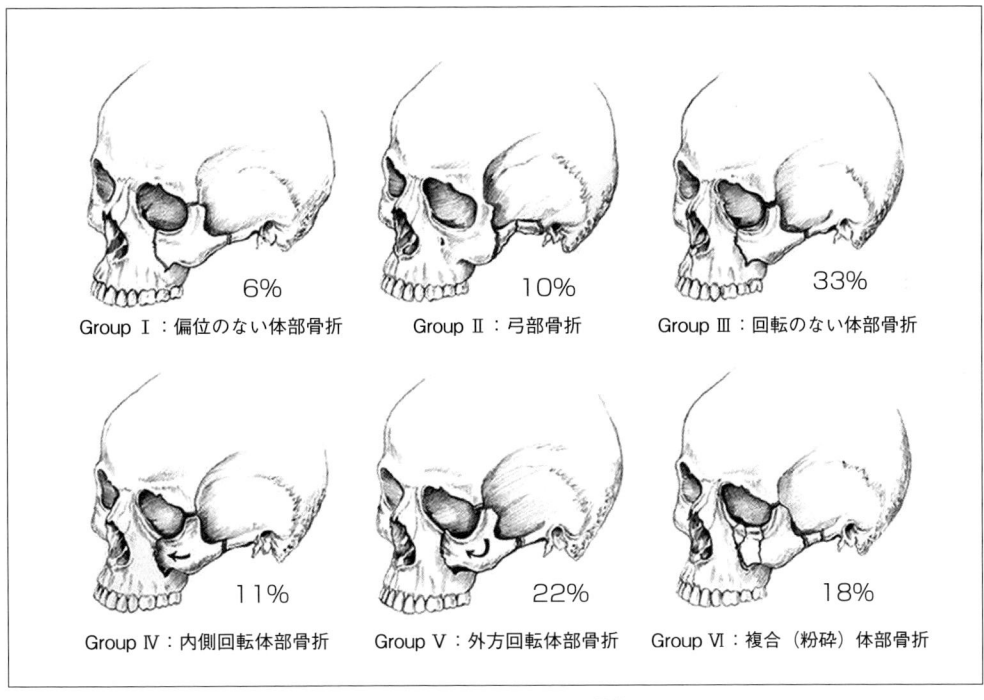

Group Ⅰ：偏位のない体部骨折　6%
Group Ⅱ：弓部骨折　10%
Group Ⅲ：回転のない体部骨折　33%
Group Ⅳ：内側回転体部骨折　11%
Group Ⅴ：外方回転体部骨折　22%
Group Ⅵ：複合（粉砕）体部骨折　18%

図3　Knight & North の分類
(Knight JS, et al：The classification of malar fractures：An analysis of displacement as a guide to treatment. Br J Plast Surg 13：325-339, 1961 より改変)

● Rowe & Killey の分類 [2] …上記に垂直方向と長軸方向の回転型を加えた
● Yanagisawa の分類 [3] …さらに後方偏位型を加えた

7 治療

1. 手術アプローチ（図4）

- 眉毛外側切開：頬骨前頭突起部，頬骨弓部（transorbital approach）
- 下眼瞼睫毛下切開：眼窩下縁，眼窩底，眼窩下孔
- 口腔前庭切開：頬骨下稜，眼窩下孔，頬骨弓部（transbuccal approach）
- 耳前切開：頬骨弓部，顎関節窩部
- 頬部皮膚切開（骨単鋭鈎用，通常2mm程度）：頬骨下稜
- 側頭切開（有毛部内）：頬骨体部後面，頬骨弓部（temporal approach）
- 片側冠状切開：弓部粉砕骨折や整復後も不安定な弓部骨折，陳旧性頬骨弓骨折
- 冠状切開：他に前頭骨骨折合併例など
- 内視鏡の応用 [4)] [5)]

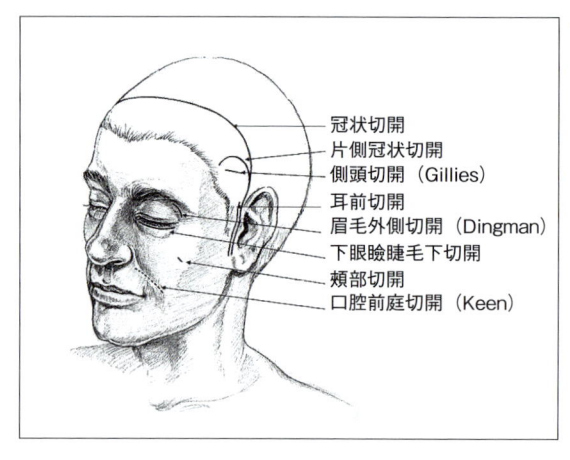

図4 手術アプローチ

2. 整復器具

- U字起子
- Rowe整復子
- 骨膜起子
- 骨単鋭鈎

> ⚠️ **Pit Fall** 整復術中，眼球周囲を操作する時はocculocardiac reflex（眼球心反射）に注意し心拍モニターを観察する。徐脈など徴候を認めればただちにその操作を一時中断する。

3. 固定法

- 3点硬固定（眼窩底前縁・頬骨前頭突起部・頬骨下稜の3カ所）
- 2点硬固定（いずれか2カ所）
- 1点硬固定（いずれか1カ所）
- 無固定

　垂直，水平 buttress の再建，眼窩底再建と正しい頬骨弓の整復位を目指し硬固定を考える。整復しても整復位が維持できない不安定な箇所は硬固定の適応である。頬骨弓骨折の粉砕骨折などで骨膜離断による骨折片偏位例では，片側冠状切開による直接アプローチを適用することがある。一方，Knight & North Group III の新鮮骨折例などでは，整復のみで良好な骨折断端の接合と骨折片の維持ができ，無固定でよい結果を得ることができる例もある。

4. 固定材料

- 鋼線（ワイヤー）
- ミニプレート
- マイクロプレート
- 吸収性プレート[6]（PLLA, PLLA/PGA, u-HA/PLLA）

　近年，固定には鋼線ではなく硬固定が行われることが多く，チタン製ミニプレート使用の頻度が高い。スクリューヘッドの厚みやプレートの厚みが薄いタイプや力学的に考えられたロッキングシステムなど，進化している。吸収性プレートは，数年で吸収され抜去不要で近年使用が増えている。現時点では，骨面適合のための成形がやや甘い，力学的に弱い，高価など問題点が指摘され，薄型（ロープロ）の開発や骨伝導性に富むハイドロキシアパタイト顆粒含有製品の開発が行われている。

5. 手術の要点

- 顔面全体を清潔野とし，特に両側頬部の対称性につき顔面形態全体を概観できるようにしておく。
- 口腔内アプローチを行う場合は，健側鼻孔からの経鼻挿管麻酔であると手術操作がしやすい。
- 骨折片の整復には頭蓋顔面全体を介助者に保持してもらいながら整復を行う（特に Knight & North Group IV）。
- 頬骨前方突出の回復：骨折片の偏位が大きい場合や第3骨片を伴ったり，粉砕骨折など Knight & North Group IV-VI などで，整復骨片の保持が不安定である時，整復後も起子で骨片を顔面の前外側への挙上位に保ったまま骨固定を行うことが重要である。
- 整復固定は，垂直，水平 buttress の再建を念頭に置き，一般に頬骨前頭突起部，眼窩

前縁，頬骨下稜に設定することが多いが，頬骨弓骨折部が十分挙上整復されていることも配慮しておく。
- 顔面幅径の回復：特に頬骨弓部が外側突出するような Knight & North Group V, VI では弓部を整復し顔面幅を回復する。
- 開口度改善の確認：手術開始時と整復後，固定後に改善を確認する。
- 眼窩底骨折の確認：眼窩底の骨折間隙が明らかな時や Knight & North Group IV-VI で整復後眼窩底が粉砕や欠損状態が予想される場合は，必ず眼窩底を確認し，要すれば骨移植などで再建を行う。
- 眼球運動の確認：手術開始時と整復後に改善を確認する（traction test）。
- 眼窩下神経：骨折縁による神経の物理的障害が残る場合は，神経開放を行う。
- 顎関節窩に骨折が及んでいる場合は，顔面幅径の回復と顎関節窩再建の目的で整復を適切に行い，整復骨片が不安定であると直接アプローチで固定を行う。

8 われわれの手術適応基準と考え方

- 複視を伴う眼球運動障害，開口制限の機能障害や眼窩下神経拘扼によると考えられる著しい疼痛を呈する場合は手術の絶対的適応として手術を勧める

　機能障害がないか，将来残らない可能性が高く形態異常のみの場合は，手術の相対的適応として，患者に腫脹が消退後どの程度の形態異常を残すか説明をして手術を適用するか否かを決めている。

- 頬骨骨折全例に常に一定のアプローチや固定法を採用するのでなく，骨折の程度と状態に応じて侵襲の少ないアプローチから順次アプローチを増やし，展開範囲を広げる

　頬骨弓部を除き，頬骨前頭突起部・眼窩前縁・頬骨下稜の最も偏位の大きい箇所や粉砕度合いが大きい箇所からのアプローチを適用して整復を開始する。整復が不完全な場合や整復骨片が不安定な場合には，つぎに偏位の大きいところ，不安定な箇所や粉砕部にアプローチを増やし，確実な整復と固定ができる状態に到達するようにしている。

- 固定法も必要かつ十分の固定とし，骨折片が en block，第3骨片を有す骨折，粉砕骨折とそれぞれの偏位により無固定から3点硬固定を程度に応じて採用する

　第3骨片を有したり粉砕骨折には，2，3点の硬固定を適用する。さらに眼窩周囲粉砕骨折には眼窩辺縁に沿った長いミニプレート固定を適用するなど柔軟に対応している。

9 その他，注意すべきこと

- 受傷後新鮮鼻出血が持続した頬骨体部骨折例で，整復時顎動脈分枝の大量出血を来した報告[7]がある。新鮮鼻出血が持続する場合は，術前に鼻腔内精査や血管造影などの出血源の検索が望ましい。

- 頬骨体部骨折整復後，外傷性頚動脈海綿静脈洞瘻による眼球拍動を来たし治療を要した報告[8]がある．整復術後も経過観察が重要で，診断がつけば瘻孔閉鎖術を行う．
- 体部の大きな陥没骨折（Knight & North Group Ⅳ-Ⅵ など）では，整復後の眼窩底の骨欠損を判定し，骨折した眼窩底骨による再建で眼窩内容の維持が難しいと判断すれば骨移植などによる眼窩底再建を行う．
- 術後，眼窩下神経損傷による著しい三叉神経痛を訴えることがまれにある．まず，カルバマゼピンなどの投与による保存的治療を試み，無効であれば眼窩下神経開放術か眼窩下神経切断術の適応を考慮する．
- 陳旧性頬骨変形治癒骨折における機能障害や，眼囲陥没，頬部扁平化，顔面幅の開大などの形態異常に対しても頬骨再骨切り術による整復固定術や on-lay 移植術などにより改善できる．

文 献

1) Knight JS, North JF：The classification of malar fractures：An analysis of displacement as a guide to treatment. Br J Plast Surg 13：325-339, 1961
2) Rowe NL, Killey HC：Fractures of the Facial Skeleton. pp276-344, William & Wilkins, Baltimore, 1968
3) Yanagisawa E：Symposium on maxillofacial trauma. Ⅲ. Pitfalls in the management of zygomatic fractures. Laryngoscope 88：527-546, 1973
4) Lee SS, Lin SD, Chiu YT, et al：Deep dissection plane for endoscopic-assisted comminuted malar fracture. Ann Plast Surg 49：452-459, 2002
5) Krimmel M, Cornellius CP, Reinert S：Endoscopically assisted zygomatic fracture reduction and osteosynthesis revisited. Int J Oral Maxillofac Surg 31：485-488, 2002
6) Eppley BL：Zygomaticomaxillary fracture repair with resorbable plates and screws. J Craniofac Surg 11：377-385, 2000
7) 福田智，大西早百合，新居康夫ほか：頬骨骨折整復時に鼻・口腔内から大量出血を来した1例．関西医科大学雑誌 55：151-154, 2004
8) 日原正勝，楠本健司，小川豊ほか：外傷性頚動脈海綿静脈洞瘻を合併した顔面骨骨折の1例．日頭蓋顔会誌 16：89-90, 2000

8. 顔面骨骨折
眼窩下壁骨折

Ⅱ．顔面外傷

■1 眼窩下壁骨折とは

　眼窩周囲を鈍的な外力で強打した際に，眼窩縁に骨折がないにもかかわらず，眼窩内の下壁に骨折が生じ，眼窩内容の脱出・拘扼によって，眼球運動障害や眼球陥没などが出現する疾患である。1957年にConverseら[1]によって概念が確立された。

　眼球の打撲・後退による眼窩内圧の上昇と，打撃による眼窩骨のひずみにより骨折が生じる（図1）。

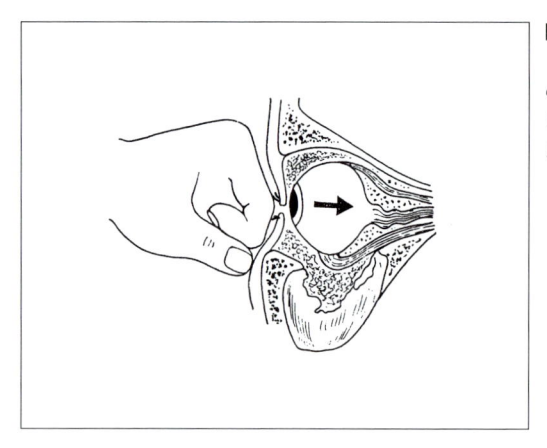

図1　眼窩下壁骨折の成立機序
　前方からの外力により眼窩壁のゆがみと眼窩内圧の上昇が生じ，骨の薄い下壁に骨折が生じる。

> **Pit Fall**　眼窩下縁に骨折があるものを以前はimpure type blow out fractureと呼んだが，これらは頬骨骨折や上顎骨骨折に分類されるもので，現在ではblowout fractureに分類しない。

■2 解剖

　眼窩下壁の大部分は薄い上顎骨眼窩板で作られる。上顎骨眼窩板は眼窩と上顎洞の隔壁となっている。頬骨の眼窩面が眼窩下壁外側を，口蓋骨の眼窩突起が眼窩下壁内側の一部を構成している。下壁と眼窩外壁は前方では続いているが後方では下眼窩裂によって隔離している。下眼窩裂から前方に眼窩下溝が走り，下壁の中央で眼窩下管となって上顎骨の眼窩下孔として開口している。眼窩下管の中は眼窩下神経・眼窩下動脈が走る（図2）。

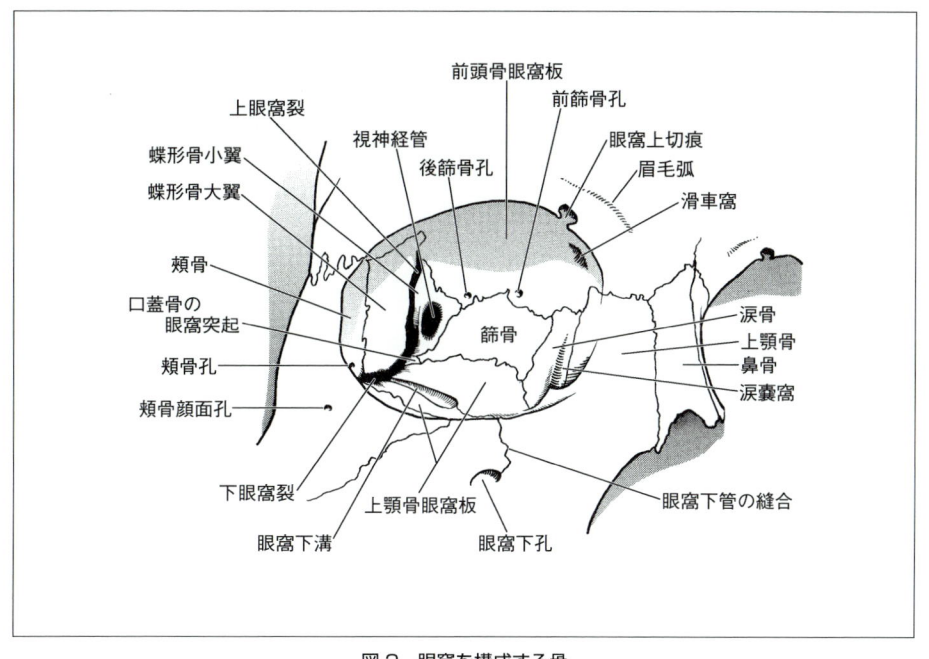

図2 眼窩を構成する骨

3 どのような症状で骨折を疑うか

- スポーツ，けんか，交通事故による眼球周囲の打撲
- 複視：眼球運動障害による。
- 嘔吐
- 頬部，上口唇，上顎歯肉の知覚鈍麻：眼窩下神経の障害による。
- 眼球陥没：受傷直後は腫脹があるため目立たないが，腫脹が減退するにつれ著明となる。
- 鼻汁や唾液に血液の混入：上顎洞内に出血がある場合。

> ⚠ Pit Fall　受傷直後に鼻を強くかむと空気が骨折部から眼窩内に逆流し，眼窩周囲に皮下気腫を作ることがある。鼻汁はふき取るように指導する。

4 画像診断と検査

●単純 X 線撮影
- Waters 法
- Fueger I 法
- 30°Occipitomental 法（30°OM 法）

　Waters 法，Fueger I 法で下壁の骨稜線の乱れ，骨折して転位した骨片，上顎洞に脱

a	c
b	

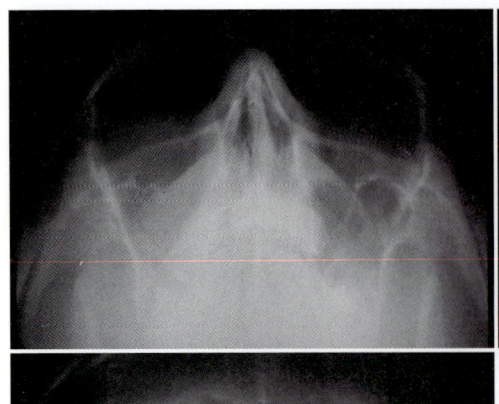

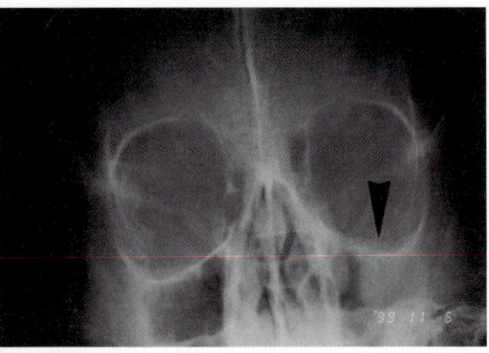

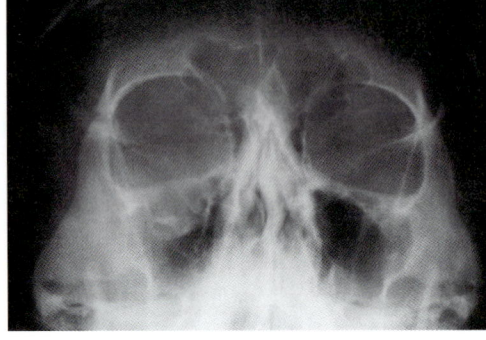

(a) 30°OM法：眼窩下縁の有無を確認する。
(b) Waters法：右眼窩内に脱出した眼窩内組織（pseudo polyp）と打ち抜かれた骨片が見られる。
(c) Fueger I法：左下壁の線状型骨折（矢印）と上顎洞内の拘扼組織の陰影が見られる。

図3　単純X線撮影法

出した眼窩内組織（pseudo polyp）を認めれば骨折が診断される。30°OM法では眼窩下縁の骨折の有無を判断する（図3）。

●**断層撮影，CT撮影**

眼窩の冠状断で骨折の位置，形態，大きさを診断する。

●**Hessの赤緑試験，単一視野計測**

眼球運動障害の評価を行う。

●**眼球突出検査**

眼球陥没の度合いを見るにはHertelの眼球突出計で左右差を計測し，3mm以上の差異があれば高度陥没と診断する。

5 画像から確認しておくこと

打ちぬき型骨折なのか線状型骨折なのかを診断する

　眼窩床骨折を治療するにあたり，単純X線撮影やCT撮影などの画像診断からその骨折型を正確に診断することが必要である。

　骨折型は骨片がある面積を持って打ちぬかれる打ちぬき型骨折と，亀裂骨折である線状型骨折に分類される（図4）。骨折型により眼球運動障害の病態が異なり，眼球陥没の出現率も異なる。当然，手術適応や手術法も異なるため，骨折型の正確な診断が治療の第1歩である。

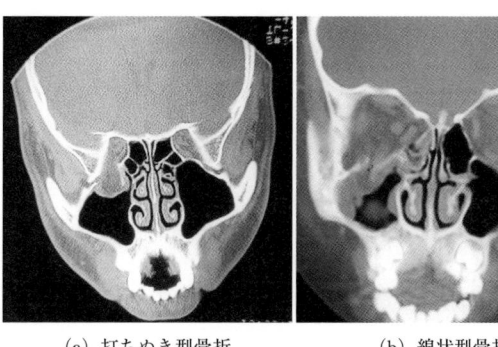

(a) 打ちぬき型骨折　　　　　　(b) 線状型骨折
図4　CTスキャンの冠状断
骨折の形態と骨折の大きさが診断される。

6 骨折型による病態と治療

1) 打ちぬき型骨折

　打ちぬき型骨折では，骨折に伴い眼窩内の脂肪組織が上顎洞や篩骨洞に脱出する。打ちぬかれた骨折部の面積が大きい場合は，眼窩内組織の脱出量も多くなるため，腫脹の消退につれ眼球陥没を生じることが多い。

1. 打ちぬき型骨折の手術適応

- 打ち抜きの面積が大きく，浮腫や出血消退後に眼球陥没が予測されるもの

　打ちぬき型骨折では，眼窩内における出血や浮腫により，骨折部周囲の眼窩内脂肪組織の中に存在する線維性結合組織が緊満し，外眼筋の動きを阻害することにより眼球運動障害が生ずる[2]（図5）。

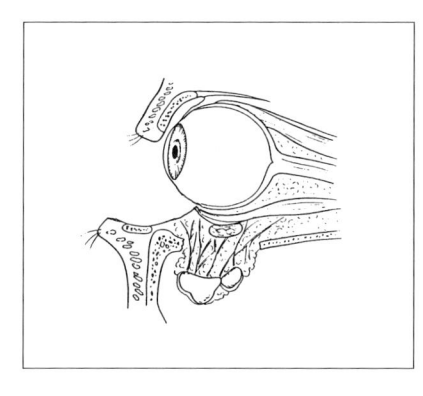

図5　打ちぬき型骨折
　打ちぬき型骨折では出血や浮腫により眼窩内の線維性統合組織が緊満し外眼筋の動きを阻害する。

　しかし，打ちぬき型骨折では受傷後に高度の眼球運動障害が生じても，時間の経過に伴う出血や浮腫の消退につれ自然に回復してくることと，振り子注視による保存的エクササ

イズで脱出組織の引き戻しが比較的容易に起きるため，受傷直後の眼球運動障害の程度は手術適応を決定する要因にはならない[3]。

2. われわれの手術適応基準

①骨折部中心が眼球赤道より後方にあり，
②画像上の計測で打ちぬき径が眼球径の 2/3 以上のもの

　骨折の結果，どの程度の眼球陥没が生じるかは，骨折の部位や大きさ，個々の眼球と眼窩骨との位置関係などにより微妙に異なり，浮腫の強い初期に予測するのはなかなか困難である。しかし，陥没の予防手術を行うためには経験にもとづく何らかの基準を設定しておく必要がある。下壁骨折においては 1/2 以上の面積の骨折を手術適応とするとしたものが多いが[4]，著者は上記を手術適応としている[5]。この基準によって手術を行うようになってからは，術後に高度の眼球陥没を残した症例はなく，妥当な基準であると考えている。

　手術時期は画像で適応が判断されれば早い方がよいが，受傷後 2 週以内であれば手技や成績に影響はない。

> **Pit Fall** 打ちぬき型骨折のうち，多くの症例は保存的治療を選択して良い。しかし手術適応例を見逃して陳旧性眼球陥没を生じてしまうと，完全な再建が難しくなることがある。

3. 打ちぬき型骨折の手術法

　打ちぬき型骨折の場合，骨折部へのアプローチ法として経眼窩法と経上顎洞法がある。

● 経眼窩法

　上顎洞内に落ち込んだ骨折片の整復は困難であるため，眼窩内組織の整復後の再脱出を防止する目的で骨移植が必要である（図6）。

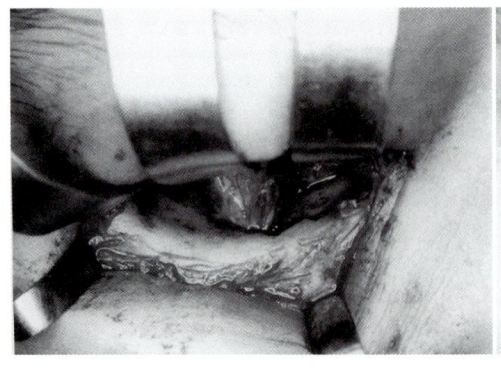

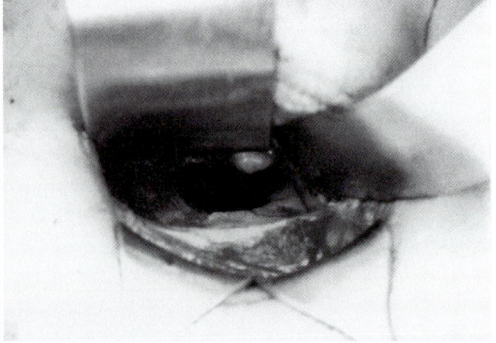

図6　打ちぬき型骨折に対する経眼窩的アプローチ
脱出した眼窩内組織を整復し骨欠損部には骨移植を行う。

● 経上顎洞法

　上顎洞前壁を開窓して上顎洞内に脱出した眼窩内組織と骨片を整復する。これらを整復位に保持するためには，上顎洞の形状に合致したバルーンを洞内に挿入する。バルーンは骨折部が確実に癒合するまで，5〜6週ほど留置して抜去する（図7）。

> **Pit Fall** バルーン法の適応は下壁に限局した骨折限るべきで，bony buttress が破壊されるような下内側壁骨折では再脱出が起きやすく適応とならない。

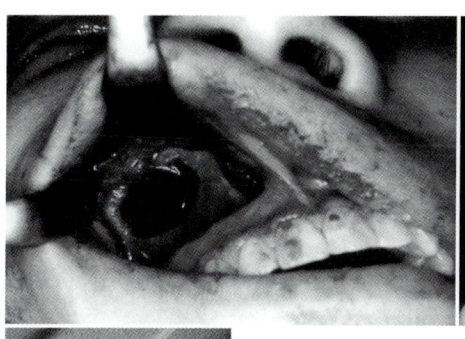

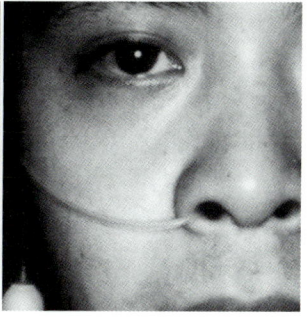

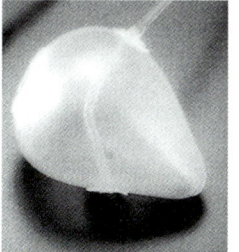

図7　打ちぬき型骨折に対する経上顎洞的アプローチ
上顎洞前壁に骨窓を開け上顎洞に脱出した眼窩内組織と骨片を整復したのち，再脱出防止のため上顎洞バルーンを挿入する。空気チューブは鼻腔に出す。

2）線状型骨折

　線状型骨折は，骨の弾力性に富む小児や思春期の患者眼窩下壁に生じることが圧倒的に多い。眼窩下縁に対する衝撃により下壁骨にゆがみが起きるが，骨の弾力性のため打ちぬき型にはならず，亀裂骨折が生じる。このゆがみが回復する際に，亀裂に脱出した下直筋周囲の眼窩内組織を拘扼し眼球運動障害を生じる[6]（図8）。頻度は少ないが下直筋自体が拘扼されることもある。

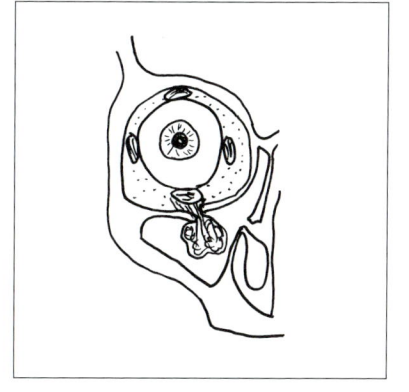

図8　線状型骨折
線状型骨折では trap 状になった骨片が脱出した眼窩内組織を拘扼する。

1. 線状型骨折の手術適応基準

ごく軽度の眼球運動障害を示す症例以外は手術的治療を優先する

　線状型骨折では眼球陥没が生じることはないものの，眼球運動障害が保存的治療に抵抗を示すことが多い。特に受傷直後から患眼が第１眼位に固定するような高度の眼球運動障害例では，脱出組織が線維化を起こす以前の２週間以内に手術を行う。画像で下直筋自体の拘扼が確認されるものは，下直筋の虚血性壊死を防止するために，できるだけ早期に手術を行うべきである。

2. 線状型骨折の手術法

経眼窩的にのみ拘扼組織の確実な整復が可能である

脱出組織の整復を行うとき，抵抗が強い場合はモスキート鉗子の先で骨折部を開くようにする。それでも困難な場合は組織脱出部の周囲骨を少し除去するとよい（**図9**）。

> ⚠ **Pit Fall**　線状型骨折の拘扼を手術的に解除しても術後すぐには眼球運動障害は回復しない。多くは術後３ヵ月くらいの経過で徐々に眼球運動障害が改善する。

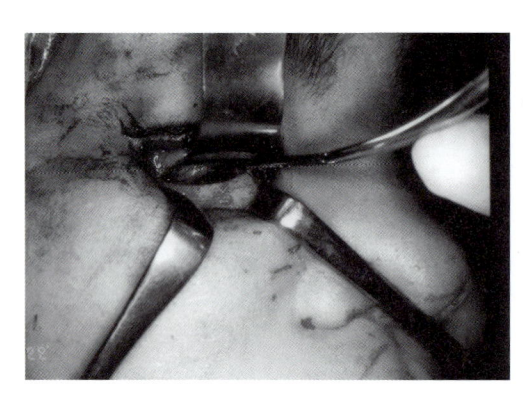

図9　線状型骨折の手術法
　アプローチは経眼窩的に行う。拘扼された組織が整復困難なときは，モスキート鉗子の先で骨折部をこじ開けるようにするか，拘扼部周囲の骨を少し除去する。

　経上顎洞的に手術操作を加えても，骨折部が trap door 様になり拘扼された脱出組織の整復は困難である。

　整復後は骨移植は必要なく，早期から振り子注視のエクササイズを行うことで眼球運動障害は徐々に回復する。

7 その他，注意すべきこと

- 眼球打撲

 眼窩下壁の骨折では，眼球も打撲されていることが多い．合併症として前房出血，網膜剥離，眼球破裂などを伴うこともある．受傷直後に眼科医の診察を必ず仰いでおくことが大切である．

文　献

1) Convers JM, Smith B：Enophthalmos and diplopia in fracture of the orbital floor. Br J Plast Surg 9：265-274, 1957
2) Puttermann AM, Stevens T, Urist MJ：Nonsurgical management of blowout fracture of the orbital floor. Am J Ophthalmol 77：232-239, 1974
3) 菅又章，牧野惟男：Blow-out fracture の臨床的検討：保存的治療例の統計的観察．日形会誌 12：307-319, 1992
4) Burnstein MA：Clinical recommendation for repair of isolated orbital fractures；An evidence-based analysis. Opthalmology 109：1207-1210, 2002
5) 菅又章，渡辺克益，野本猛美：下壁 Blowout 骨折に対する新しい手術適応基準による手術症例の検討．日頭顎顔会誌 16：54-61, 2000
6) Fujino T, Makino K：Entrapment mechanism and ocular injury in orbital blowout fracture. Plast Reconstr Surg 65：571-574, 1980

Ⅱ．顔面外傷

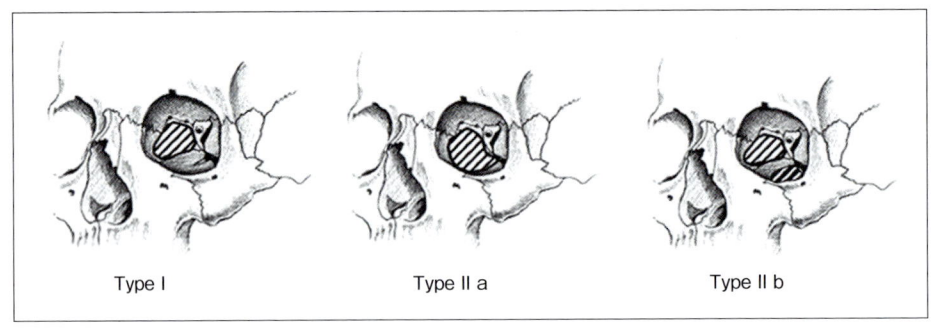

9. 顔面骨骨折
眼窩内側壁骨折

❶ 眼窩内側壁骨折とは

眼部に対する鈍的な外力や打撲により，眼窩内側壁単独と内側下壁合併壁を含めた骨折を眼窩内側壁骨折と呼称

眼窩内側壁ブローアウト骨折あるいは眼窩内側壁吹き抜け骨折とも言われる。おもに内直筋が骨折部に陥入したり眼窩内容の逸脱により，内転障害，外転障害を主とした眼球運動障害と眼球位置異常による複視や眼球陥没を呈する病態である[1)2)]。一般に眼窩内側壁骨折は，内側壁単独骨折例と内側下壁合併骨折例が一緒に，あるいは混同して論じられていることが多く，大別してそれぞれ内側壁単独骨折をⅠ型，内側下壁合併骨折をⅡ型とし，合併骨折で一体に骨折したものをⅡa型，内側壁と下壁が別々に骨折した場合をⅡb型とする（図1）。

Type Ⅰ　　　Type Ⅱa　　　Type Ⅱb

図1　眼窩内側壁骨折
Ⅰ型：眼窩内側壁単独骨折
　　おもに涙骨，篩骨眼窩板が骨折する。骨折領域を斜線で示す。
Ⅱ型：眼窩内側下壁合併骨折
　　内側壁に加え，上顎骨眼窩面が骨折し，時に口蓋骨眼窩突起まで骨折が及ぶ。
　　Ⅱa型：内側下壁一体の骨折
　　Ⅱb型：内側と下壁が別々の骨折

❷ 解剖

眼窩内側壁は前方から，涙骨，篩骨眼窩板がありこの部が極めて薄く，正中側は篩骨蜂巣である。篩骨眼窩板の後方は蝶形骨で眼窩漏斗部となり視神経管となる。篩骨眼窩板の頭側の前頭骨には前方に前篩骨孔，後方に後篩骨孔があり，それぞれ前篩骨動静脈と後篩骨動静脈が通っている（図2）。

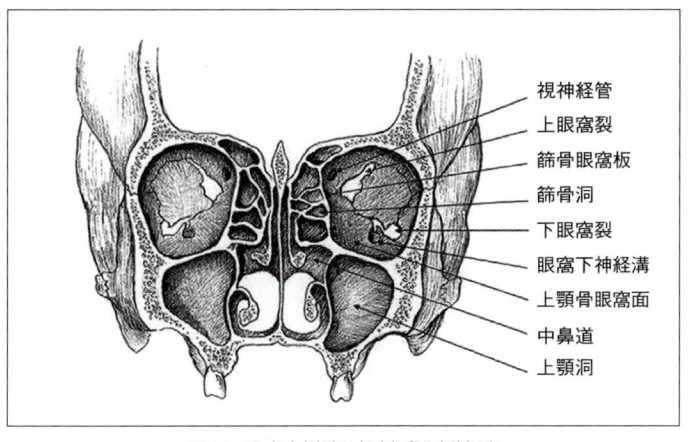

図2 眼窩内側壁の解剖（眼窩断面）

　眼窩内側下壁は，前方は上顎骨眼窩面が，後方は口蓋骨の眼窩突起が眼窩内側下壁を支えている。眼窩底のほぼ中央には，眼窩下神経溝があり，眼窩下神経が通り，上顎骨前面の眼窩下孔に出ている。この眼窩下神経溝近傍も眼窩の中で極めて薄い部位で，その下は上顎洞である。

3 どのような症状で眼窩内側壁骨折を疑うか

- 交通事故，暴力，スポーツ外傷などによる眼部の打撲
- 内方視，外方視での複視：眼球運動障害
- 眼瞼周囲の皮下気腫：縦隔気腫に至った例もあり，鼻かみ禁とする。
- 鼻出血，血液が混ざった唾液
- 眼囲の皮下溢血斑
- 眼球陥没・眼瞼陥凹：受傷直後は腫脹で明らかではないが，腫脹が消退するにつれ顕性化する。
- 嘔気，嘔吐

> **Pit Fall**　眼窩内側壁骨折の25％に複視を認め，40％に眼球陥没を呈すとされる。受傷当初眼球陥没を認めず，遅延性に生じてくる眼球陥没が問題で，初療時に正確に骨折の診断をつけること，複視と眼球陥没に注意し長期の経過観察が重要である。無症状，あるいは軽微な症状の眼窩内側壁骨折が多いため，臨床所見や画像所見を詳細に検討すべきである。

4 画像診断と検査法

●単純X線撮影

　眼窩内側壁骨折では，まず眼窩骨折としてFueger I法やWaters法撮影を行うが，I型

では眼窩内側壁に軽微な骨折を見いだすことができる。IIa 型では内側から下壁にかけて骨折を認める。眼窩内側壁骨折は，眼窩下壁骨折より単純 X 線撮影で所見を得にくいとされるが，一般に Fueger I 法がより眼窩内側壁，篩骨の所見を得やすい。眼窩内側壁骨折 I 型，IIa 型の Fueger I 法と Waters 法撮影を示す（図 3）。

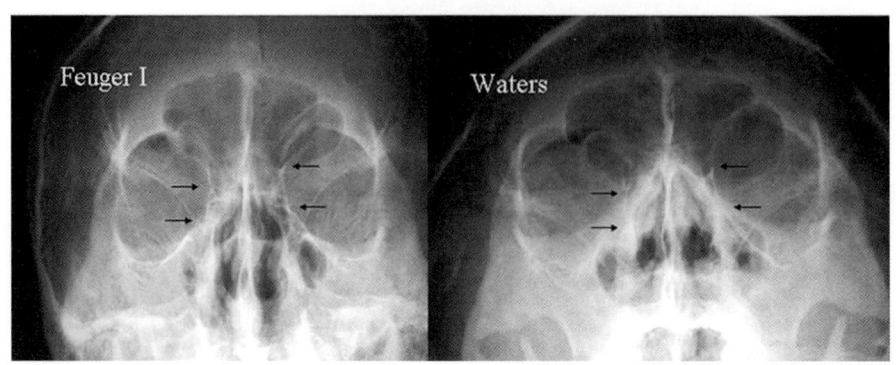

Fueger I 法　　　　　　　　　　Waters 法撮影
(a) I 型（両側）

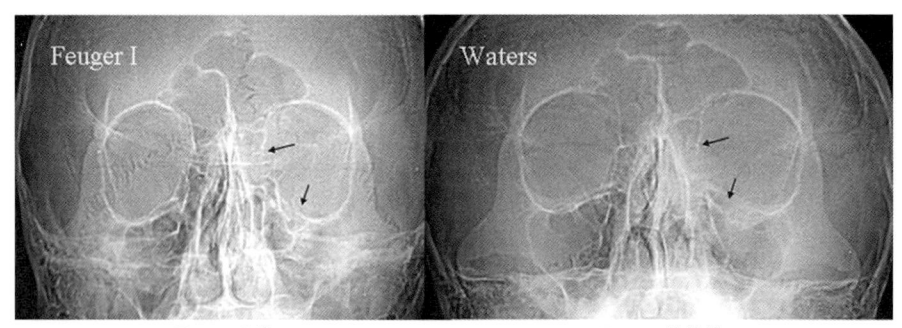

Fueger I 法　　　　　　　　　　Waters 法撮影
(b) IIa 型（左側）
図 3　I 型，IIa 型における Fueger I 法と Waters 法撮影
骨折範囲を矢印で示す。

● CT 撮影，MRI 撮影

臨床所見や単純 X 線撮影から眼窩内側壁骨折が疑わしい時や術後評価には，必ず CT 撮影か MRI 撮影（特に水平断，前頭断が有用）を行い（図 4），骨折と外眼筋を含む眼窩内容の逸脱を評価する。眼球運動や拘扼部を精査するには，シネ MRI 検査を行い，眼球の動きと外眼筋の動きや拘扼状態，視神経の動きを観察し，障害部位を検討する。
● Hess 赤緑試験（Hess test, Hess chart）
● Hertel 眼球突出計

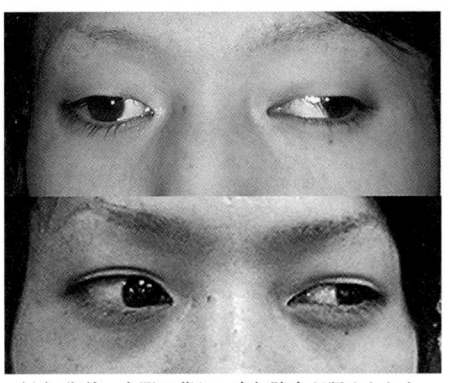

(上) 術前。右眼の著しい内転障害が認められた。
(下) 術後2週。右眼の内転障害が改善された。
　　　　(a) 左方視の眼球所見

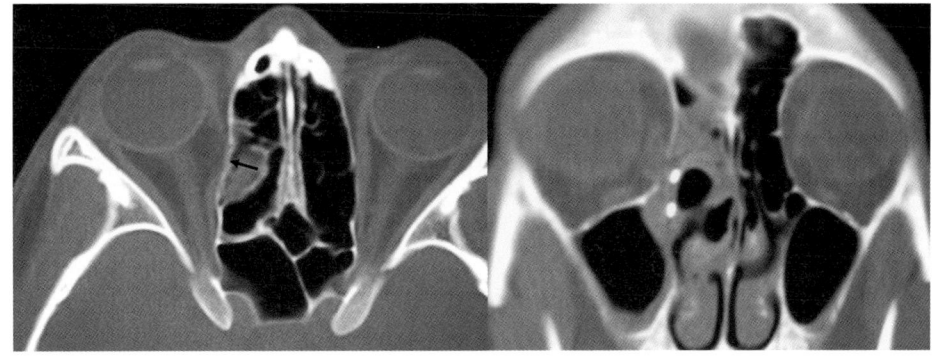

術前。眼窩内側壁骨折部に内直筋が拘扼され走行異常を呈している（矢印）。

術後。内直筋を含むヘルニアを眼窩内に嵌納し，骨折整復後，鼻中隔軟骨を補填し，シリコン板を曲げて維持している。

(b) CT撮影

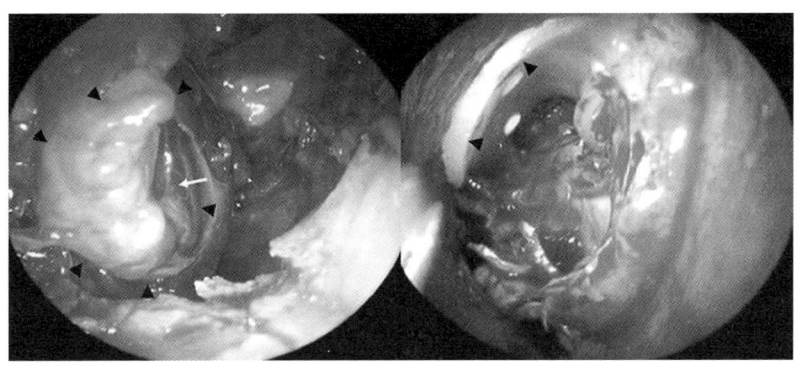

骨折部に拘扼され一部壊死した内直筋（⇨）を含む眼窩内組織が篩骨洞内に陥入している（▶は陥入組織全体を示す）。

篩骨洞内に逸脱していた眼窩内組織を嵌納し，シリコン板（▶）を曲げて整復した眼窩内側壁を維持している。

(c) 術中内視鏡所見

図4　内視鏡的鼻内アプローチによる眼窩内側壁骨折Ⅰ型の治療
17歳，男性，ボクシング練習中に右眼部を相手のグラブによる段打を受けた。

5 病態と治療

1. 病態

　眼窩の骨壁は，下壁と内側壁が最も薄く，buckling force あるいは水圧理論により下壁と内側壁に眼窩ブローアウト骨折が生じるとされている。

●**眼窩内側壁単独骨折（Ⅰ型）**

　球後部に多く，涙骨と篩骨眼窩板領域の骨折である。おもに内直筋の走行や拘扼などによる可動制限による複視と，眼窩内容逸脱による眼球陥没が主症状となる。

●**眼窩内側下壁合併骨折（Ⅱ型）**

　内側壁単独骨折よりやや前方の眼球赤道相当部位から球後部に多く，涙骨と篩骨眼窩板の骨折に加え上顎骨眼窩面からときに口蓋骨眼窩突起にまで骨折が及ぶ。Ⅱ型には内側壁から下壁まで一体化した骨折（Ⅱa 型）と内側と下壁が別々に生じる骨折（Ⅱb 型）がある。Ⅱb 型は，上顎骨眼窩板の内側がやや強めの眼窩の構造として骨折せず維持され，Ⅰ型と一般的な眼窩下壁骨折の合併と考えてよい。ともに主症状は，複視と眼球陥没であるが，骨折が一体化したⅡa 型骨折の場合の複視は外眼筋の拘扼より眼球位置異常に起因することが多い。

2. われわれの手術適応基準と考え方

- 第 1 眼位で複視を認めず，側方視 15〜30°で軽度複視がある程度で，眼窩内容の逸脱が多くない場合は，保存的治療[3] で経過を見る

　患者職業，年齢などを含め予後を十分説明，相談したうえで行う。特に青壮年で複視の改善度がよい印象がある。

- 手術適応の場合，骨折領域と眼窩内容逸脱状況を適切に判定し，経皮的アプローチを行うか，内視鏡アプローチを行うかを考慮する

　Ⅰ型では，睫毛下切開アプローチで整復か骨移植による再建が可能かを判断し，皮切が許容されるかを相談のうえ決定する。Ⅱa 型では，一般に睫毛下切開アプローチを主とすることを考慮し，骨折整復と必要なら骨移植による再建を行う。内眼角部の皮切からのアプローチは極力避けている。特にⅡ型で，篩骨眼窩板から上顎骨眼窩面にかけての骨折整復が難しい時に経上顎洞アプローチを併用すると，整復が容易となることがある。Ⅱb 型は，Ⅰ型と従来の眼窩下壁骨折との併用法で治療を進める。

3. 手術アプローチ

- 経皮眼瞼アプローチ
　下眼瞼睫毛下切開
　内眼角部切開（Lynch's medial canthal incision）

両者併用（下眼瞼睫毛下切開＋内眼角部切開）
- 経結膜アプローチ
- 経上顎洞アプローチ
- 冠状切開アプローチ
- 内視鏡的鼻内アプローチ[4)5)]

4. おもな整復治療法

● **内側壁単独骨折（I型）（図1（typeＩ），図3-a）**

- 内視鏡的鼻内アプローチ

　　鈎状突起を切除し，篩骨蜂巣を開放する。篩骨の骨性隔壁と粘膜を除去する。骨折部を観察し，眼窩内容の内直筋，ヘルニアを眼窩側に戻し骨片を整復する。シリコンシートを使用する時は，曲げて整復骨折片を維持し，数カ月後シリコン板を抜去する。鼻中隔軟骨移植により維持補強する場合は，整復骨片を維持するよう篩骨蜂巣間隙に補塡し，そのまま留置する（図4）。

- 経皮アプローチ

　　下眼瞼睫毛下切開で内側壁の骨膜下剥離を行い骨折部に到達する。篩骨洞内へのヘルニアを眼窩内に愛護的に嵌納し骨片整復の後，自家骨軟骨あるいはチタン，人工材料で眼窩内側壁を修復再建する（図5）。

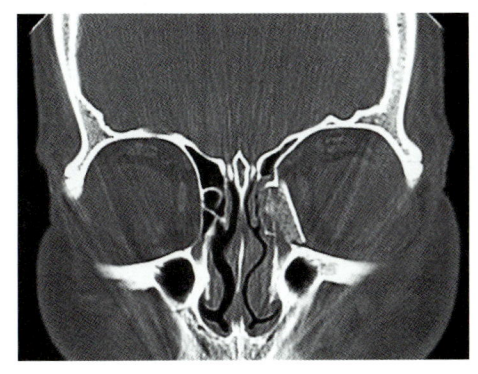

図5　CT撮影像
　眼窩内側壁骨折Ｉ型の腸骨移植術後を示す。骨は腸骨皮質骨の彎曲を眼窩面に合わせ，骨髄部分でアンダーカットを調整し，骨折部に陥入させている。

● **内側下壁合併骨折（II型）（図1（typeⅡa，Ⅱb），図3-b）**

- 経皮アプローチ

　　下眼瞼睫毛下切開により眼窩下縁に到達する。骨膜下剥離により内側壁から下壁への骨折領域に到達し，篩骨洞内へのヘルニアを眼窩内に嵌納し，眼窩内側壁と上顎骨眼窩板骨壁を整復し，陥没部や補強に適した厚さの自家骨その他チタン，人工骨，高分子材料など人工材料で補塡再建する。上顎骨眼窩板の整復が難しい時には，上顎洞アプローチを併用すると補助となる。

> ⚠ **Pit Fall**　眼窩内側骨折で眼窩再建に人工材料を使用する場合，適用位置が篩骨洞，上顎洞や鼻腔に近接するのでチタンや人工骨，高分子材料などの人工材料は遅延性感染の可能性を常に考慮する。

5. 手術の要点

- 眼球陥没の程度を両側眼部で比較観察するため，術野は広く確保して手術を開始する
- 整復や骨移植などによる再建の前後で traction test を行い，眼球運動の改善を確認しながら進める
- 特に眼窩内容の逸脱の高度な症例では，整復時内直筋や眼窩内容を極力損傷しないように愛護的に扱うよう注意する。
- 内視鏡アプローチでは，整復骨片維持のためのシリコンや軟骨などによる固定を確実に行う。
- 骨折整復時，眼球操作する時は，常に心拍モニターに注意し，徐脈など眼球心反射（occulocardiac reflex）が認められれば，ただちに手術操作を中止し，麻酔医と相談し全身管理に対処する。

6 その他，注意すべきこと

- 強度の眼球打撲による眼球破裂や眼窩漏斗部への骨折の波及から眼窩先端症候群[6]を生じる例がある

　眼球破裂に対しては眼球内オイル注入や眼球摘出，球後部の高圧に対してはステロイド大量投与や開放術など眼窩漏斗部の減圧治療を要する場合がある。

- 眼窩内側壁骨折で画像上眼窩内容の逸脱が中等度以上でもほぼ無症状のことがある

　一方，内直筋の拘扼による逸脱は少量であっても内直筋の拘扼により運動制限が大きい場合もある（図4）。逸脱した眼窩内容量の多さは，必ずしも眼球運動障害と比例せず，時間経過した眼球陥没に相関しやすい。眼球運動制限は個々の症例で評価する必要がある。

- 涙骨は，生来的欠損例があること，整復しても強度的に眼窩内容保持に寄与しない可能性があることを銘記しておく
- 眼窩内側壁骨折は，顔面多発骨骨折，Le Fort II 型骨折，Le Fort III 型骨折，NOE 骨折（Naso-Orbito-Ethomoidal fracture）で合併する

　多くは両側性に眼窩内側壁骨折を合併する。眼症状の複視に注目し眼窩内側壁再建のみに終始せず，まず垂直 Buttress である鼻骨・篩骨の主体部分を顔面全体との位置関係から整復再建し，顔面の Buttress を再建の後，眼窩内側壁の修復再建を図ることが重要である。

文　献

1) Converse JM, Smith B：Naso-Orbital fractures. Am Acad Ophthalmol Otolaryngol 67：622-634, 1963
2) Miller GR, Glaser JS：The retraction syndrome and trauma. Arch Ophthalmol 76：662-663, 1966
3) Putterman AM, Stevens T, Urist MJ：Nonsurgical management of the blowout fracture of the orbital floor. Am J Ophthalmol 77：232-239, 1974
4) Yamaguchi N, Arai S, Mitani H, et al：Endoscopic endonasal technique of the blowout fracture of the medial orbital wall. Oper Techn Otolaryngol Head and Neck Surg 2：269, 1991
5) Sanno T, Tahara S, Nomura T, et al：Endoscopic endonasal reduction for blowout fracture of the medial orbital wall. Plast Reconstr Surg 112：1228-1238, 2003
6) 菅又章, 茂原健：眼窩先端症候群を呈した眼窩内側壁骨折. 日本職業・災害医学会会誌 50：361-364, 2002

II. 顔面外傷

10. 顔面骨骨折 上顎骨骨折

1 上顎骨骨折とは

　外力が正面から顔面中央部に作用した場合，鼻骨のみでは外力を吸収することができず上顎骨や側方にある頬骨にも波及したことによる骨折である。また上口唇や頬に限局した外力が作用した場合には，上顎骨単独の部分的な骨折も生じる。

　単独骨折では上顎歯槽突起の骨折（Le Fort I 型）が比較的多く見られる。鼻骨や頬骨も含めた上顎骨骨折は Le Fort 高位型骨折と呼称されている。鼻骨と上顎骨の骨折は Le Fort II 型骨折，さらに頬骨も含めた骨折は Le Fort III 型骨折と呼ばれる。

　その他，上顎洞の前壁骨折や歯槽突起から眼窩に向かう骨折（垂直型骨折）も生じるが，単独で見られるのはまれである。

2 解剖

　上顎骨は顔面中央に位置する。そして上顎洞を形成する上顎骨体を中心に上方へは前頭突起，側方へは頬骨突起，下方へは歯槽突起，内方へは口蓋突起と呼ばれる骨突起が伸びている。それらの突起は周囲の骨と接して眼窩や鼻腔，口腔を形成している。したがって，上顎骨全体に損傷が生じる Le Fort 高位型骨折では顔面の変形に加えて，眼窩や鼻腔，口腔の機能障害が生じてくる（図1）。

3 症状

- **咬合異常**：Le Fort 型骨折では歯槽突起全体が後方へ偏移し，反対咬合を呈する。また，歯槽突起が上下左右方向にも偏移すると開咬や交叉咬合などを生じる。
- **眼球機能障害**：Le Fort 高位型骨折では，眼窩壁の骨折によって外眼筋が損傷されると眼球運動障害・複視が生じる。骨折による壁欠損や，頬骨の偏移により眼窩容積の

A：Le Fort III 型
B：Le Fort II 型
C：Le Fort I 型
D：垂直型

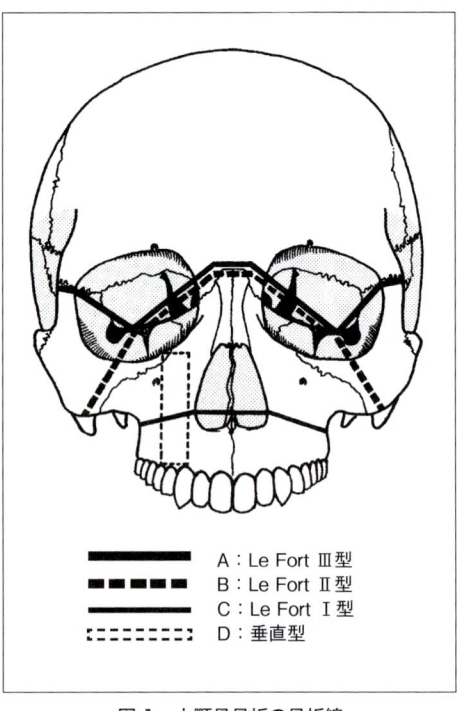

図1　上顎骨骨折の骨折線

拡大が生じ，眼球陥没を呈する。
- **皮膚知覚異常**：Le Fort 高位型骨折では眼窩下神経孔近傍にも骨折が波及するため，眼窩下神経損傷による鼻，頬，上口唇，上顎歯肉の知覚鈍麻や脱出が見られる。
- **髄液鼻漏，嗅覚脱出**：Le Fort 高位型骨折では篩骨洞の天蓋を形成する篩板損傷と，その中を通っている嗅神経損傷も念頭に置く。その際，神経を包む硬膜の損傷も生じるので，髄液鼻漏が生じる。
- **顔面の著しい変形**：Le Fort 高位型骨折では上顎骨体が一塊となって後方に偏移するため鼻を中心とした顔面中央部は著しく扁平化する。このような変形は dish face deformity と呼称されている（図2）。

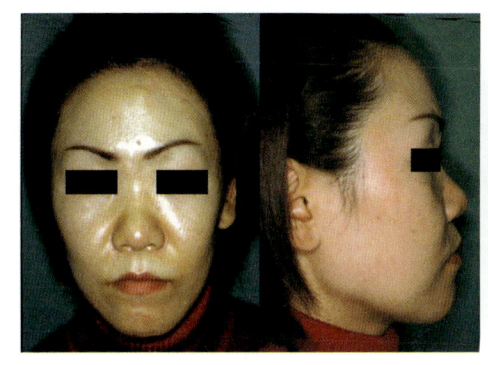

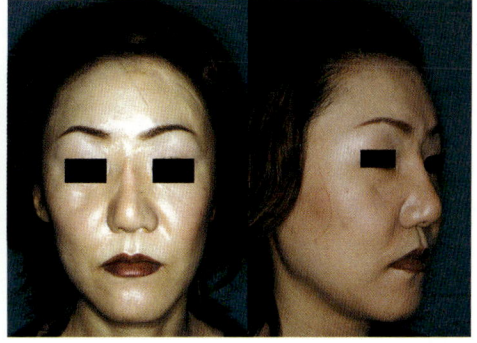

（a）術前。他医で咬合の再建のみが行われていた。　（b）術後。鼻篩骨骨切り前方移動術と頭蓋骨外板移植を行った。

図2　Le Fort II 型骨折後の dish face deformity

> **Pit Fall**　頭蓋内気腫が画像検査上で観察される場合は，篩板損傷を疑う。

> **Pit Fall**　上顎歯槽突起への外力によって，上顎歯に破損や脱臼が生じる。歯牙の気管内への脱落に注意！

4 検査

●単純X線撮影

- **Waters 法**

  両側上顎洞の出血所見が見られる。画像的には通常黒く写る洞内が白く変化する。また，高位骨折では鼻骨骨折の所見や頬骨骨折の所見も合併する。

●CT，3D-CT 撮影

水平断像で両側上顎洞内の出血像，さらに高位骨折では鼻骨や頬骨の偏移が観察される（図3）。

●頬部の知覚検査
　Semmes-Weinstein tester などを用いて頬や鼻部の皮膚知覚異常の有無を検索する。
●眼球機能の検査
　Hess の赤緑試験，視野計測，Hertel の眼球突出計などを用いて，眼球運動や眼球陥没の有無を検索する。救急初診時には不要である。

5 治療

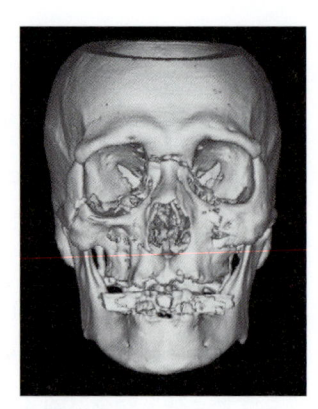

図3　Le Fort II 型骨折の 3D-CT 撮影像

1. 救急時の処置

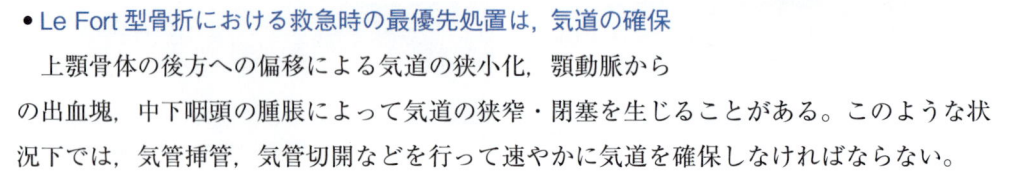

- Le Fort 型骨折における救急時の最優先処置は，気道の確保

　上顎骨体の後方への偏移による気道の狭小化，顎動脈からの出血塊，中下咽頭の腫脹によって気道の狭窄・閉塞を生じることがある。このような状況下では，気管挿管，気管切開などを行って速やかに気道を確保しなければならない。

- 気道を確保した後は止血処置を十分行う
- 合併損傷の検索を行う

　Le Fort 型骨折は強い外力が作用して生じるため，頭蓋など他の部位にも損傷を合併していることも多い。

2. Le Fort I 型骨折の治療

- 治療の目的は損なわれた習慣性咬合位の復元である

　手術
　①手術時期：受傷時に生じる軟部組織の腫脹が消退してくる受傷後1～2週間目に行う。上顎口腔前庭粘膜切開を両側第1小臼歯間で行い骨折部を展開する。
　②アプローチ：梨状孔側および口腔側に上顎受動鉗子を挿入，歯槽突起を把持し down fracture させる。
　③プレート固定：受動化した歯槽突起を整復，習慣性咬合位が得られた位置で骨片をプレート固定する。通常，片側2枚，計4枚のチタン製もしくは吸収性ミニプレートが用いられる（図4）。

　固定が強固に得られたならば，術後の顎間固定は補助的に1～2週間程度行えばよい。

- プレートによる強固な固定が行えない場合は顎間固定によって習慣性咬合位を復元し，骨片が癒合する4週間程度顎間固定を継続する

　その際，下顎を自由にすると，当然上顎骨片は下顎の動きに同調して動揺するため，その骨癒合は妨げられる。顎間固定期間中は下顎の動きに同調しないよう，前頭骨や頬

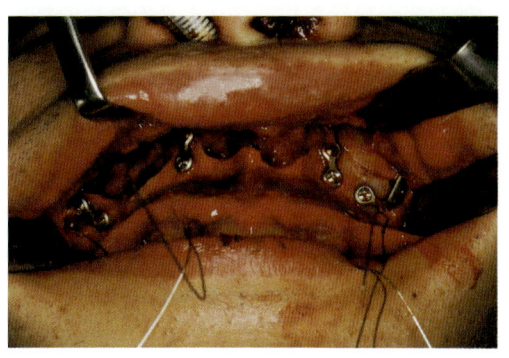

図4　Le Fort I 型骨折におけるミニプレート固定

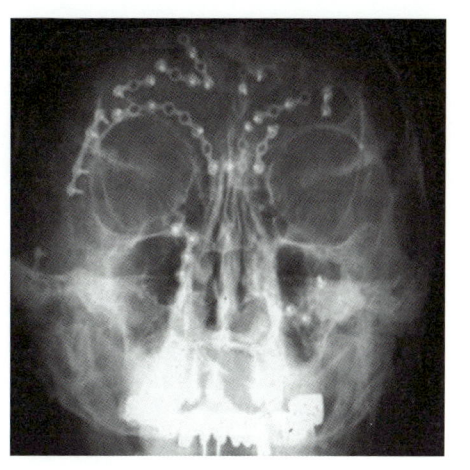

図5　Le Fort II（右），III（左）型骨折に対するミニプレート固定
上顎体を中心とした梁構造と眼窩の再建が重要である。

骨弓などと上顎や下顎とを軟鋼線で連結させて動きを制限させる wire suspension 法が知られている[1]。著者らは，この方法に替わる非侵襲的な手法として，樹脂製スプリントで下顎を外固定する方法を好んで用いている[2]。また，外固定装置を利用した整復，固定も有用性がある[3)4)]。

3. Le Fort II, III 型骨折の治療

- 治療の目的は損なわれた習慣性咬合位の復元と顔面変形の再建である

手術は Le Fort I 型と同様に受傷後1～2週間頃に行う。

これらの整復固定に必要な切開線は，上顎口腔前庭粘膜切開，眉毛上外側切開，下眼瞼縁切開，下眼瞼結膜切開，鼻根部切開，頭頂部冠状切開などである。

①上顎口腔前庭粘膜切開から上顎骨体の整復を行う。

②上顎受動鉗子を用いて上顎骨体を受動し想定された習慣性咬合位の位置に整復する。

③顎間固定を行った後，Le Fort II 型では眼窩下縁，頬骨上顎縫合，上顎前頭縫合などでプレート固定を行う。

④鼻骨は徒手的に整復し，外固定（鼻腔内ガーゼ充填）や内固定（ピンニング）を行う。

Le Fort III 型では頬骨前頭縫合をプレート固定し，あわせて頬骨弓のプレート固定やピンニングも行う（図5）。鼻骨の処理は II 型と同様である。

6 その他，注意すべきこと

　Le Fort 高位骨折ではしばしば鼻骨や上顎前頭突起が粉砕されており本来の骨片の整復のみでは十分な再建ができないことを経験する。このような場合は躊躇せずに自家骨材（頭蓋骨，肋骨，腸骨）を用いて同部の一期的再建を行う必要がある。二期的再建は非常に困難である。

　また，前頭突起部の陥没が著明で一期的に前方へ整復固定ができない場合は外固定装置を用いた治療法も有用である[5]（図6）。

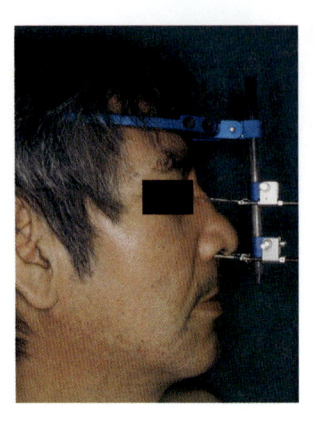

図6　ハロー型骨延長器を用いた Le Fort Ⅱ型骨折の治療
後方へ偏移した上顎骨体を前方へ牽引し，外固定した。

> ⚠ **Pit Fall**　Le Fort Ⅱ，Ⅲ型骨折では骨片の偏移によって鼻涙管狭窄を合併することが多い。初療時は顔面の腫脹などで涙道の精査を行うことは困難であるため，整復時に必ず狭窄の有無をチェックしなければならない。

文　献

1) 田嶋定夫：Ⅷ．Le Fort 型上顎骨折．顔面骨骨折の治療（改訂第2版），pp197-229，克誠堂出版，東京，1999
2) 川上重彦：下顎骨骨折1）整復固定．PEPARS 4：47-50，2005
3) 三原和彦，田原清隆，齋藤寿章ほか：顎外牽引装置を用いた上顎骨骨折症例について．日本口腔科学雑誌 40：1018，1991
4) 安藤和正，酒井成身，名取麻衣子ほか：上顎骨粉砕骨折に対し簡易的直達牽引整復法を行った1症例．日頭顎顔会誌 18：170-175，2002
5) 吉田純，川上重彦：顔面骨骨折．PEPARS 4：33-40，2005

11. 顎面骨骨折
下顎骨骨折

II．顔面外傷

1 下顎骨骨折とは

下顎部に強力な外力が作用した時，生じる骨折である．作用した外力の直接的な影響によって骨折が生じる直達骨折と，間接的な影響によって骨折が生じる介達骨折がある[1]．

2 解剖

下顎骨は，前方へ放物線状に突出して上縁からは歯が萌出する体部と，その後方で垂直に立っている枝部とで構成されている．枝部の先端には関節運動に関与する関節突起と咀嚼に関与する筋突起がある．体部から枝部が立ち上がる部位は角部と呼称されている（図1）．直達骨折が生じるのは体部や角部，介達骨折が生じるのは関節突起部である．

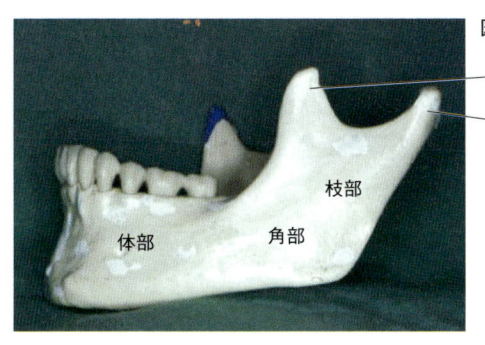

図1　下顎骨各部の名称
- 筋突起部
- 関節突起部
- 枝部
- 体部
- 角部

食物を口腔内に入れて，これを咀嚼，嚥下するという食物摂取に深く関与する骨である．関節突起の回転と前方滑走運動によって開口し口腔内に食物を取り入れ，下顎骨に付着した咀嚼筋の作用によってこれを咀嚼している．咀嚼筋である側頭筋と咬筋はそれぞれ筋突起，下顎枝に付着している．開口に関わる口腔底筋群（顎二腹筋，顎舌骨筋など）は下顎体内面に付着している．

3 症状

- 歯列不正，咬合の異常（習慣性咬合位の消失）

　体部の骨折で，骨片同士がずれると骨折線上で歯列不整が生じる．骨片のずれる方向には付着している口腔底筋が関与する．この際に，咬合の異常が生じる．また，角部骨折や関節突起骨折により体部全体がずれた場合も生じる（図2）．

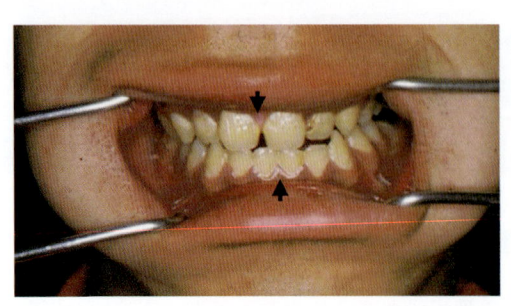

図2　関節突起部骨折で見られた咬合異常
左関節突起骨折によって下顎全体が左に偏移した結果，上・下顎前歯正中（→）にずれが生じ，交叉咬合の状態を呈している。

- 開口障害

　開口に関与する顎関節突起の骨折で生じることがある．骨折によって遠位骨片の転位や脱臼が生じ，近位関節頭の前方滑走が障害されると開口障害が生じる．また，骨片の直接的な影響がない場合でも，骨折による疼痛や関節内の血腫，関節周囲軟部組織の腫脹などによって開口障害が生じる．このような場合は受傷後経過を経るにしたがって症状の改善が得られることが多い．

- おとがい部の知覚障害

　三叉神経の分枝である下歯槽神経が下顎骨内を走行する部位で骨折が生じると神経損傷が生じることがある．下歯槽神経はおとがい部の知覚を支配しているため，この神経損傷によっておとがい部に知覚鈍麻や脱出が生じる．下顎角部骨折に多い．

4 検査

●単純X線撮影

- 下顎正面位撮影

　体部や角部骨折の診断に有用であるが，関節突起骨折の診断には適さない．下顎を正面位にして撮影すると関節突起部も診断が可能である（**図3**）．

- 下顎骨斜位：左右の体部下縁が重ならないので，骨折線を判断しやすい．
- 顎関節側面撮影（Schüller法）：顎関節のみの診断に用いられる．開口時と閉口時を撮影することで，顎関節突起の前方滑走に異常がないか診断することができる．
- 顎関節上野像（オルビトラムス法）：下顎骨頭が眼窩に抜けて撮影されるため，この部の骨折線が判断しやすい．
- パノラマ（オルトパントモ）撮影：弯曲した下顎骨を平板上に伸ばしたような画像が撮影される．すべての部位

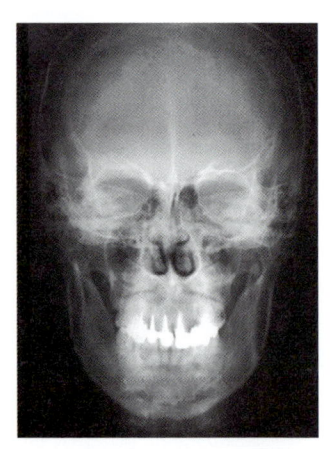

図3　顔面正面の単純X線撮影像
体部，角部，枝部の輪郭が把握できる．

を診断できるが，骨片の偏移を三次元的に把握するには適していない（図4）。

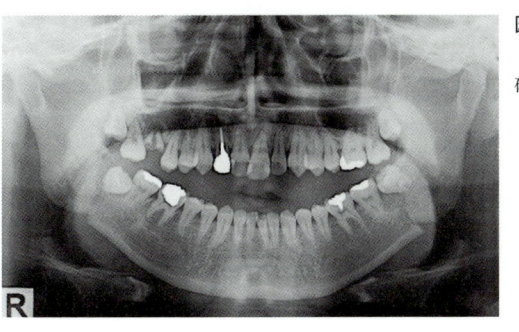

図4　両側角部骨折のパノラマX線撮影像
矢状骨折であるが，この像では転移が正確に把握できない。

● CT撮影
- CT撮影：水平断像で骨折線や骨片の偏移が観察される（図5）。

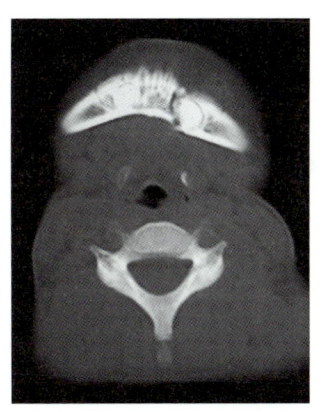

図5　下顎骨体部のCT撮影像
骨折線を明瞭に認識できる。

- 3D-CT撮影：骨折線を立体的に観察できる。特に関節突起骨折における骨片の偏移を把握するのに有用である（図6）。

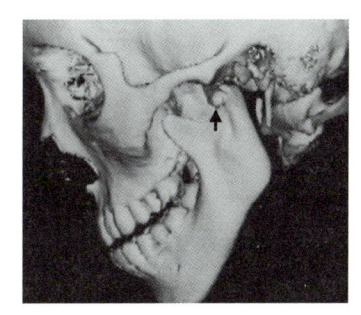

図6　関節突起部骨折の3D-CT撮影像
骨片の前内方への偏移（→）が見られる。

> ⚠ **Pit Fall**　咬合位の確認
> 受傷前の習慣性咬合位を確認することは重要である。できれば歯型石膏モデルを作製し咬合を再構成して確認することが望ましい。

5 治療

1. 救急時の治療

- 下顎骨骨折が疑われる患者の初療時に注意する点は口腔内の出血と歯の損傷である

　　出血塊は時に気道の閉塞を引き起こす。また，歯の損傷を放置すると温存可能かもしれない歯が失われることになる。

- 口腔内出血が見られるのは口腔側の開放性骨折である

　　通常は開放創を縫合処理すれば止血されるが，骨折面からの動脈性出血が見られる場合は縫合処理だけでは不十分である。この場合，徒手的に骨折を整復すると止血が得られることが多い。正確に整復する必要はない。出血がコントロールできない，下顎体部が全体に後方へ著しく偏移している（両側関節突起部骨折），などのために気道閉塞が懸念される場合は，経鼻挿管や気管切開などによる気道の確保に努める。

- 歯の処置では脱臼した歯の整復が重要である

　　完全に脱出している歯でも安易に除去せず，元の位置に整復し隣接歯を利用して軟鋼線や樹脂製スプリントを用いて固定を行う。可能ならば歯科医の助力を求めてもよい。

2. 体部骨折の治療

- 体部の骨折では歯列の復元が重要である

　　骨折部を展開し骨片を整復，軟鋼線による連続歯結紮やアーチバーを装着して歯列を固定し，チタン性ミニプレートや吸収性ミニプレートを用いて骨折部を固定する。咬合が復元されれば咀嚼機能も復元される。

- 固定部の安静が得られれば，術後の顎間固定は不要である

　　著者は安静保持には樹脂製の外固定装具を用いている[2]。通常は，術後2〜3日間顎間固定を行い習慣性咬合位が復元されているのを確認する。その後10日間はプラスチック樹脂で作製した脱着可能な外固定装具で骨折部の安静化を図る（図7）。

- 歯や歯槽骨が欠損しているような粉砕例では

　　残された歯列から受傷前の咬合位を想定し，創外固定器を用いてその咬合位の保持を行ってから，二次的に骨折部位の再建を行う[3]。

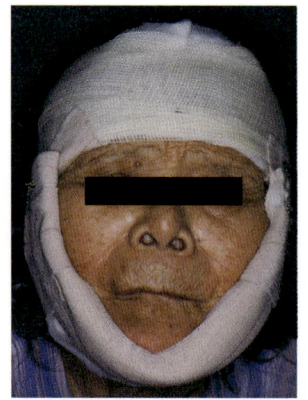

図7　樹脂製スプリントを用いた外固定

3. 角部骨折の治療

- **骨折線がほぼ皮質骨面の垂直線上に内側へ伸びている場合は，骨片の整復固定によって容易に咬合の復元が可能である**

    前述の体部骨折と同様外固定を併用した治療法が適用される。

- **骨折線が斜め内方へと伸びて矢状分割された場合は，習慣性咬合位で保持する顎間固定が主となる**

    このような例に対して安易に骨片の整復固定を行うと，かえって咬合異常や顎関節障害を来たす。通常は2～3週間顎間固定を行い，骨片に付着した翼突筋など軟部組織の自然適応力によって受傷前の位置に骨片が復元されるのを待機する。固定解除後は咬合位に異常がないか1～2週間観察し，その後固定装置を歯から外す。もし，咬合位が変化するようであれば固定を延長する。固定期間を延長しても咬合位が復元されない時は二次的再建を検討する[4]。

- **単純X線撮影上，偏移が高度に認められる場合は，観血的に骨片を整復し軟鋼線や縫合糸などで緩く固定したのち，顎間固定を行う**

4. 関節高位骨折の治療

- **高位骨折では，観血的整復を行っても，手術的治療の利点が少ない**

    遠位骨片への血行の問題や，関節包の切開による術後瘢痕拘縮によって開口制限が長期間持続することが多いためである[5] [6]。

- **治療は顎間固定を一定期間継続しながら，骨折骨頭の治癒・応変化によって習慣性咬合位が復元，保持されるのを待つ**

    一定期間 = 3～4週間

> **Pit Fall** 顎間固定による保存的治療の問題点は長期間の固定による関節拘縮である。この防止策として，ゴムバンドを用いてゆるい顎間固定を行い可能な範囲で開口させる（図8）。

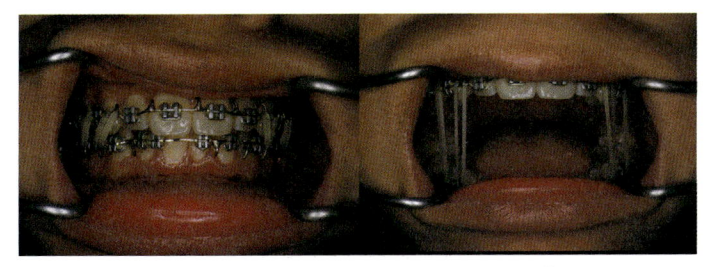

閉口時　　　　　　　開口時

図8　ゴムバンドを用いた動的顎間固定法
3～4週間継続する。

5. 関節突起部低位骨折の治療

いわゆる関節外骨折であり，偏移の少ない骨折例を除いて観血的に整復固定が適応となる。

- **関節包に侵襲を加えず骨片に外側翼突筋を付着させて整復固定を行う**

  関節包周囲に手術侵襲が及ばない結果，手術による顎関節機能障害は防止される。

- **骨折部の展開**

  耳前切開から耳下腺内の顔面神経枝を同定し，これらを避けながら直視下に整復固定を行う[7]。利点は直視下操作のため整復固定手技が簡便に行えることである。

手技：

①皮膚切開：耳介側頭溝前縁から耳垂下部まで耳前部で皮膚切開を行う。

②剥離：　　上方で皮下の浅側頭静脈を同定し，下方の下顎後静脈へと同定，剥離を進めていくと静脈を乗り越えて耳下腺内に分布する顔面神経枝（側頭枝，頬骨枝，頬筋枝）が同定される。これらの神経枝を避けて下方を剥離すれば関節突起部が直視下に展開できる（**図9**）。

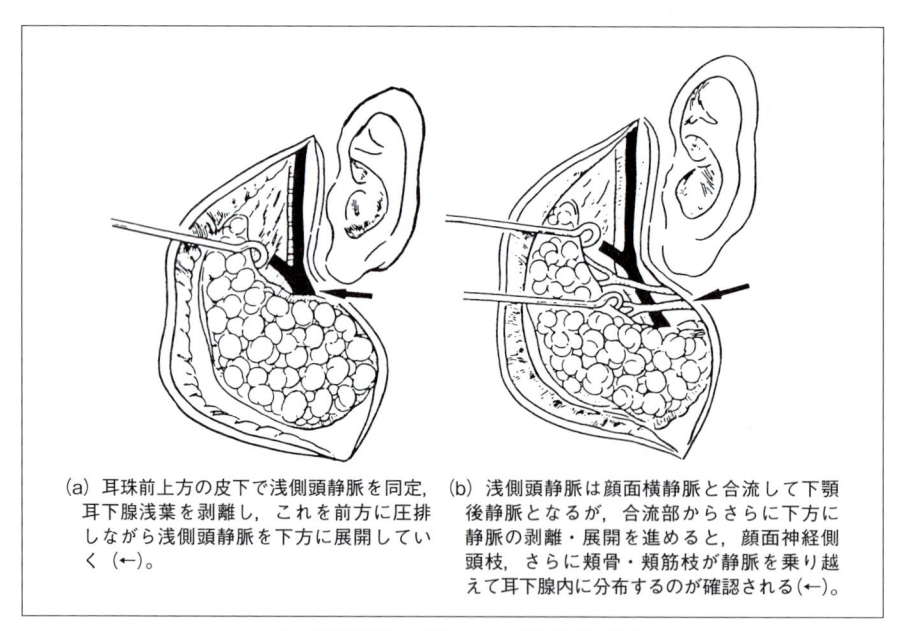

(a) 耳珠前上方の皮下で浅側頭静脈を同定し，耳下腺浅葉を剥離し，これを前方に圧排しながら浅側頭静脈を下方に展開していく（←）。

(b) 浅側頭静脈は顔面横静脈と合流して下顎後静脈となるが，合流部からさらに下方に静脈の剥離・展開を進めると，顔面神経側頭枝，さらに頬骨・頬筋枝が静脈を乗り越えて耳下腺内に分布するのが確認される（←）。

図9　浅側頭静脈を指標とした顔面神経の同定

(Kawakami S, et al：The superficial temporal and retromandibular veins as guides to expose the facial nerve branches. Ann Plast Surg 32：295-299, 1994 より引用)

③骨折部の展開：　関節包を温存しながら骨折部の近位，遠位を十分展開した後，関節頭の近傍で7mm螺子を打ち込む。
　　④骨折部の整復：　下顎体部を前下方へ牽引しながら螺子を把持して外方へ引き上げ内側に偏移（転位）した遠位骨片を整復する。
　　⑤固定：　　　　　ミニプレートを用いる。術後は顎間固定を2週間行う。

6. 筋突起部骨折の治療

- 通常，観血的整復固定の適応はない

　筋突起の骨折もまれに見られる。骨片の偏移（転位）はなく，付着する側頭筋の収縮によって骨片間の離開が生じる。顎間固定か外固定を用いて顎運動を制限し，筋突起に付着している側頭筋の安静を保持すれば2〜3週程度で良好な骨癒合が得られる。

> **Pit Fall**　顎間固定法を行う際，ゴムバンドは臼歯部にかけて誘導するのが原則である。前歯にゴムバンドをかけて誘導すると前歯が徐々に脱臼位を呈してくることがある。

> **Pit Fall**　骨折部への展開を皮膚側と口腔側の両側から行ってはならない。骨折部近傍の血行不全を招き，骨癒合の遷延化や感染の原因となる。

6 その他，注意すべきこと

- 小児の下顎骨骨折の治療は，保存的治療が一般的には適用されている

　理由は，小児では下顎骨の治癒・応変機転が顕著なために[8] 比較的短期間の保存的治療で良好な結果が得られるためと言われている。しかし，乳歯の脆弱性，小児に多く見られる多数の齲歯の存在などによって顎間固定用の装置が歯に装着できず，保存的治療に難渋することも少なくない。

- 観血的整復術の問題点は成長途上にある骨にプレート（金属）を残すことである

文　献

1) 田嶋定夫：Ⅶ．下顎骨骨折．顔面骨骨折の治療（改訂第2版），pp175-196, 克誠堂出版, 東京, 1999
2) 桜井伴子, 川上重彦, 吉川秀昭ほか：下顎骨骨折における外固定法. 日災医誌 40：645-651, 1992
3) 岸辺美幸, 吉田純, 石倉直敬ほか：創外固定による下顎骨骨折の治療. 日頭顎顔会誌 20：152-157, 2004
4) 川上重彦, 谷口和佳枝, 吉川秀昭ほか：陳旧性下顎骨骨折に対する下顎枝矢状分割骨切術の検討. 日形会誌 13：272-279, 1993
5) Hendrix JH, Sanders SG, Green B：Open reduction of Mandibular condyle. Plast Reconstr Surg 23：283-287, 1959
6) 川上重彦, 上野輝夫, 吉川秀昭ほか：直視下顔面神経到達法による下顎骨関節突起骨折整復例の術後成績について. 日頭顎顔会誌　12：14-20, 1996
7) Kawakami S, Tsukada S, Taniguchi W：The superficial temporal and retromandibular veins as guides to expose the facial nerve branches. Ann Plast Surg 32：295-299, 1994
8) 土佐泰祥, 佐藤兼重, 三川信行ほか：小児下顎骨関節突起骨折に対するCTによる経時的観察. 日頭顎顔会誌 17：44-50, 2001

Ⅱ．顔面外傷

12. 顔面骨骨折
前頭洞骨折

1 前頭洞骨折

　前頭洞は，眼窩，鼻腔，前頭蓋底，硬膜，脳実質などに隣接しているため，重度損傷の場合には脳神経外科，眼科，耳鼻科などの関連各科とのチームアプローチによる集学的治療を行う。

2 解剖

　下図のように，前頭洞は前頭鱗の中に広がり，中隔により左右に分けられている。ただし，形や大きさには個人差があり片側または両側に欠けることがある。鼻前頭管は前頭洞から篩骨漏斗を経て中鼻道に通ずる。

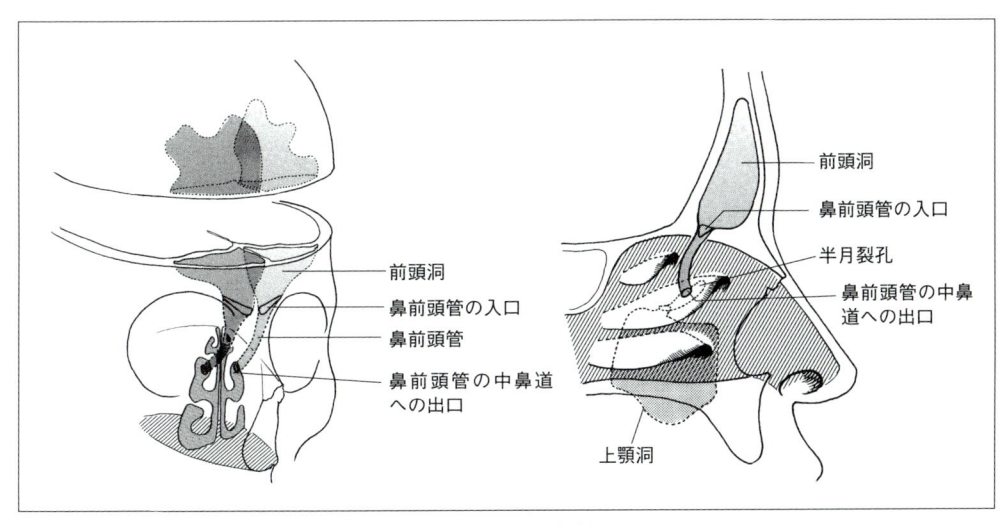

図1　前頭洞の解剖

3 診断

1. 理学的所見

● 視診
　前頭部付近の変形，骨片の変位による陥凹変形

●臨床症状
- 眼症状… 眼球運動障害
  眼球の位置異常
  複視
  眼瞼下垂
- 嗅覚脱失…前頭蓋底骨折を伴う場合
- 髄液鼻漏…前頭洞後壁から鼻前頭管，または前頭蓋底から篩骨洞を通る2つのルートがある

前額部の陥凹変形がわずかでも同部位の打撲を認めた場合には，慎重な診察と単純X線撮影などによる確認が必要である．また，鼻前頭管の閉塞を伴う場合，洞内に粘液が貯留し，後に前頭洞嚢腫や膿嚢腫を生じる危険性が高いため，鼻根部付近の変形には注意が必要である．

2. 画像診断

前頭洞内の様子，大きさ，骨折範囲，程度，特に後壁骨折の有無を知るのに重要である．

●単純X線撮影・Waters法撮影
●CT撮影
骨折の程度，後壁骨折の状態，鼻前頭管の閉鎖や狭窄の有無を確認
●3D-CT撮影
骨折の立体的把握

4 治療法

1. 適応

●保存的治療
前頭洞前壁のみの線状骨折で陥凹変形を認めず，鼻前頭管の損傷を認めないもの．
●手術適応
絶対的適応：①後壁骨折や前頭蓋底骨折を伴い2週間以上の髄液漏を認めるもの
②鼻前頭管損傷を認め，前頭洞炎を発症する危険性が高いもの
相対的適応：③前壁骨折による陥凹変形のみの場合

硬膜損傷（髄液鼻漏）の可能性がある場合には，予防的に抗生物質を使用する．また鼻腔内タンポンや鼻をかむなどの行為は逆行性感染の可能性を高くするため厳禁である．

2. アプローチ（皮切）

- 多くの場合は冠状切開
  健常部を含めた広い視野が得られ鼻前頭管への操作などが確実に行えるため（図2-

c)。冠状切開は手術侵襲的には患者への負担が若干大きくなるが，術後の瘢痕が目立たないことや，万一の場合硬膜や頭蓋底の再建に用いられる側頭筋骨膜弁および前頭筋骨膜弁が確保できるという大きな利点がある[1)2)]。

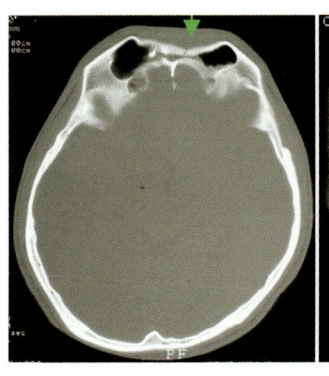

(a) 術前の CT 所見（水平断）。前頭洞前壁に陥凹を認める。
(b) 術前の CT 所見（前額断）。鼻前頭管の閉塞を認める。

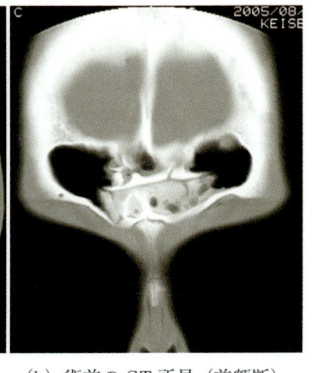

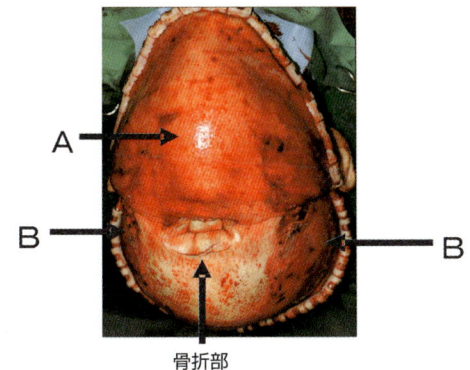

骨折部
(c) 冠状切開よりアプローチした術中所見。前頭洞前壁に陥凹骨折を認める。前頭筋骨膜弁（A）と両側の側頭筋骨膜弁（B）を温存する。

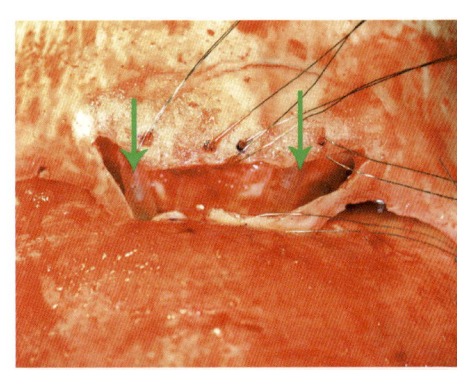

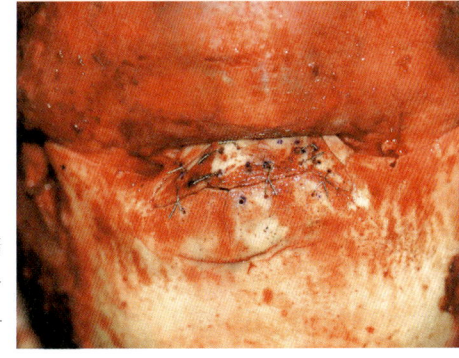

(d) 前頭洞から鼻腔へのドレナージの所見。前頭洞の中隔を除去し，鼻前頭管に径 6mm のシリコンチューブを挿入留置している（矢印）。
(e) 骨折整復後の状態

図2　症例：18歳，男性，前頭洞前壁骨折

- **骨折範囲が狭く限局している症例では**

　　受傷時の創からの再開，眉毛上縁切開，内眼角切開，glabellar wrinkle にあわせた眉間の切開を用いる。

3. 整復

1) 前壁骨折

●陥凹変形のみの場合

　　新鮮例…各骨片を整復位でワイヤーまたはプレートで固定する
　　陳旧例…骨移植，ハイドロキシアパタイトなどの人工物によるaugmentationを行う。ペースト状人工骨（Biopex®-R）は形状の再現が非常に容易で有効な材料である[3]。

●鼻前頭管損傷のある場合

　前頭洞から鼻腔内へシリコンチューブ（径5～7mm）を挿入留置する（図2-d）。また，前頭洞の中隔を切除して健側へのドレナージを行う。損傷が激しい場合は，鼻前頭管から篩骨洞を開放してドレナージ孔を広く確保する（図2-e）。

2) 後壁骨折

●髄液漏を認めない場合

　原則として後壁骨折の整復は必要としない。前頭洞炎が骨折部を通じて頭蓋内に進展する危険性があるため，前壁骨折のみの場合と同様に鼻前頭管のドレナージを確実に行う。

●髄液漏を認める場合

　硬膜の損傷部位を確認して，その部を修復する。脳外科と協力のうえ，前頭開頭から前頭蓋底を展開し，骨折部のデブリードマンを行うと同時に，鼻前頭管から篩骨洞を広く展開して前頭蓋底から鼻腔へのドレナージを確実に行う。生じた硬膜の損傷部は一次的に縫合するが，挫滅が強い場合や欠損が生じた場合には頭蓋底手術に準じて一方の側頭筋骨膜弁で確実にその部を被覆再建しておくことが重要である[2]（次項，顔面多発骨骨折の症例図2-b～dを参照）。

前頭洞自体の処理法

- 組織の充填法：洞粘膜を除去し前頭洞に血行を有する組織を充填する方法[4]
- Cranialization：洞粘膜とともに前頭洞後壁を全て除去し，側頭筋骨膜弁もしくは前頭筋骨膜弁で鼻前頭管から篩骨洞に通じる部分を被覆することで鼻腔と頭蓋内を完全に遮断し，前頭洞の頭蓋腔化（cranialization）を図る方法（図3）[5]。

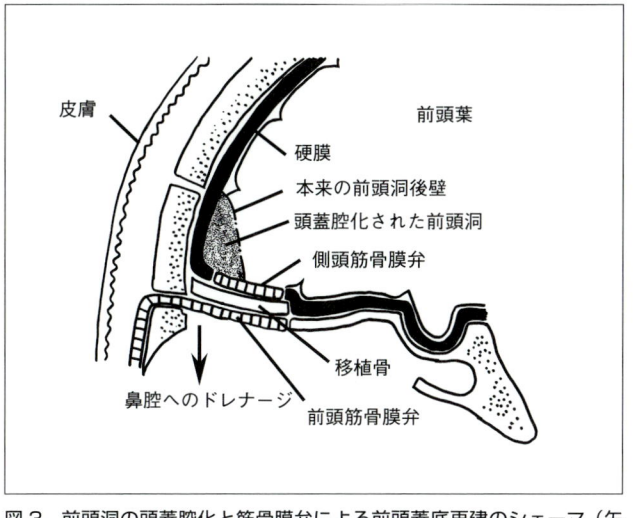

図3 前頭洞の頭蓋腔化と筋骨膜弁による前頭蓋底再建のシェーマ（矢状断）

> **Pit Fall** 脳外科領域では，血行のない脂肪や筋肉片による充填も行われるが，術後合併症を考慮すると血行を有した組織による充填が必要である。

4. 術後管理

髄液鼻漏を伴い冠状切開から開頭を行った症例では，硬膜外血腫や頭皮下の血腫の予防が重要である

これに対しては，硬膜外腔および頭皮下への4～6本の閉鎖ドレーンの挿入と広い綿花による頭部全体の圧迫を行う。また，30°以上上半身を起こした体位を維持し，血液や滲出液が前頭洞から鼻腔に通したドレナージチューブやドレナージ孔を通じて鼻腔へ流れるようにしておく。これらの処置に加え，単純X線撮影やCT撮影を用いて前頭洞内や頭蓋内の血腫や膿瘍の有無を確認する。術後3週間以上経過し頭蓋腔と前頭洞もしくは鼻腔が完全に遮断されたら，ドレナージチューブよりあまり圧をかけないように注意しつつ逆行性に生食水で洗浄することも有効である。その後特に問題なければ，1～2カ月でドレナージチューブを抜去する。

文　献

1) 清川兼輔, 田井良明, 平野実ほか：頭頚部頭蓋底腫瘍切除後の確実な一時的再建法. 形成外科 34：337-346, 1991
2) Kiyokawa K, Tai Y, Yanaga H, et al：A surgical method for treating anterior skull base injuries. J Craniomaxillofac surg 27：11-19, 1999
3) 清川兼輔, 力丸英明, 福島淳一ほか：ペースト状人工骨（Biopex®-R）を用いた頭蓋顎顔面領域の広範囲陥凹・凹凸変形の修復法. 日形会誌 25：383-392, 2005
4) Maegawa J, Saijo M, Ogino H, et al：Reverse U-shaped split temporalis myofascial flap in cranial base reconstruction. Ann Plast Surg 42：644-650, 1999
5) 清川兼輔, 田井良明, 井上要二郎ほか：頭頚部頭蓋底再建法の検討；頭蓋底再建における筋骨膜弁の効用と選択. 耳鼻と臨床 38：700-711, 1992

13. 顔面骨骨折 顔面多発骨折

1 顔面多発骨折とは

顔面多発骨折では，顔面を構成するいくつかの骨折が連続して存在することから，個々の部位についての診断と治療だけでは不十分である．

2 診断

骨折部位決定には，順序として視診，問診，画像診断を行う．これらの症状と解剖学を総合的に判定すれば，骨折部位はほぼ決定できる．

1. 理学的所見

- ●視診：顔面変形（全体の腫脹／上下径の延長／顔面中央の扁平化）
- ●臨床症状
  - 大量の鼻出血（時に出血性ショック，DIC を呈する）
  - 咬合異常
  - 顔面の知覚障害
  - 上下顎の動揺
  - 骨折部の圧痛および段差形成
  - 眼症状：複視，眼球運動障害
  - 髄液鼻漏　　　　　　　　など

2. 画像診断

- ●単純 X 線撮影：Waters 法
- ●MRI 撮影：　　軟部組織の把握
- ●CT 撮影：　　できるだけ薄いスライスで撮影する
- ●3D-CT 撮影：骨折の立体的把握

3 治療法

顔面多発骨折の治療において最も重要なことは，顔面骨は複雑な立体構造であるため，顔面骨を三次元的に捉え，おのおのの骨を組み合わせて適切な buttress（図1）を再構築すること

一般的に顔面多発骨折を起こすほどの強力な外力が加われば，呼吸困難，ショック，多量出血などへの救命処置が必要な場合が多い。このため理想的には患者を救急センターにおいて，専門医による集学的治療を行うべきである。いくつかの外傷の相対的重篤度を考慮して管理する科を決める。また，ほとんどの場合で，気道確保のため気管切開が必要となる。

1. 治療時期

全身状態が許す限り2週間以内（遅くても3週間以内）の早期に整復術を行う

一般的に2週間以上経過すると，骨折部が強固に癒合してくるため修正が困難となる。

2. アプローチ

骨折全体を，周囲の健常部を含めて明視下におく

外傷による裂挫傷があればなるべくそれらを利用するとともに，骨折部に直達しやすく，顔面神経を温存でき，顔面のnatural skin lineに一致した皮切を用いる。骨折部位にもよるが，必然的に冠状切開に下眼瞼切開や口腔前庭切開を加え顔面骨全体を明視下に置いて手術を行う場合が多い。なお冠状切開においては，万が一に備え硬膜や頭蓋底再建に用いる側頭筋骨膜弁と前頭筋骨膜弁を温存しておくべきである（図2-b〜d）[1)2)]。

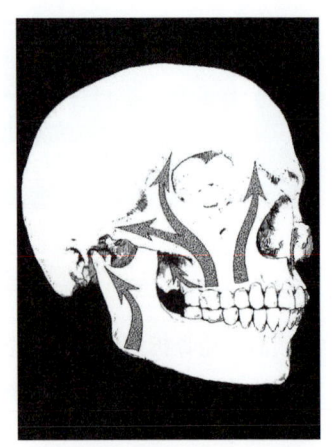

図1　バットレス
大きく分けて垂直方向，水平方向の2つがある。垂直方向は咀嚼機能の支えとなり，水平方向は眼窩内容の支えおよび頬骨の高まりにとって重要である。
(Gruss SJ, et al：Complex maxillary fractures；Role of buttress reconstruction and immediate bone grafts. Plast Reconstr Surg 178：9-22, 1986 より引用)

3. 整復

- 骨片の十分な授動を行うために，骨膜を剥離し骨折部全体を明視下に置いたのち，骨折部の挫滅組織や肉芽を除去する
- 骨折のない健常部を基準とし，そこから骨折の中心に向かって順次整復を行っていくことが基本

骨片同士の固定はワイヤーによる固定を第一とし，骨片が細片化し偏位しやすい場合や維持力に乏しい場合にはミニプレートによる固定を行う。また骨欠損部には骨移植を行うことも必要である。いずれにしても，ミニプレートや骨移植によって強固なbuttressを再構築することが重要である（図2-e）。さらに固定を強力なものとするためキルシュナー鋼線などを用いる場合もある。

- 咬合異常を伴う上下顎の骨折の治療においては，正しい歯牙の咬合を獲得し，維持する

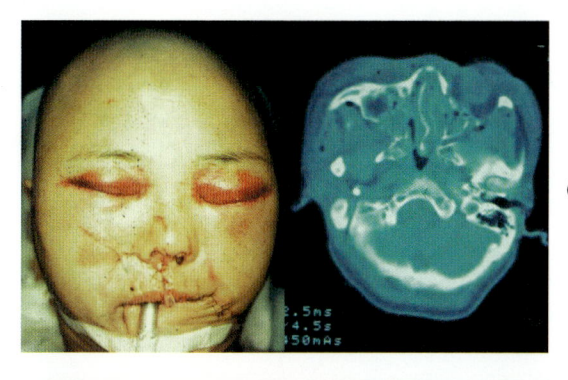

(a) 術前の所見とCT所見。顔面全体の腫脹を認める。髄液漏(+)であった。
　CT所見(水平断)では,顔面骨はほぼすべての部位で粉砕されていること,Le Fort I・II・III型骨折および前頭洞,前頭蓋底骨折(髄液漏)を認めた。

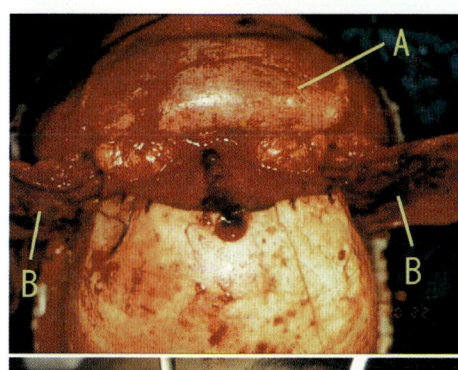

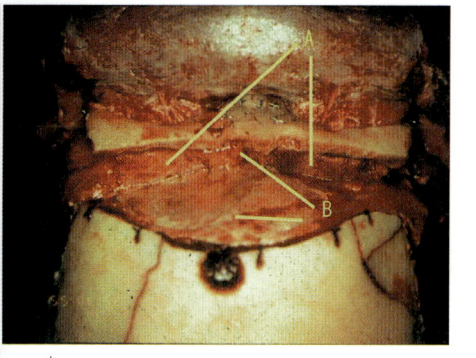

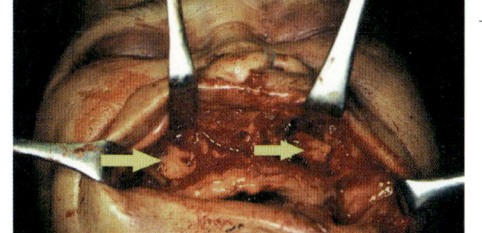

(b) 冠状切開よりアプローチし前頭蓋底を展開した所見。硬膜外血腫を認めたため骨切りを行い開頭。この際前頭筋骨膜弁(A)および側頭筋骨膜弁(B)を温存した。

(c) 損傷硬膜,前頭蓋底再建後の所見。Supra-orbital bar を修復後,腸骨移植により眼窩上壁と頭蓋底の骨(A)を両側の側頭筋骨膜弁で損傷硬膜の修復および頭蓋腔と鼻腔の遮断(B)を行った。

(d) 口腔前庭切開よりアプローチした時の上顎の所見。頬骨下稜の粉砕が激しく短縮しているためキルシュナー鋼線で整復位を維持しながら,腸骨移植(矢印)とミニプレートで固定して4カ所の buttress を再構築した。

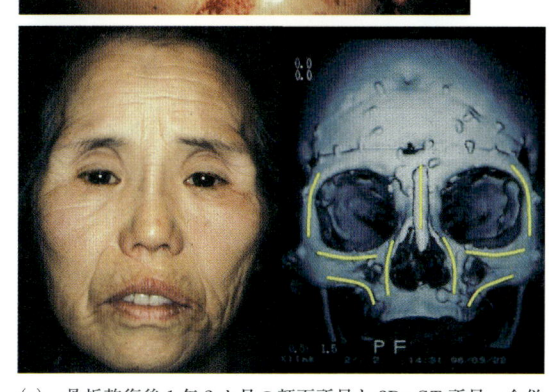

(e) 骨折整復後1年2カ月の顔面所見と3D-CT所見。合併症を生じず,顔面の変形を認めない。3D-CT所見では,すべての buttress はよく再建されているのを認める(実線)。

図2　症例:63歳,女性,顔面多発骨折

アーチバーを用いて顎間固定を行う。この際最も注意すべき点は，顔面骨の buttress が強固に再構築されていないと咬合力によって骨折部全体にゆがみが生じ，短顔や dish face の状態となることである。このような場合は，再度 buttress を作り直すことが不可欠である。

文 献

1) 清川兼輔，田井良明，平野実ほか：頭頚部頭蓋底腫瘍切除後の確実な一時的再建法. 形成外科 34：337-346, 1991
2) Kiyokawa K, Tai Y, Yanaga H, et al：A surgical method for treating anterior skull base injuries. J Craniomaxillofac Surg 27：11-19, 1999
3) Gruss SJ, Mackinnon ES：Complex maxillary fractures; Role of buttress reconstruction and immediate bone grafts. Plast Reconstr Surg 78：9-22, 1986

III 上肢・手の外傷

	14	総論
上肢・手の軟部組織損傷	15	上肢・手の挫滅創の一次処置
	16	デグロービング損傷
	17	爪を含む指尖部損傷
	18	有茎皮弁による再建
	19	遊離皮弁による再建
神経損傷	20	神経損傷
腱損傷	21	屈筋腱損傷
	22	伸筋腱損傷
	23	腱損傷後のリハビリテーション
上肢・手の骨損傷	24	切断肢・指再接着
	25	指節骨・中手骨骨折
	26	舟状骨を含む手根骨骨折
	27	橈骨遠位端骨折

14. 総論

❶ 治療原則

1. 全身状態のチェック
   　来院時，ただちに受傷部位を含めて全身状態をチェックするとともに，受傷機転を調べる。他の部位に外傷がなく，全身状態が良好なことを確認後，受傷部位の処置に移る。
2. 緊急の手術，処置を必要とする場合
   - 動脈性出血があるもの
   - 完全切断，不完全切断で血行再建を必要とするもの
   - 受傷部以下の循環障害が認められるもの
   - 著明な骨転位，関節脱臼があるもの
3. 自己の経験，施設の設備・スタッフからみて，自分ができる範囲をよくわきまえておく
   　以上の手術，処置が必要な場合，手の外科の経験のある医師がいて，必要な設備の整った施設であれば行ってよい。このような条件が整っていない施設では，適切な応急・救急処置を行って，適切な施設へ搬送する。この場合の適切な応急処置とは出血に対する圧迫処置，切断部分の処置，骨折に対する副子固定などである。
4. 伝達麻酔の的確な技術を身につける
5. 固定の際は良肢位に留意する

❷ 解剖

●表面解剖

- 手掌皮線などの表面解剖は深部に存在する神経・血管，腱，骨・関節などとの位置関係を知るうえで重要である。手掌皮線と関節の位置は一致していない。関節は手掌皮線に対して，どのような位置関係にあるかを知っておく。
- 骨・関節ばかりでなく，主要な腱・神経・血管などの深層の組織はKaplan[1]が名付けた基本線と補助線，この線と交叉するいくつかの点が，動脈，神経の走行と神経分岐点のランドマークになっている（図1）。

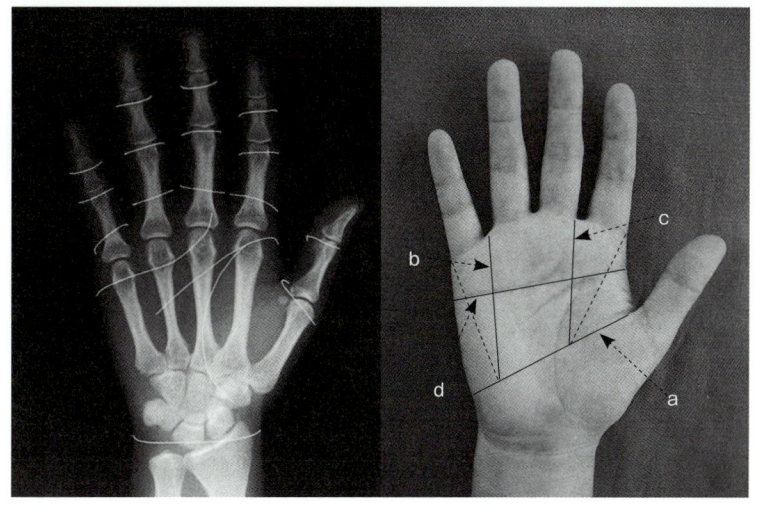

(a) 手掌皮線にワイヤーをおいた単純X線撮影像。手掌皮線と関節の位置は一致していない。

(b) 手掌皮線と Kaplan の基本線・補助線
 a：基本線 (Cardinal line)：母指・示指の指間の頂点から手尺側へ近位手掌皮線に平行に引いた線
 b：第2線：環指の尺側に沿って手掌へ引いた線
 c：中指の撓側に沿って手掌へ引いた線
 d：遠位手掌皮線の尺側縁と近位手掌皮線・母指球皮線の合致線の撓側縁を結んだ線

これらの線が交叉する点が主要な深部組織との位置関係を示すランドマークとなる。

図1　手掌皮線・Kaplan の基本線・補助線

●Zone 分類と Pulley

- 現在は5つの Zone 分類[2]が用いられている：屈筋腱損傷に対して Verdan の Zone 分類が基本となっている（図2）
- Zone Ⅱ が No man's land に相当する。この部分では深指屈筋腱が浅指屈筋腱の間を通る腱交叉の部位であり，靱帯性腱鞘に覆われており，癒着を起こしやすい部位とされている

 従来から早期屈伸運動を可能にする腱縫合法など種々の試みがなされてきた。

- 伸筋腱損傷に対しては7つの Zone 分類が用いられる[2]（図3）

 指の靱帯性腱鞘は Zone Ⅰ，Ⅱ に存在し，pulley を形成している。この靱帯性腱鞘の pulley は A1〜A5 の5つの輪状部 (Pars annularis) と C1〜C3 の3つの十字部 (Pars cruciformis) からなっている。Pulley は腱が有効に滑走して，MP 関節，PIP 関節，DIP 関節を屈曲させるが，A2，A3 pulley が重要とされている。A1 pulley は狭窄性腱鞘炎を起こす部位として知られているが，その中枢側に PA (palmar aponeurosis) pulley[3] が存在する（図4）。

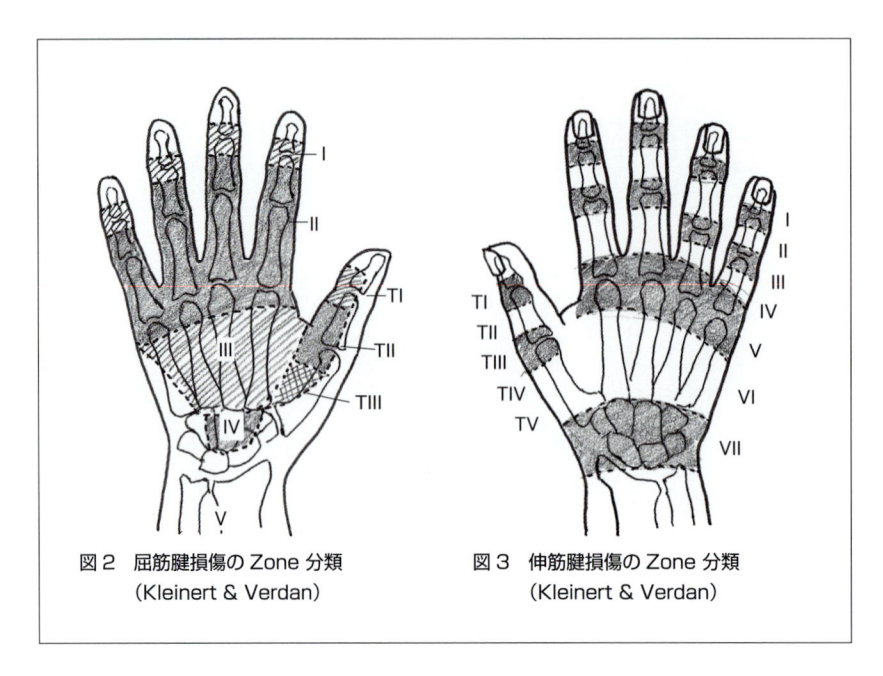

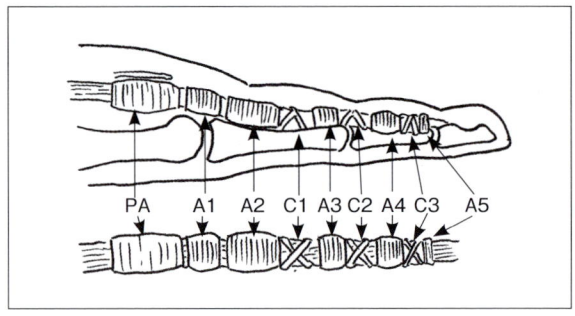

図2 屈筋腱損傷の Zone 分類
（Kleinert & Verdan）

図3 伸筋腱損傷の Zone 分類
（Kleinert & Verdan）

図4 指・手掌の靱帯性腱鞘

●神経・血管の位置関係

指神経は指の撓・尺側を走行するが，指動脈はその背外側（撓・尺側）に位置し，ともに Grayson 靱帯と Cleland 靱帯に囲まれており，1つのコンパートメント内を走行していると考えてよい（図5）。

●コンパートメント

- **手には筋膜によって囲まれた10の筋・筋膜コンパートメントが存在する**

4つの背側骨間筋，3つの掌側骨間筋，各1つの母指球筋，小指球筋，母指内転筋からなる。

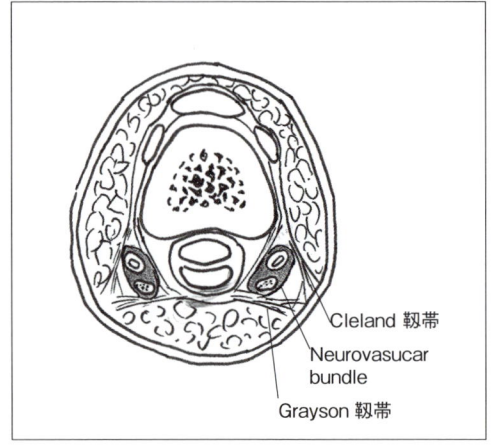

図5 指の神経血管束
Grayson 靱帯と Cleland 靱帯に囲まれたコンパートメント内に存在する。動脈は靱帯の背撓・尺側を走行する。

- 手根管も滑膜に囲まれたコンパートメントとみなすことができる[4]（**図6**）。

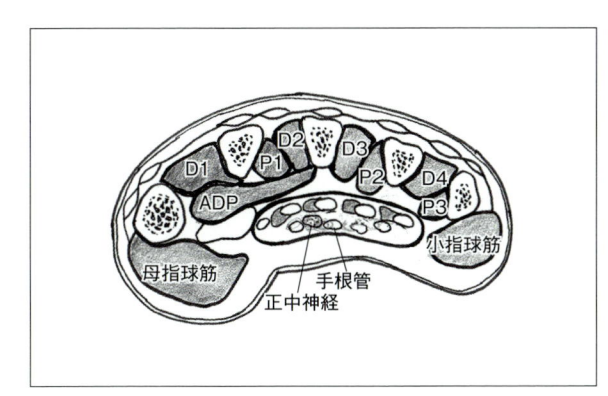

図6 手のコンパートメント
4つの背側骨間筋（D1～D4），3つの掌側骨間筋（P1～P3），母指球筋，小指球筋，母指内転筋（ADP）の10の筋膜に囲まれたコンパートメントが存在する。手根管も1つのコンパートメントと見なすことができる。

3 外傷の診断と処置

- 損傷部位の的確な検査により，的確な診断を速やかに行う
- どのような処置は手術室で行わなければならないか，速やかに判断する
- 高度の圧挫によるものは，コンパートメント症候群の5P徴候に注意する

1. 外来での処置

①止血

- まず，損傷部からの出血の状態と全身状態のチェックが必要である。動脈性の出血がある時はまず圧迫して止血し，受傷機転の詳細を聞き，全身状態，他の部位の外傷の有無を確認する。
- 活発な動脈性出血に対して，出血部位が容易に確認できた時に限って，モスキート鉗子で止血してもよい。前腕，手関節，手掌などの深部からの出血部位が確認できない時は，出血部位を圧迫しておき，手術室で出血部位を検索し，止血あるいは吻合を行う。
- 出血がない場合，損傷部位を確認し，簡単に，速やかに知覚検査，運動機能の検査を行う（**表**）。

表 知覚・運動障害のクイック診断

神経	知覚障害部位	運動障害
橈骨神経	母指基部背側	手関節の背屈（長・短橈側手根伸筋） 母指の伸展（長母指伸筋）
正中神経	母指・示指指腹	母指の掌側外転（短母指外転筋） 母指IP関節の屈曲（長母指屈筋） 示指DIP関節の屈曲（示指深指屈筋）
尺骨神経	小指指腹	小指の屈曲（小指の浅・深指屈筋）

②知覚・可動域の検索

　これらの知覚と運動機能は，それぞれの神経によって100％支配されている部位と筋である。

- **●知覚障害**
  - 橈骨神経…母指基部背側
  - 正中神経…母・示指の指腹
  - 尺骨神経…小指の指腹
- **●運動障害**
  - 手関節の背屈（長・短撓側手根伸筋），母指の伸展障害（長母指伸筋）
    → 橈骨神経の損傷
  - 母指の掌側外転（短母指外転筋），母指IP関節と示指DIP関節の屈曲障害（長母指屈筋，示指深指屈筋）
    → 正中神経の損傷
  - 小指の屈曲障害（小指浅・深指屈筋）
    → 尺骨神経の損傷

③骨損傷の検索

　損傷部位を中心とした単純X線撮影を行う。

2. 手術室での処置

　損傷が神経，動脈，腱，骨・関節に及ぶ場合の処置は，手術室で行う。

①洗浄
- 伝達麻酔下に上腕に止血帯を装用し，止血下に洗浄を行う。
- 洗浄には生食水を用い，創の周囲はガーゼを使用，それ以外の部位はブラシを使用しscrubbing, washingを十分に行う。
- 創内はノズルを用い，十分な生食水で洗い流す。
- 線維芽細胞毒であるポビドンヨード液（イソジン液）などの消毒剤を使用してはならない。
- 受傷状態から異物の存在が疑われる時は，異物がないことを確認する。

②コンパートメント症候群の検索

　コンパートメント症候群の初期症状の5P徴候
　1　腫脹（puffiness）
　2　疼痛（pain）
　3　動脈拍動の減少ないし消失（pulslessness）
　4　手指の蒼白（pallor）
　5　知覚・運動障害（paralysis）

- 手のコンパートメント症候群では，指の他動伸展に伴う疼痛が特徴的である。
- コンパートメントの開放：診断が確定されたならば，早急にコンパートメントの筋膜を切開する減圧手術を行う。

4 麻酔

- 手の外科の麻酔に必要な解剖を知っておく
- 伝達麻酔の確実な方法を身につける
- 主として伝達麻酔を用いる。手関節，手背，手掌では局所浸潤麻酔を用いてもよい

伝達麻酔の各手技

●腕神経叢ブロック

止血帯の装用が必要な伝達麻酔として腕神経叢ブロックが用いられることが多い

　腕神経叢ブロックは基本的な解剖学を基礎とした臨床への応用である。腕神経叢と周囲組織との関係，特に3本の神経幹が第1肋骨上を平面的に横切るのではなく，積み重ねられるように，立体的に横切っていること[5]を理解していなければならない。そして，正しいランドマークを基準とした点から注射針を正しい方向へ刺入する。この点は鎖骨の中央部であり，鎖骨下動脈の拍動，中斜角筋前縁を参考とする。針は25G針を使用する。

- ・鎖骨上窩法
- ・鎖骨下血管周囲法（斜角筋間法）[5]
- ・鎖骨下窩法
- ・腋窩法　　　などがある。このうち，2つ以上の方法に習熟しておく

なかでもKulenkampff法[6]に代表される鎖骨上窩法がよく知られている。"No good anesthesias, no good operation"[7]と言うことができよう。

●手関節部でのブロック

- 正中神経ブロック：長掌筋腱と撓側手根伸筋腱の間より刺入すると記載されているが，正中神経は長掌筋腱の直下にあると考えてよい。そのため，長掌筋腱の撓側よりやや尺側へ向けて刺入する。
- 尺骨神経ブロック：尺側手根屈筋腱の撓側より尺骨動脈の拍動を触れ，その尺側に刺入する。

●指ブロック

- Oberst法：指基部の両背側から背側皮下と掌側の指神経周囲に局所麻酔剤を注入する。
- Chiu[8]のtransthecal digital block法：MP関節部掌側のA1 pulleyの部で局所麻酔剤2mlを腱鞘内に注入する。

Chiuのブロックの実際

①遠位手掌皮線の部より局所麻酔剤2〜3mlを満たした注射器に30G針を付け，30〜45°の角度で末梢方向へ，針の切り口を上に向けて刺入する。

②針が腱鞘を貫いたところで，切り口が腱鞘腔に位置するように注射器を180°回転し，

薬液を注入する。エピネフリンを加えてもよい。

> ⚠️ **Pit Fall** 従来，エピネフリン添加の局所麻酔剤の手指への使用は指の壊死を起こす危険があるため禁忌とされてきた。しかし，最近では伝達麻酔や局所浸潤麻酔でもその使用が見直されている[9)][10)]。現在，市販されている10万倍アドレナリン添加キシロカインを用いる。レイノー病などの末梢循環障害を有する場合は禁忌である。

5 手根管開放術

- どのような場合に手根管開放術を必要とする状態が起こるか
    - 橈骨遠位端骨折
    - 月状骨周囲脱臼
    - 手掌部，手関節部の挫傷，挫滅創
- 正中神経の圧迫症状が見られたなら，早期に手根管開放術を行う

1. 手根管開放術の実際

●橈骨遠位端骨折
- 骨折の背側転位が高度の場合は徒手整復を行う
- 骨折端が先鋭の時は，無理な整復操作を避け，観血的整復術を行った方がよい

　　骨折端が直接，掌側へ正中神経を圧迫していることもあるが，末梢骨片が背側に転位し，中枢骨片の骨折端と横手根靱帯によって正中神経が圧迫されて麻痺が発生することが多い[11)]。掌側より展開し，正中神経と骨折端との関係を確認した後，整復・固定を行う。

●月状骨周囲脱臼
　伝達麻酔を行った後，指先を垂直方向へ挙上し，しばらく牽引した後，徒手整復を行う。高度の腫脹により麻痺が次第に進行する場合もあり，正中神経の圧迫症状がみられたならば，早急に除圧手術を行う。

●挫傷，挫創，電撃傷
- 手関節掌側から手掌にかけて高度の腫脹があり，コンパートメント症候群がみられた時は，手根管を開放し，減圧を行う。
- 減圧操作の後，創を縫合することは不可能であり，露出した正中神経を覆う必要がある：尺側の小指球部からの双茎皮弁を移動して被覆し，皮弁移動後の皮膚欠損部には遊離全層植皮を行う[11)]。

> ⚠️ **Pit Fall** 橈骨遠位端骨折の徒手整復後に手関節屈曲位のCotton-Lorder肢位に固定されているのをみることがあるが，この肢位はコンパートメント症候群を起こしやすいので注意を要する。

6 手の良肢位

肘関節 70° 屈曲位
手関節 30° 背屈位
MP 関節 30° 屈曲位
PIP 関節　軽度屈曲位

　手関節の伸展・屈曲拘縮，MP 関節の伸展拘縮，PIP 関節の屈曲拘縮，母指の内転拘縮を起こさないように，良肢位に留意して固定を行う．肘関節は従来，90°直角位が良性肢位と考えられてきたが，成人では肘部管症候群を起こす恐れがあるため，70°位程度の固定角度がよい[12]．

- intrinsic plus position の固定が必要な場合
    - ・手部におけるコンパートメント症候群
    - ・尺骨神経損傷
    - ・中手骨骨折や指節骨骨折の整復後
    - ・PIP 関節側側副靱帯損傷
    - ・PIP 関節の屈曲拘縮を伴ったデュプイトラン拘縮の手術後

　状態によっては，良肢位での固定が不良肢位の拘縮をもたらす結果となる場合がある．この場合は，MP 関節屈曲位，PIP 関節，DIP 関節伸展位の intrinsic plus position に固定（ただし短期間）する必要がある．

> **Pit Fall** 指節骨骨折の整復の際，指の回旋変形に注意する．正しい整復位に固定されないと，指の屈曲時に overlapping を起こす．

文 献

1) Spinner M：Kaplan's Functional and Surgical Anatomy of the Hand（3rd ed），pp 353-360, JB Lippincott Co, Philadelphia, London, Mexico City, New York, St. Louis, Sao Paulo & Sydney, 1984
2) Kleinert HE, Verdan C；Report of the committee on tendon injuries. J Hand Surg 8：794-798, 1983
3) Manske PR, Leskar PA；Palmar aponeurosis pulley. J Hand Surg 8：259-263, 1983
4) Ortiz JA, Berger RA；Compartment syndrome of the hand and wrist. Hand Clin 14：405-418, 1998
5) Winnie AP：腕神経叢ブロック．川島康男，佐藤信博共訳，pp117-188, 真興交易医書出版部，東京，1998
6) Kulenkampff D：Die Anästhsierung des Plexus brachialis. Zbl f Chir 38：1337-1347, 1911
7) Moore DC：Regional Block. pp221-242, Charles C Thomas Publisher, Springfield, 1967
8) Chiu DTW：Transthecal digital block；Flexer tendon sheath used for anesthetic infusion. J Hand Surg 15A：471-473, 1990
9) Steinberg MD, Block P；The use and abuse of epinephrine in local anesthesia. J Am Podiatr Assoc 61：341-343, 1967
10) Lalonde D, Bell M, Benoit P, et al：A multicenter prospective study of 3,110 cosecutive cases of elective epinephrine use in the fingers and hand；The Dalhousie project clinical phase. J Hand Surg 30A：1061-1067, 2005
11) 児島忠雄，木下行洋，栗原邦弘ほか；手関節外傷による手根管症候群．整形外科 27：1356-1359, 1967
12) 児島忠雄，栗原邦弘，長野哲也ほか；外傷ならびに肘関節屈曲位と肘部菅症候群．整形外科 31：1501-1503, 1980

Ⅲ．上肢・手の外傷

15. 上肢・手の挫滅創の一次処置
上肢・手の軟部組織損傷

1 挫滅創の病態

挫滅創とは，高エネルギー外力により生ずる皮膚・軟部組織の損傷である．全身の多発外傷を伴う場合や挫滅症候群を来たした場合，他科と連携した全身管理も必要となる．上肢・手の挫滅創では，神経・血管・筋腱・骨損傷を合併する場合が多く，さまざまな程度の機能障害を残しやすい．機能障害をできる限り抑えるために，一次処置は後の専門的治療に円滑に繋げるものでなければならない．

2 解剖

前腕以遠の解剖は複雑であり日頃より形態解剖に習熟しておく必要がある．一次処置において特に重要なのは，血管（橈骨，尺骨動脈）と神経（橈骨，正中，尺骨神経）であり，まず屈側に位置するそれらの走行を中心に記憶に留めておくことである（図1）．

上腕二頭筋 Biceps
上腕筋 Brachialis
橈骨動脈 Radial artery
上腕三頭筋 Triceps
腕橈骨筋 Brachio-radialis
円回内筋 Pronator teres
尺骨神経 Ulnar nerve
橈側手根屈筋 Flexor carpi radialis
上腕動脈 Brachial artery
正中神経 Median nerve
浅指屈筋 Flexor digitorum superficialis(=Sublimis)
円回内筋 Pronator teres
橈骨動脈 Radial artery
回外筋 Supinator
尺側手根屈筋 Flexor carpi ulnaris
長母指屈筋 Flexor pollicis longus
長掌筋 Palmaris longus
尺骨神経 Ulnar nerve
屈筋支帯 Flexor retinaculum
尺骨動脈 Ulnar artery
長母指屈筋 Flexor pollicis longus (synovial sheath(=Radial bursa) に囲まれている)
浅指屈筋 Flexor digitorum superficialis (=Sublimis)
短母指外転筋 Abductor pollicis brevis
正中神経 Median nerve
指屈筋の総腱鞘 Common flexor synovial sheath (=Ulnar bursa)
短母指屈筋 Flexor pollicis brevis
屈筋支帯 Flexor retinaculum
母指内転筋 Adducto pollicis
深指屈筋 Flexor digitorum profundus
小指外転筋 Abductor digiti minimi
指屈筋の総腱 Common flexor synovial sheath (=Ulnar bursa)
指の腱鞘 Digital synovial sheath
正中神経 Median nerve
浅指屈筋 Flexor digitorum superficialis (=Superficialis tendon)
深指屈筋 Flexor digitorum profundus (=Profundus tendon)

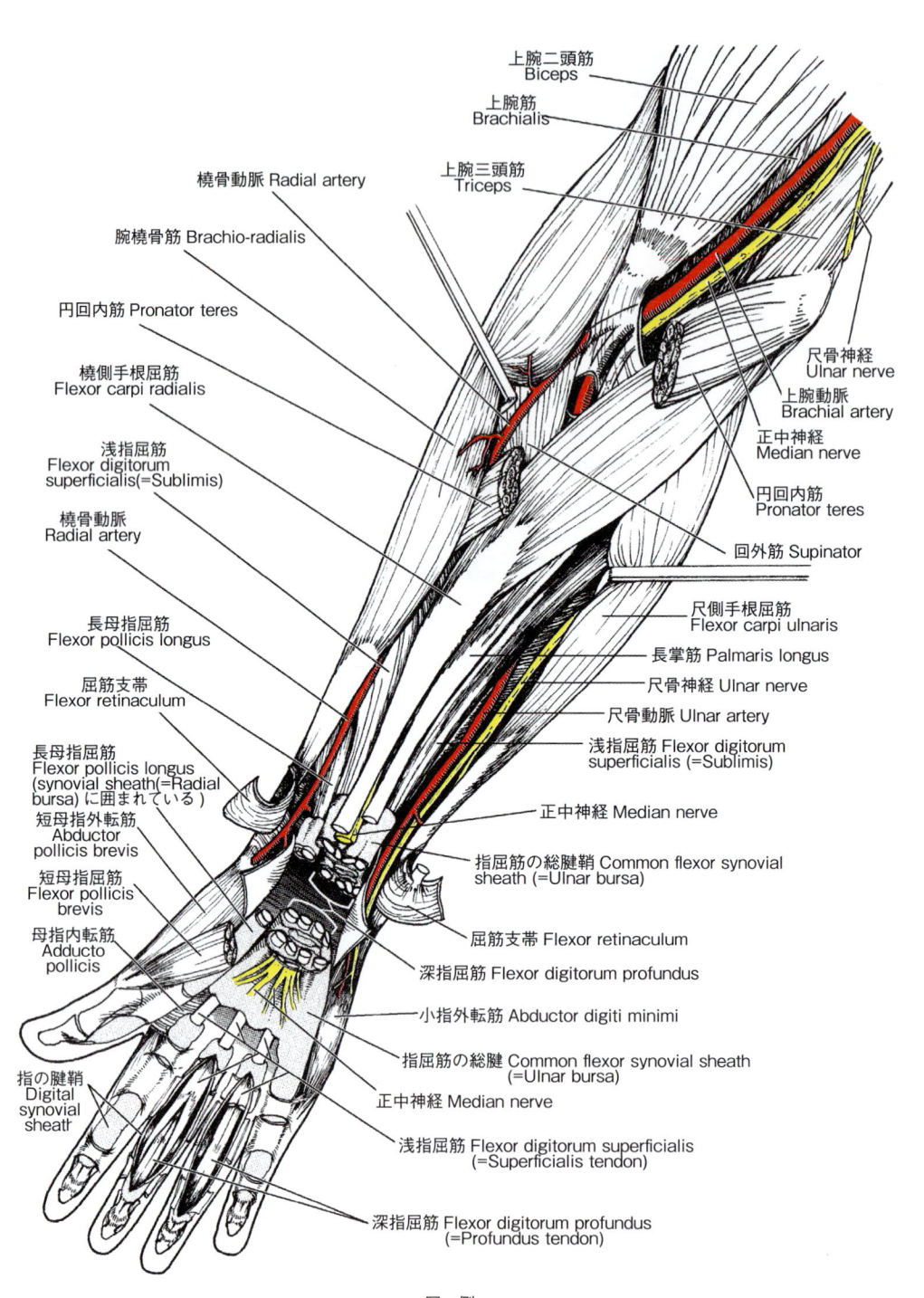

屈 側

図 1　前腕の解剖

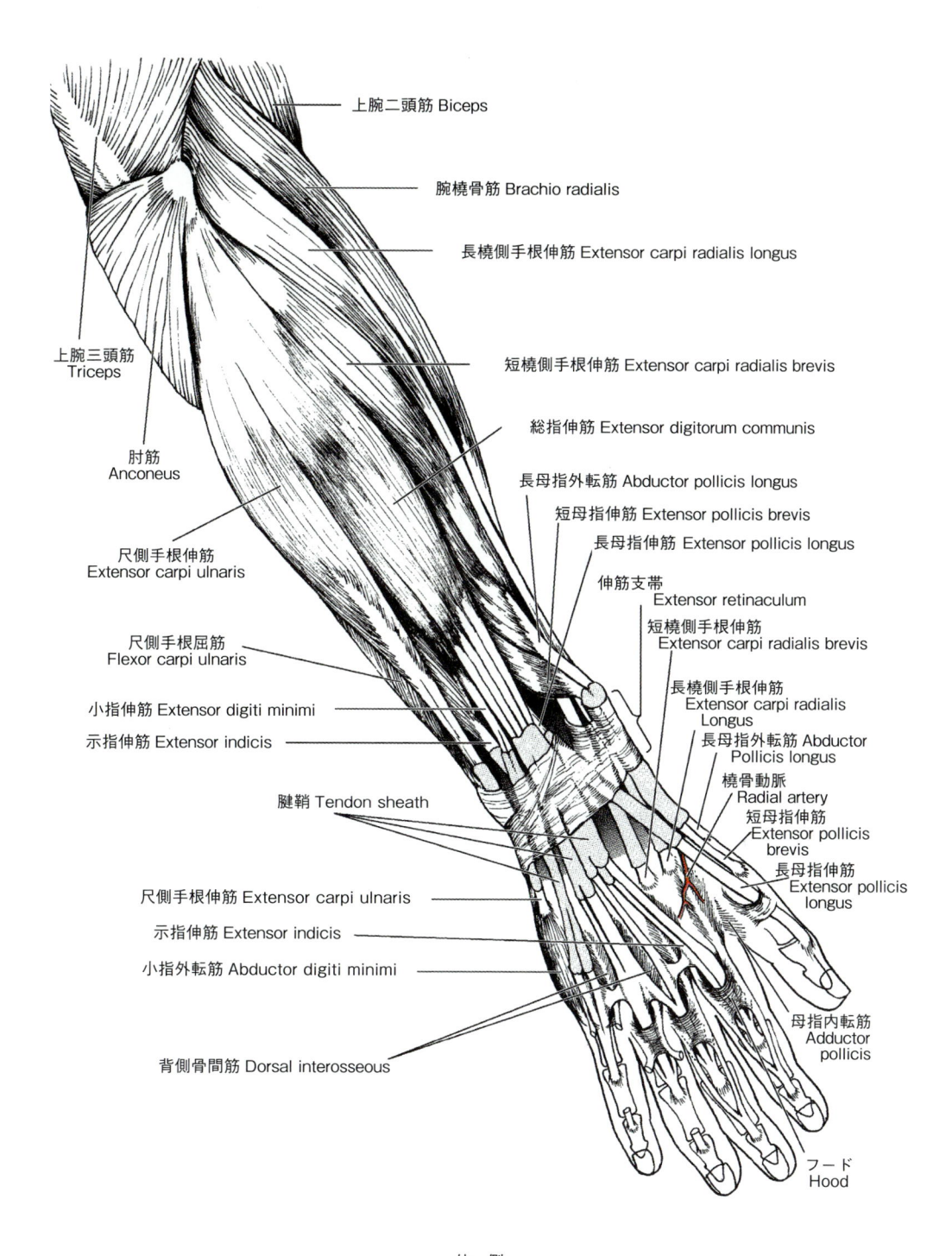

15. 上肢・手の挫滅創の一次処置　105

上腕二頭筋 Biceps
腕橈骨筋 Brachio radialis
長橈側手根伸筋 Extensor carpi radialis longus
上腕三頭筋 Triceps
短橈側手根伸筋 Extensor carpi radialis brevis
総指伸筋 Extensor digitorum communis
長母指外転筋 Abductor pollicis longus
肘筋 Anconeus
短母指伸筋 Extensor pollicis brevis
長母指伸筋 Extensor pollicis longus
尺側手根伸筋 Extensor carpi ulnaris
伸筋支帯 Extensor retinaculum
短橈側手根伸筋 Extensor carpi radialis brevis
尺側手根屈筋 Flexor carpi ulnaris
長橈側手根伸筋 Extensor carpi radialis Longus
小指伸筋 Extensor digiti minimi
長母指外転筋 Abductor Pollicis longus
示指伸筋 Extensor indicis
橈骨動脈 Radial artery
短母指伸筋 Extensor pollicis brevis
腱鞘 Tendon sheath
長母指伸筋 Extensor pollicis longus
尺側手根伸筋 Extensor carpi ulnaris
示指伸筋 Extensor indicis
小指外転筋 Abductor digiti minimi
母指内転筋 Adductor pollicis
背側骨間筋 Dorsal interosseous
フード Hood

伸　側

I 創傷処置総論

II 顔面外傷

III 上肢・手の外傷

IV 下肢・足の外傷

V 熱傷

VI 物理的損傷・化学損傷ほか

❸ 症状と他覚的所見

• 外傷部位末梢（手指）の血行・知覚・運動の確認

　前腕部で橈尺骨動脈がともに損傷しても前後骨間動脈の血行により遠位が完全阻血に陥ることはない。手関節以遠の完全阻血を呈していれば前後骨間動脈も損傷していることを意味する。上腕部の外傷に伴い手指運動が障害されていれば支配神経の損傷を意味する。前腕以遠での外傷に伴う手指運動障害は外在筋腱そのものの損傷が主体である。手指の知覚異常はどちらの場合も支配領域の神経の損傷を意味する（図2）。

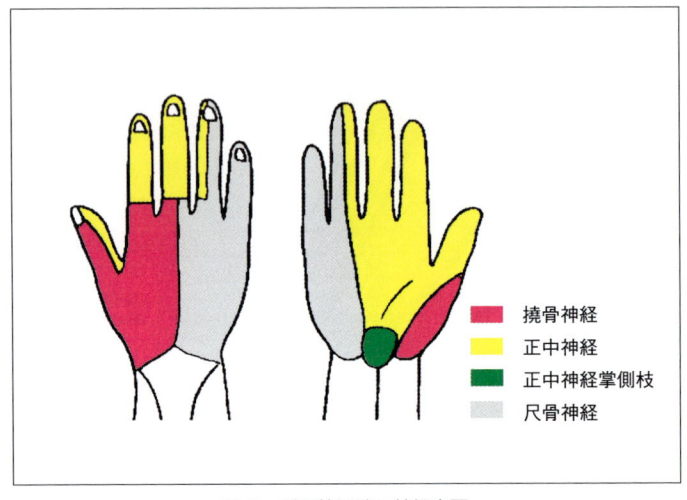

図2　手関節以遠の神経支配

❹ 検査

• 単純X線撮影

　可能な限り該当部位の2方向撮影を行う。骨折の有無の確認とともに，異物の埋入の有無を確認する。

> ⚠️ **Pit Fall**　前腕骨骨折の場合，橈骨頭の脱臼（Monteggia 骨折）や尺骨頭の脱臼（Galeazzi 骨折）を合併することがあるため，必ず肘関節，手関節もX線撮影を行う。

5 治療

1. 麻酔

　1時間程度の手術であれば斜角筋間ブロックや腋窩ブロック麻酔でも可能であるが，長時間の手術が予想される場合は全身麻酔とした方が無難である。

2. 治療の準備

　組織血行を確認する以外の時はターニケット加圧下に処置する。一般的に上腕ターニケット圧は200～300mgで1回の連続駆血時間は90分程度以内が望ましい。さらに駆血が必要な場合は10～20分の開放の後，再駆血する。

3. 一次処置の基本方針

- 創内の十分な洗浄と異物があれば摘出する
- 長管骨の骨折があれば創外固定で固定する：その場で創外固定が用意できないか，手技に不慣れな場合，整復位で上腕からのシーネ固定を行う。
- 肘関節・手関節・手根骨の脱臼は整復する
- 壊死に陥りそうな筋肉は切除する：筋断裂部断端より出血を認めるまで段階的に切除する。
- 腱はなるべく温存する
- 血管損傷は一次修復する：橈尺骨動脈いずれかのみの損傷でも状況が許せば再建する。また末梢にうっ血傾向を認める場合は皮静脈または伴走静脈を再建する。
- 神経損傷は鋭的切断でない限り確認のみで一次修復しない：神経切断端の挫滅程度は初期には判断が難しく，多くの場合二次的に新鮮化したのち，神経移植を必要とする。
- 壊死に陥りそうな皮膚は切除する：強引に閉創せず，緊張の強い部位，皮膚の不足した部位は人工真皮を用いる。

4. 術後

　患肢挙上を行い浮腫・腫脹の予防を行う。

> ⚠ **Pit Fall**　コンパートメント症候群が発症した場合は患肢挙上によって改善することはない。かえって阻血を悪化させる。

6 その他，注意すべきこと

●コンパートメント症候群

下肢に比べ頻度は低いが，前腕部・手部でも直達外力によりコンパートメント症候群を来たすことがある。

症状

著明な知覚障害

運動障害

腫脹

疼痛

区画内の筋の把握痛や他動伸展運動（passive stretch test）で強い痛み

診断

上肢内・外在筋の確実なコンパートメント内圧を測定し，30mmHg以上では減張切開を考慮する。経時的な自他覚症状の変化を捉えて判断する。末梢動脈拍動は末期まで触知されるため，除外診断の根拠にはならない。手部内在筋（骨間筋）のコンパートメント症候群では手指は intrinsic plus 変形を呈する（図3）。これらの所見は受傷からある程度の時間を経て出現するため，コンパートメント症候群に対する受傷後数日間の経時的な観察が必要である。

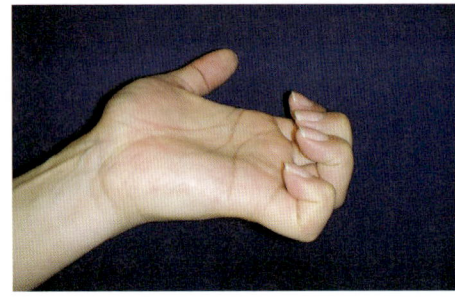

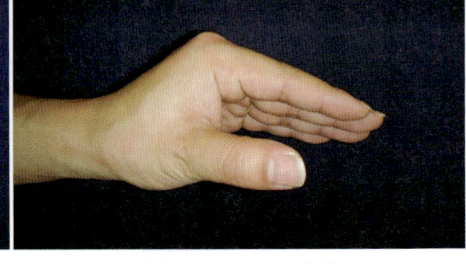

（a）intrinsic minus 変形　　　　　（b）intrinsic plus 変形
図3　intrinsic minus 変形と intrinsic plus 変形

治療

各コンパートメントの開放であるが，手部では背側より各掌背側骨間筋，橈尺側よりそれぞれ母指，小指球筋区画を開放する。前腕では屈側・背側の筋膜切開を行うが，多くの場合は掌側だけでこと足りる[1]。背側のコンパートメント開放時は前腕軸に沿った直線切開を用いて，なるべく背側の皮静脈を温存する（図4）。筋膜切開時，区画内減圧に伴って区画内の筋組織が膨隆・突出する。筋膜切開後の皮膚閉創はできるなら施行して構わない。同様な発生機序で手・手関節部の鈍的外力により手根管内または Guyon 管内の浮腫・出血を来たし手根管内圧の急激な上昇とともに手根管症候群，Guyon 管症候群を来

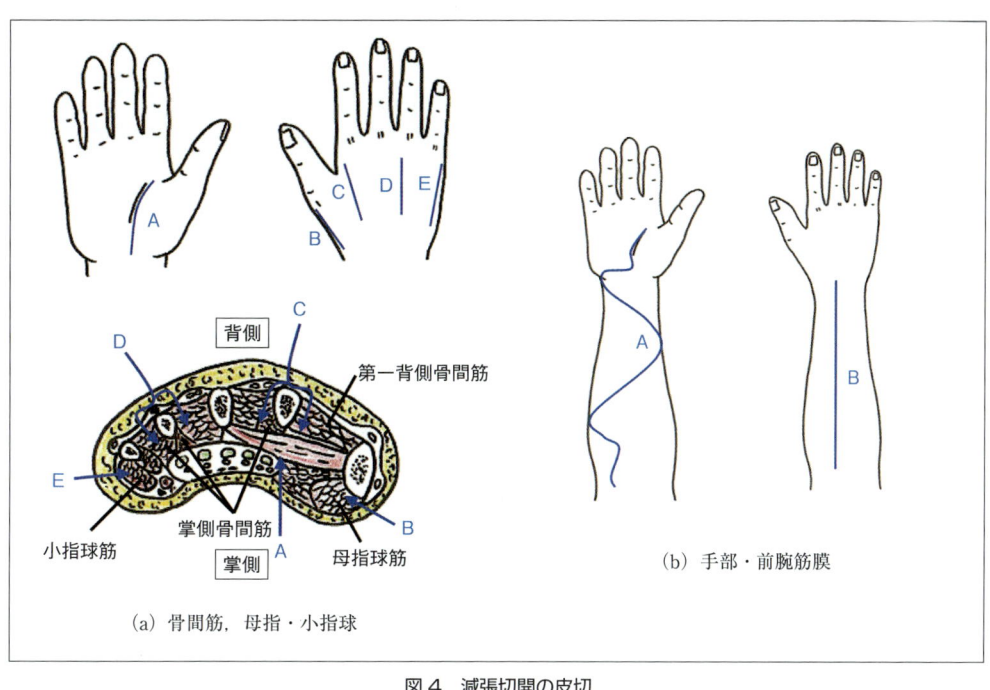

図4 減張切開の皮切
前腕屈側の皮切は手関節，肘窩の拘縮を予防する皮切であり，また露出した血管，神経を皮弁により被覆できる。さらに手根管，Guyon管前腕屈側のコンパートメントを開放でき，必要に応じて上腕へも延長できる。

たした場合は予防的手根管・Guyon管開放術を行う。外傷形態よりコンパートメント症候群，手根管症候群が予想される場合は予防的に開放術を行ってよい。

文　献

1) Spencer AR：Chapter 24 Fasciotomy；the treatment of compartment syndrome. Green's Hand Surgery (4th ed), Vol 1. edited by Green, Hotchkiss & Pederson, Churchill Livingstone, Philadelphia, Pennsylvania, 1999

16. 上肢・手の軟部組織損傷 デグロービング損傷

1 デグロービング損傷とは

多くは仕事中ローラー機械に巻き込まれ皮下の疎な結合織の層で皮膚がまるで手袋を脱ぐように剥脱される外傷である。指輪が原因となって生じる手指のデグロービング損傷をring avulsion injury という。

2 受傷機転と症状

●皮下の疎性結合織で剥脱される場合

皮静脈，皮神経などの表在性組織も剥脱皮膚とともに断裂し，受傷時圧挫の影響が強ければ，筋腱・骨損傷も伴う。機械に巻き込まれての受傷が多いため，創面は機械油や金属粉に汚染されていることが多い。手掌部の完全切断では動静脈還流どちらも障害されるが，不全デグロービング損傷では，手掌腱膜下に走行する手掌動脈弓や正中・尺骨神経などは損傷を受けず，背側の皮静脈・皮神経のみ損傷を受け，剥脱皮膚は静脈還流不全を起こしうっ血を呈していることが多い。

●Ring avulsion injury の場合

Urbaniak と Nissenbaum 分類を用いて評価する（表）。Ring avulsion injury に伴い指動脈の走行に沿って末梢側に生じる皮下出血斑を red line sign と呼び，高度な圧挫による組織障害の兆候である。このような場合は血行再建の適応はない。引き抜かれた動脈が部分的に細く引き伸ばされていたり，捻れていたりした場合，ribbon sign と呼び同様に血行再建の適応はない（図1）[1]。

表　Ring avulsion injury の分類

Urbaniak 分類		Nissenbaum 分類	
Class Ⅰ	血行が温存されている	Class Ⅰ	血行温存
Class Ⅱ	血行が障害されている	Class Ⅱ	血行障害あり
Class Ⅲ	完全に切断されている	ⅡA	動脈単独損傷
		ⅡB	骨・腱損傷を合併
		Class Ⅲ	完全切断

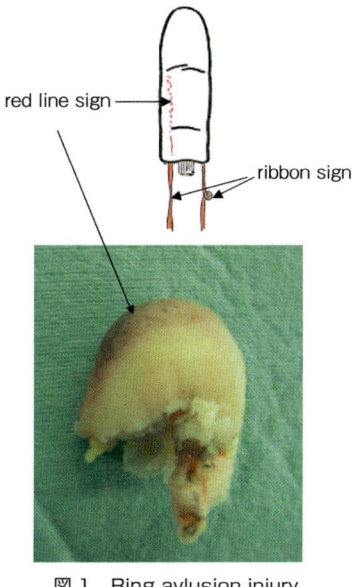

図 1　Ring avlusion injury

3 検査

- **単純 X 線撮影**

合併する骨折の有無を確認するとともに創内深くに入り込んだ異物片の有無を確認する。完全切断であれば切断組織も撮影する。

4 治療

早期に血行良好な組織で被覆し残存する手指運動機能を最大限温存することを目標とする。

1. 初期治療

①手術の準備：　　　　　各種バイタルサインのチェック，静脈確保，心電図，胸部単純 X 線撮影，血液検査を行う。
②抗生物質投与：　　　　広域スペクトルを有する抗生剤の投与を術前に行っておく。
③破傷風予防
④知覚・運動検査：　　　特に手関節以遠〜指尖に至る知覚検査，手指・手関節の自動運動可能か否かは必ず麻酔前に確認しておく。
⑤剥脱組織の血行の確認：剥脱皮膚の血色と剥脱皮膚創面からの出血の有無を確認しておく。

2. 初回手術（図2-a～c）

①麻酔： 腋窩ブロック，鎖骨上ブロックや静脈麻酔でも手術可能であるが，血行再建を必要とする場合長時間の手術が予想されるため，全身麻酔が望ましい。

②洗浄： 患者来院後1時間前後で手術室入室が行えるなら，初期治療室では創の確認のみとし創洗浄・ブラッシングは麻酔下，ターニケット装着下に手術室で行えば洗浄時の出血を抑えることができ，落ち着いて処置ができる。

③デブリードマン： 高度に圧挫された組織，洗浄・ブラッシングによって取り除けなかった汚染組織を切除する。

④腱縫合・骨折整復固定： 一般的な腱縫合法は別項を参照されたい。骨折の固定はキルシュナー鋼線と軟鋼線を用いて行う。

⑤血行再建・神経縫合： 腱損傷，骨折の処置が終了した後，顕微鏡下に縫合する。血管断端同士に距離があり直接縫合できない場合は同側肢健常部より適当な静脈を採取し静脈移植を加える。動脈損傷を伴うデグロービング組織に血行再建可能な動脈が見つからなかった際は，デグロービング組織の静脈に中枢動脈を吻合し，動静脈シャントを形成することで生着することもあり[2]試してみる価値はある。

⑥閉創： 部分的な皮膚欠損があれば人工真皮で被覆する。

⑦遠隔皮弁と遊離皮弁： デグロービング組織の挫滅がひどく利用できない，もしくは血行再建不可能な場合，皮弁による欠損部の被覆を行う。遊離皮弁は長時間の手術を必要とし患者が急患として来院した流れの中で行うには手術室側の調整や，医療スタッフの手配など種々の条件が解決されなければ難しい。遠隔皮弁は腹壁皮弁が適している。腹壁皮弁を作成する際，腹壁のいずれの場所に作成しても構わないが，上肢がリラックスし，かつ作成皮弁に無理な緊張がかからないように作成する。患者の体格，欠損の部位により症例ごとに判断する。

⑧抗血栓療法： 適応： 血行再建施行後の血栓予防に用いる。
薬剤の選択：損傷組織の挫滅程度により下記の薬剤を単独，もしくは併用して投与する。
プロスタグランディンE1：80～120/日
ウロキナーゼ：12～24万単位/日
ヘパリン ：5,000～10,000単位/日

これらを補液に混注し5〜7日間継続投与する。ウロキナーゼ，ヘパリン投与時は必ずファモチジンも投与しストレス侵襲に伴う上部消化管出血の予防を行う。

⑨術後： 血管吻合施行した場合は患肢挙上のうえ5〜7日間はベッド上安静とする。遠隔皮弁を用いた場合，肋骨骨折治療用のチェストバンド，三角巾，布テープを用いて患肢全体を固定し，うまく固定できれば患者の歩行は許可する。術後はできる限り早期に運動再開し拘縮を予防する。単指の ring avulsion injury の際，健常指は早期より積極的に運動を励行する。

> **Pit Fall**
> デブリードマンの際，損傷した主要血管，神経は慎重に温存し，マーキングをしておく。損傷した血管は後の血行再建を行うため，結紮することなく，血管クリップではさみ止血しておく。

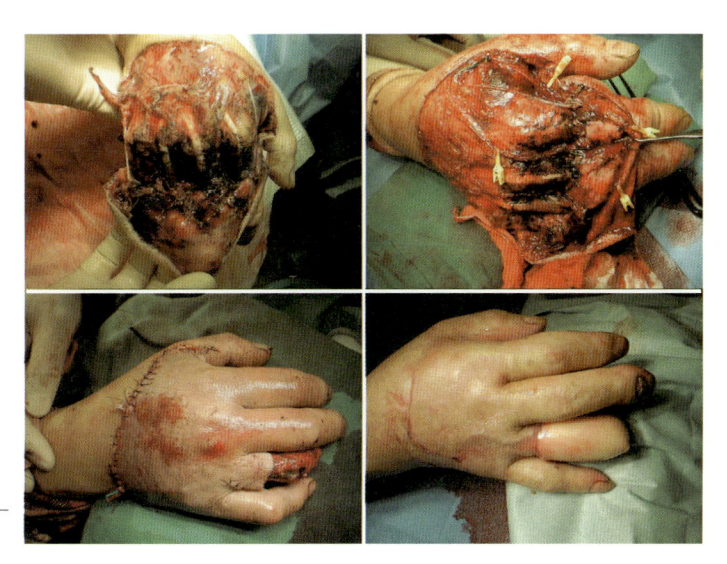

a	b
c	d

(a) 受傷直後に初回手術を行った。手背では皮静脈断裂，小指伸筋腱の断裂を認めた。手掌側の損傷は比較的軽く，環指以外の動脈は温存されていた。
(b) 断裂した手背部の静脈を同定し顕微鏡下に吻合した。
(c) 初回手術直後。環指は一時的に人工真皮で被覆した。
(d) 右環指は Nissenbaum 分類 Class IIB 損傷を認めた。環指に対し，腹壁皮弁で再建した。腹壁皮弁切断後の状態である。

図2 症例：55歳，男性，右手デグロービング損傷
仕事中，機械に右手を巻き込まれて受傷した。

3. 追加ならびに二次修正手術（図2-d）

初回手術で腹壁皮弁を用いた場合は約2週間で切断する

　皮弁が大きく，移植床からの皮弁血流が十分でないと判断される場合，切断前に皮弁茎部を腸鉗子でクランプし皮弁血色の変化をみる。1日の駆血時間は徐々に延長し，1時間程度の駆血で皮弁に問題なければ分離可能と判断する。初回手術時に人工真皮で一時的に被覆した創や，壊死に至った組織を切除し，植皮や有茎・遊離皮弁移植を用いて完全な被覆を行う。こちらも初回手術より2週間前後に行う。

> ⚠ Pit Fall　静脈還流不全を呈している場合，医療用ヒルによる瀉血治療を用いることもある。ヒルの腸内常在菌である Aeromonas hydrophilia は医療用ヒルにも存在する[3]。ヒル使用時は感染症を予防するため術後に第1世代セフェム系薬剤（CEZ）を投与する

文　献

1) 川西弘一，稲田有史：Degloving injury の処置．救急医学 24：1451-1461, 2000
2) Chen KT, Chen YC, Mardini S, et al：Salvage of an avulsion amputated thumb at the interphalangeal joint level using afferent arteriovenous shunting. Br J Plast Surg 58：869-872, 2005
3) 藤田忠義，原賀勇壮，白武晴久ほか：医療用ヒルの細菌学的検討．日本マイクロ会誌 18：162, 2005

III. 上肢・手の外傷

17. 上肢・手の軟部組織損傷
爪を含む指尖損傷

1 指尖損傷とは

爪を含む指尖損傷は日常診療で最もよく遭遇する外傷である．その損傷の程度はさまざまで，単なる爪下血腫から爪根部の脱臼，末節骨骨折，指尖切断にいたるまで異なった病態を示し，それぞれに適した処置が必要となる．

2 解剖

正常な爪の発育・再生には，爪床と爪母が損傷されていないことが必要である．

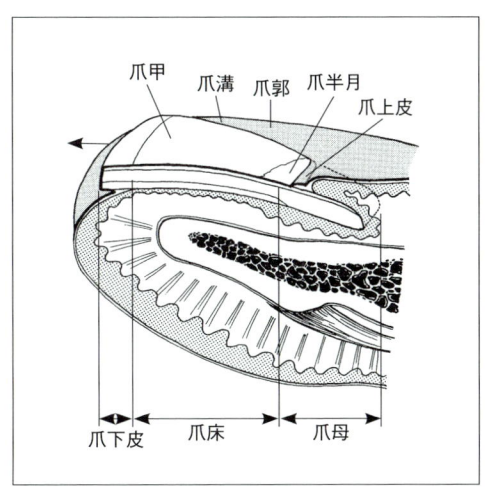

図1　解剖

3 損傷別病態と処置・手技

1. 爪下血腫

- 爪下に血腫がある場合は末節骨に骨折があることが多いので，まず単純X線撮影で骨折の有無を確認する

　　骨折があり，さらに転位がある場合には整復し鋼線固定を行う．

- 爪下血腫は取り除く

　　爪床の下には豊富な知覚神経終末があり，爪下の血腫に圧迫されると激しく痛み，爪の変形を起こす．最も簡便な方法はクリップの先端をライターの火で熱して血腫上の爪甲にあてる方法で，孔を開けると血腫は吹き出るように排出され，これにより疼痛は劇的に消失する[1]．ただし，この方法が有効なのは受傷後3日くらいまでである．

2. 爪根脱臼

爪甲の根部が後爪郭の上へかぶさるようにして脱臼する状態

末節骨の掌側転位骨折を合併していることが多いが，爪根脱臼を整復することにより多くは末節骨骨折も整復される。必要ならば整復した骨折部を1.0mm径程度の鋼線を刺入して固定し，爪床自体が裂けているようであれば細い吸収糸（6-0 PDS sutureなど）で縫合しておく。整復した爪甲と後爪郭の間に5-0ナイロン糸でマットレス縫合を行い，丸めたガーゼかソフラチュールを用いて枕縫合を行う（Schiller法）**(図2)** [2]。骨折がある場合はギプスシーネをあてておく。

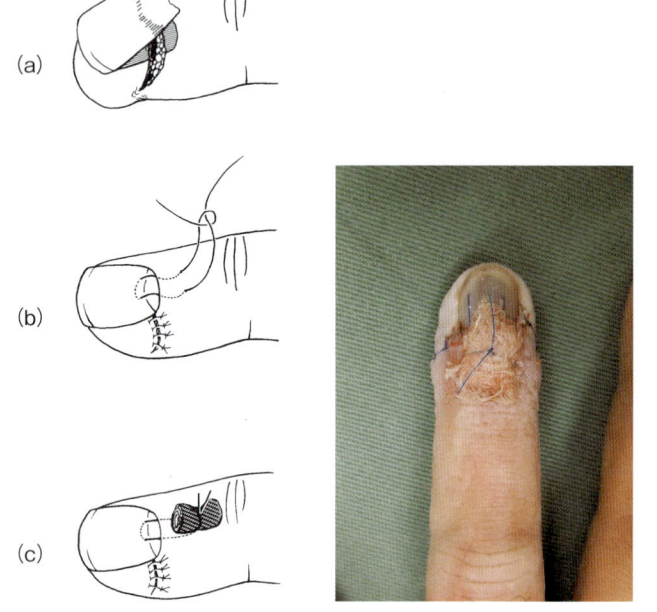

(a～c) 爪根部の脱臼は末節骨の掌側転位を伴うことが多いが，多くは爪根を整復することにより整復される。Schiller法では爪甲と後爪郭の間に水平マットレス縫合をかけて枕縫合で固定する。

(d) Schiller法の状態

図2 Schiller法の実際

3. 爪床の縫合と欠損に対する処置

- 爪床は細い吸収糸で丁寧に合わせて縫合する：爪床に欠損がある場合は，その欠損部と大きさによって処置が異なる。
- 爪床の中央に欠損があり周囲に爪床が残っている場合：人工真皮（ペルナック®，テルダーミス®など）を貼布しておくことで爪床は上皮化する。

- 爪床欠損が半分以上あったり，欠損部が爪床末梢などの辺縁に偏っている場合：別の指からの爪床移植が有効である．通常は足母趾の爪床から分層で採取し，移植する[3]（図3）．

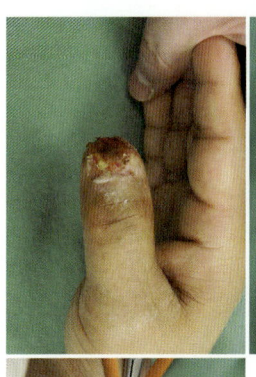

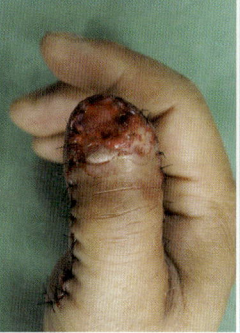

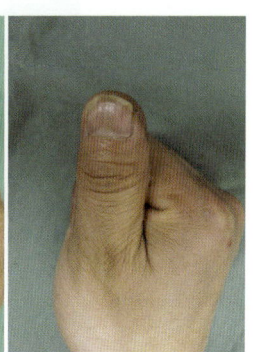

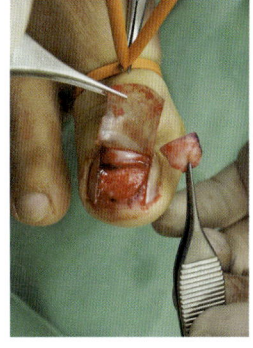

(a) 母指指尖損傷例．爪床の末梢半分が欠損している．
(b) 足母趾で爪を末梢から剥がして爪床から必要量をNo.11メスで分層で採取する．爪床下の脂肪層が完全に露出してしまわなければ，爪床中央部からなら，やや厚めに採取しても問題ない．
(c) 爪床を移植した状態．タイオーバー固定を行った．掌側は前進皮弁で再建した．爪は戻してテープ固定しておく．副木は必要ない．翌日からの歩行を許可する．
(d) 6カ月後の状態．爪は良好に再生している．

図3　爪床移植の実際

4. 指尖部切断―血管吻合・神経縫合を行う場合

- 再接着できるかどうかを判断する

完全切断例あるいは「真の不全切断（一部の組織の連続性はあるが血行は断絶している）」の場合，マイクロサージャリーの機材の発達により指動脈の distal palmar arch より末梢でも再接着は可能となってきた．動脈吻合部が指動脈の distal palmar arch 部分で指中央部で行う場合は動脈のみの吻合でうっ血することなく生着することが多い．一方，血管吻合部が側方にある場合は動脈だけでなく静脈吻合も必要で，静脈吻合ができなければ医用ヒルを使用するか，あるいは何らかの静脈性ドレナージが必要となる[4]（図4）．

- 皮膚・皮下組織の一部に連続性があれば，静脈再建は必要ない

動脈と神経を再建するだけでよい．

a	b
c	d

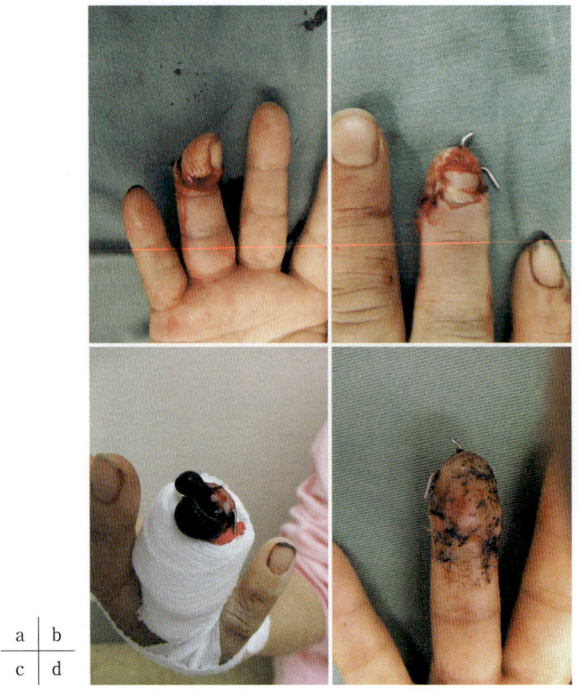

(a) 脱水機による真の不全切断例。屈筋腱だけで連続している。
(b) 指動脈の最も末梢の部分で動脈吻合はできたが，静脈吻合はできなかったため，爪の一部を切除して爪床を露出し，容易に瀉血できるようにした。
(c) 術後に1日2回，医用ヒルを爪床部に付着させて瀉血した。
(d) 再接着後10日。生着した。

図4　爪部での真の不全切断例

5. 爪部切断―血管吻合不能例

　切断された組織が利用できない症例で，特に小児例においては指尖の軟部組織の小欠損はアルミホイルやフィルムを用いた保存療法を行ってもよい。
　切断指が利用でき，血管吻合が不可能な場合，おもに次の2つの方法が用いられる。

●Graft on flap 法

　指の掌側面は指島状皮弁で再建して，その上に切断指の爪床・骨部分だけを composite graft として移植する方法[5)6)] (**図5**)。指島状皮弁には掌側前進皮弁，oblique triangular flap あるいは逆行性指動脈皮弁が使いやすい。この方法では爪床部分の接着面積が大きく，従来の方法と比べて生着率が高い。

●氷水冷却法

　指島状皮弁が挙上できない小児例や composite graft が生着しやすい clean cut 例で有

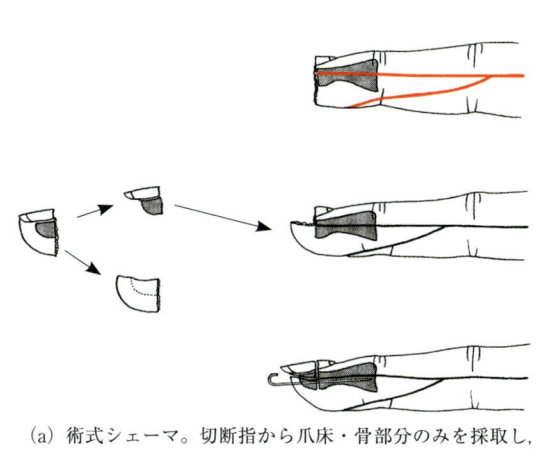

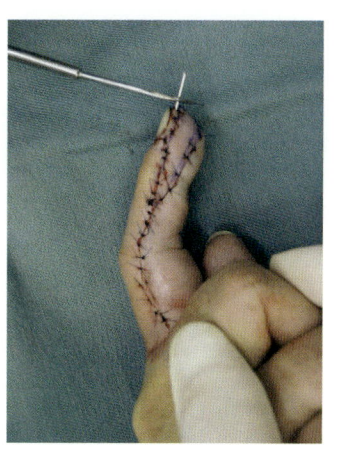

(a) 術式シェーマ。切断指から爪床・骨部分のみを採取し、掌側面を再建した指動脈皮弁の上に composite graft として移植する。

(b) 皮弁上に切断指から採取した爪床・骨部分のみを移植した術直後の状態。

図5　Graft on flap の実際

用である。Composite graft が生着しにくい理由の一つに、新生血管ができる前の組織の変性があると考えられる。氷水冷却法は composite graft 後の指尖部を氷水で10℃程度に冷却して組織の変性を防ぎ、新生血管の増生を待つという考え方に立脚している。具体的には composite graft 後の指全体をアルミホイルに包んで氷水で3日間冷却して、同時にプロスタグランディン E_1（毎日40〜60μg を3日間）の静脈内注入を行う[7]（図6）。

> **Pit Fall**　これらの方法での注意点は、composite graft した爪床が乾燥しないように軟膏塗布を続けることと、痂皮化した composite graft 部分を術後2週間は切除しないように保存的に観察することである。

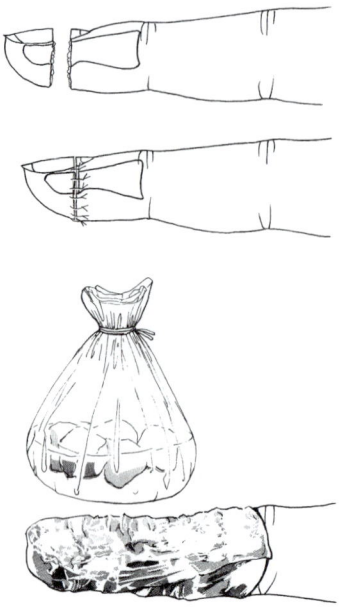

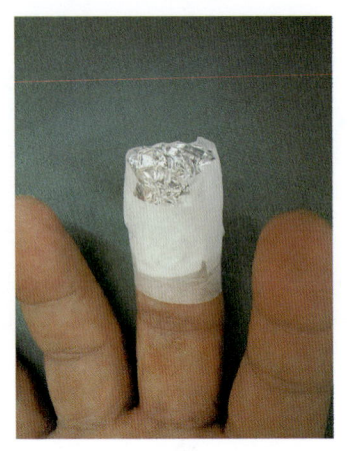

(a) 氷水冷却法のシェーマ　　(b) Composite graft を施行。ガーゼなどでくるまず指尖全体を直接アルミホイルで包み，氷水を入れたビニール袋で3日間冷却する。

図6　氷水冷却法の実際

文　献

1) 児島忠雄, 方晃賢：指尖部損傷. MB Orthop 23：1-12, 1990
2) Schiller C：Nail replacement in finger tip injuries. Plast Reconstr Surg 19：521-530, 1957
3) Shepard GH：Treatment of nail bed avulsions with split-thickness nail bed grafts. J Hand Surg 8：49-54, 1983
4) Hirase Y：Salvage of fingertip amputated at nail level；New surgical principle and treatments. Ann Plast Surg 38：151-157, 1997
5) 松井瑞子, 若松信吾, 前田華郎ほか：指知覚皮弁と爪移植による指尖部切断の再建. 日手会誌 12：597-600, 1995
6) 平瀬雄一, 児島忠雄, 福本恵三ほか：新しい再接着；指尖部爪切断に対する graft on flap 法の実際. 日手会誌 20：501-504, 2003
7) Hirase Y：Postoperative cooling enhances composite graft survival in nasal-alar and fingertip reconstruction. Br J Plast Surg 46：707-711, 1993

18. 上肢・手の軟部組織損傷 有茎皮弁による再建

1 再建に使用する皮弁の選択の原則

- 類似した組織で再建する
- それを念頭に置いて,
  　局所皮弁 → 同一指からの島状皮弁 → 他指からの島状皮弁 → 区域皮弁 → 遠隔皮弁
  　→ 遊離皮弁　　の順で検討の幅を拡げる
- 整容面での配慮を忘れない：常に露出して使用するという特殊性がある
- 局所皮弁：皮膚欠損部の隣接部位から作成でき，手技的には簡便であるものの，瘢痕がある場合や組織欠損が大きい場合は利用しにくい。
- 区域皮弁：指交差皮弁や母指球皮弁，遠隔皮弁である腹壁皮弁は皮弁切離のために二期的手術となる欠点がある。
- 血管柄付遊離皮弁：手技的には煩雑で熟練した術者でなければ安定した結果が得られない。
- 知覚：知覚皮弁とすることが望ましいが，類似した組織で置換できるならば，知覚皮弁でなくとも知覚の再獲得が期待できる場合もある。
- 皮弁採取部の選択：再建部位と皮弁の texture match，皮弁血行の安定度，採取部の犠牲，知覚再建の必要性，手技的困難度などを考慮する。
- デザインや手術法の選択：適切でないと，術後の関節拘縮や瘢痕拘縮の原因となる

2 手部の再建

- 有茎皮弁で手部の大きな皮膚欠損を再建するには，同一手からは逆行性橈側前腕皮弁（島状皮弁），逆行性後骨間皮弁（島状皮弁）が代表的であり，遠隔皮弁では腹壁有茎皮弁が利用しやすい

●逆行性橈側前腕皮弁

　前腕に創瘢痕が残り，橈骨動脈が犠牲になるという欠点はあるものの，安定した結果が得られ，特に手背の再建には薄くて有用である。この際，従来は手関節末梢がピボットポイントであったが，血管茎を末梢に剥離し，皮弁自体を第1コンパートメント下を通すことによりピボットポイントを第1指間に移動させることができる。これにより，橈側前腕皮弁で指末梢まで被覆することも可能となる[1]（図1）。

a	b
c	d

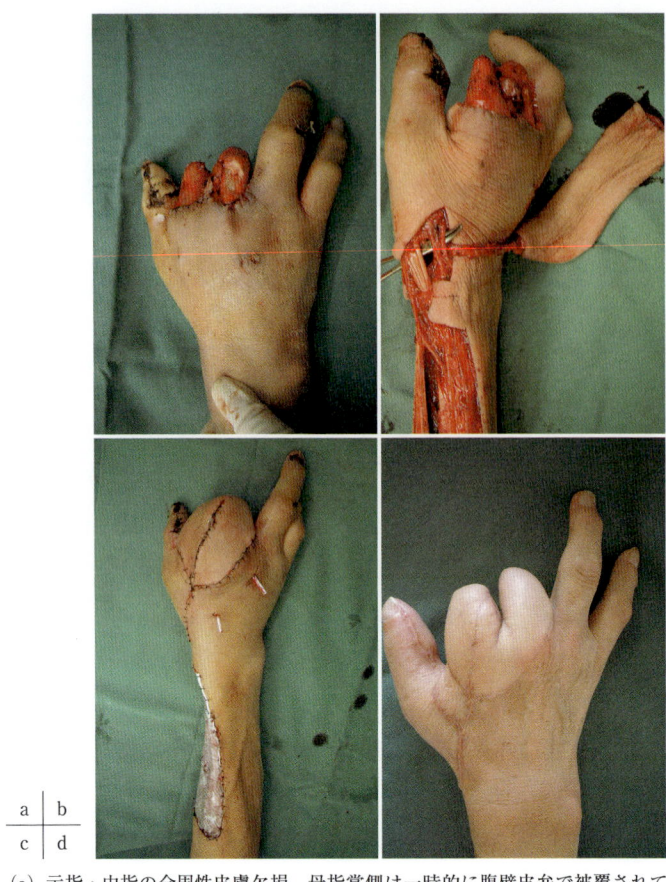

(a) 示指・中指の全周性皮膚欠損。母指掌側は一時的に腹壁皮弁で被覆されている。
(b) 橈側前腕皮弁を逆行性に挙上し，第1コンパートメント下を剥離して皮弁を通す。ピボットポイントは第1指間背側に移行した。
(c) 皮弁移行時の状態。示指・中指は一時的に合指状態とする。この症例では皮弁採取部はいったん人工真皮で被覆した後，二次的に皮膚移植を行った。
(d) 術後9カ月。指間は分離し，母指には hemi pulp flap を移行した。

図1 逆行性橈側前腕皮弁による degloving injury の再建

●逆行性後骨間皮弁

主要動脈が犠牲にならないという利点はあるものの，逆行性皮弁とした場合，血行が安定しない欠点がある。その時は遊離皮弁に切り替えて順行性血行で移植する[2]。

●遠隔皮弁

大きな皮膚欠損部を被う遠隔皮弁は腹壁皮弁が利用しやすい

手部の大きな皮膚欠損部を被う遠隔皮弁としては腹壁皮弁と鼠径皮弁があるが，薄くトリミングできる利点ゆえに腹壁皮弁の方が利用しやすい。特に Shaw が1946年に発表した tubed abdominal flap は皮弁作成における自由度が高く，薄く thinning することもでき，bulky になりがちな鼠径皮弁よりも応用しやすい[3]。

Tubed abdominal flap の手術法

①皮弁の血管茎となる浅腹壁動静脈は鼡径靱帯の前面ほぼ中央を通り，上行する。したがって，皮弁は鼡径靱帯中央に作成すればよい。Tube にするには幅 7〜8cm，長さ 15〜20cm ぐらいの大きさが必要である。

②皮弁は外腹斜筋筋膜上で剥離する。

③皮弁採取部は多くは一時的に閉創できる。

④手に植皮する部分は真皮下血管網が残るところまで薄くしてよいが，皮弁基部の筒状となる部分は浅腹壁動静脈を傷つけない程度に薄くする。

⑤皮弁基部を筒状に縫合し創部の露出面を残さないようにする。

⑥皮弁の切り離しは 2〜3 週で行う。縫合部に緊張がかからないように緩く縫合する。

⑦指欠損などで将来，足趾移植を行う予定がある場合や，手部に十分な組織の移植が必要な場合は移植床での吻合血管を温存するため腹壁有茎皮弁でいったん被覆しておくのが有用である。

> **Pit Fall** 逆行性橈側前腕皮弁では静脈弁のために術後にうっ血となる場合がある。それを防ぐには皮弁挙上時に皮弁内の皮下静脈を確保しておき，移行した部位で移植床の皮下静脈と追加吻合しておくと術後のうっ血トラブルを回避できる。

3 指中節部・基節部の再建

腱・骨の露出を伴う指中節・基節部掌側の小さい皮膚欠損は V-Y 前進皮弁で，背側は transposed flap で被覆できる

局所皮弁で被覆できないような大きさの皮膚欠損では掌側・背側とも区域皮弁として島状皮弁を選択する。

隣接指からの指動脈皮弁（Rose flap）[4]（図 2）

手背からの逆行性背側中手骨動脈皮弁[5]（図 3） が有用である。

> **Pit Fall** 隣接指からの指動脈皮弁は指動脈神経茎から，指神経だけを剥離して温存し，指動脈周囲の脂肪組織を付着させて挙上する。逆行性背側中手骨間皮弁は第 1 背側中手骨動脈が存在しないことがあり，第 2〜4 指間で皮弁を作成する。

(a) 再接着後の指基部の皮膚欠損　(b) Rose flap の挙上　(c) 皮弁移行後の状態。皮弁採取部には全層植皮を行った。

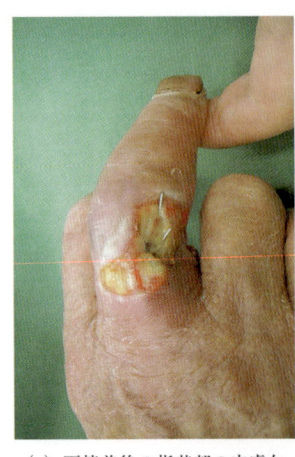

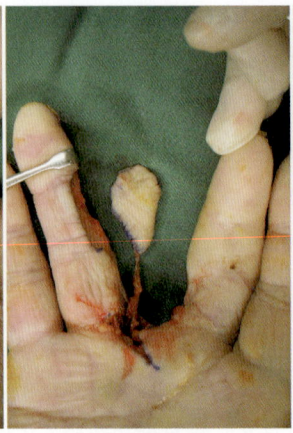

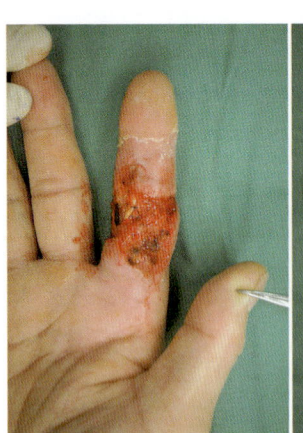

図2　Rose flap 応用例

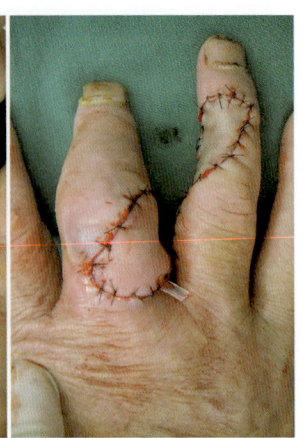

(a) 再接着後の示指基部皮膚欠損　(b) 逆行性中手骨間皮弁のデザイン　(c) 皮弁挙上後，中手骨動脈の中枢部を切断して逆行性皮弁とした。皮弁移行後の状態。

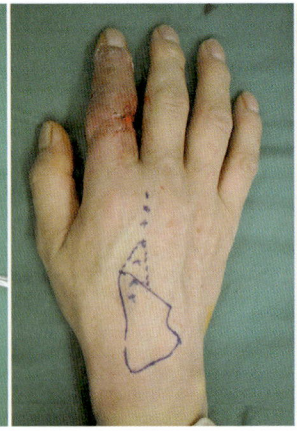

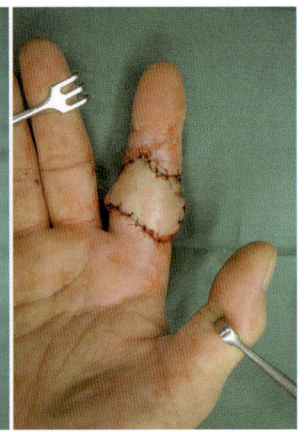

図3　逆行性中手骨間皮弁応用例

4 指尖部の再建

　指尖の知覚は重要な機能であり，知覚再建に留意した皮弁が選択されねばならない。したがって，区域皮弁に属する指交差皮弁を行う際にも皮弁内に指神経背側枝を含めて知覚皮弁にする必要がある。しかし，指尖には十分な組織量を持つ皮弁が望ましく，指交差皮弁が第1選択となることは少ない。

　局所皮弁としては，Heuston flap，Tranquilli-Leali 法，Kutler 法，皮下茎皮弁による

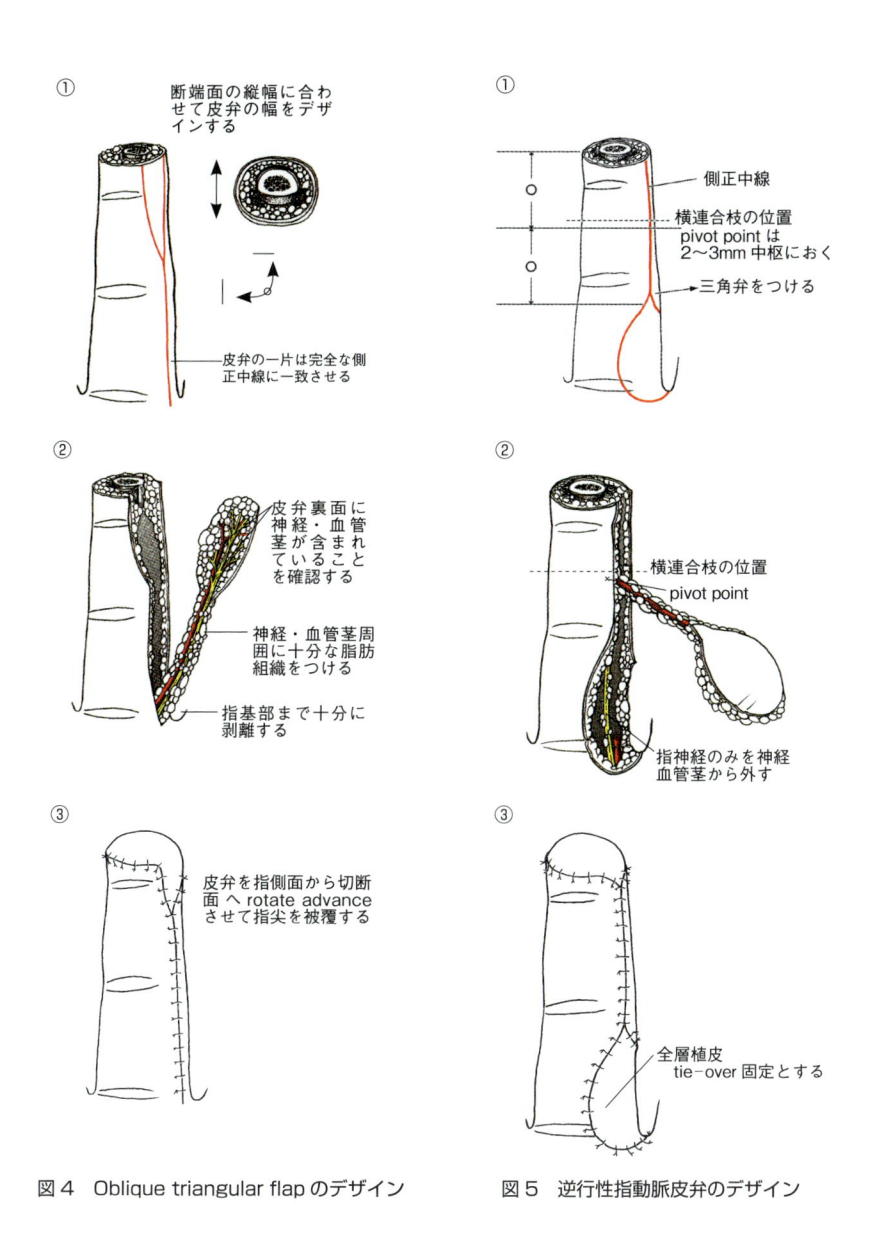

図4　Oblique triangular flap のデザイン　　図5　逆行性指動脈皮弁のデザイン

V-Y前進皮弁などがある．しかし，十分に指神経血管茎を剥離しないと術後に指尖の知覚過敏を引き起こしやすく，神経血管茎付きのV-Y前進皮弁（Oblique triangular flap[6]）**（図4）**や掌側前進皮弁（Volar advancement flap[7]），あるいは逆行性指動脈皮弁[8]**（図5）**を選択する方がよい．

　逆行性指動脈皮弁のピボットポイントは中節部中央の横連合枝に合わせずに，2～3mm中枢に置くと血管茎に緊張がかからずに術後の血行トラブルのリスクを減少できる．

> ⚠ **Pit Fall** Oblique triangular flap の一辺は完全な指側正中線に一致させる。皮切が指の皮線に直交すると術後の瘢痕拘縮を引き起こす。皮弁の幅は指断端面の横幅に合わせるのではなく，縦幅に合わせて，皮弁を回転させるように前進させて被覆する。単純に掌側を前進させるだけでは指神経の断端が指尖に位置し，後に指尖部の圧痛を残す原因となる。

> ⚠ **Pit Fall** 指動脈島状皮弁移行後は血管茎に緊張がかからないように PIP 関節をやや屈曲位に副子固定するが，術後 10 日頃からは PIP 関節を伸展させないと関節拘縮を起こす。拘縮傾向がある症例では PIP 関節伸展装具を装着させるとよい。

文 献

1) 平瀬雄一，山口利仁：Degloving injury の再建．四肢の形成外科　最近の進歩（第 2 版），児島忠雄編，pp134-144，克誠堂出版，東京，2005
2) Shibata M, Iwabuchi Y, Kubota S, et al：Comparison of free and reversed pedicled posterior interosseous cutaneous flaps. Plast Reconstr Surg 99：791-802, 1997
3) 児島忠雄，栗原邦弘，浜弘毅ほか：手への one stage tubed abdominal flap の応用．形成外科 16：300-312, 1973
4) Rose EH：Local arterialised island flap coverage of difficult hand defects preserving donor digit sensibility. Plast Reconstr Surg 72：848-857, 1982
5) Dautel G, Merle M：Direct and reverse dorsal metacarpal flaps. Br J Plast Surg 45：123-130, 1992
6) Venkataswami R, Subramanian N：Oblique triangular flap：A new method of repair for oblique amputations of the fingertip and thumb. Plast Reconstr Surg 66：296-300, 1980
7) Bang H, Kojima T, Hayashi H：Palmar advancement flap with V-Y closure for thumb tip injuries. J Hand Surg 17A：933-934, 1992
8) Kojima T, Tsuchida Y, Hirase Y, et al：Reverse vascular pedicle digital island flap. Br J Plast Surg 43：290-295, 1990

19. 遊離皮弁による再建

上肢・手の軟部組織損傷

1 マイクロサージャリーに適した時期

- **まず伝達麻酔下に洗浄とデブリードマンを施行する**

　　血管柄付遊離皮弁移行術は比較的長い手術時間と多くは全身麻酔を必要とする。したがって、搬入された直後に行うことは難しいし、十分な説明と理解が得られないまま行う手術ではない。多くの外傷例は少なからず、汚染と挫滅を伴うので、まずは伝達麻酔下に十分な洗浄とデブリードマンを施行する。

- **一時的な創閉鎖・被覆として、腹壁皮膚の利用を考える**

　　患者の十分な理解や遊離組織移植手術の準備には時間が必要であれば tissue banking として、あるいは二次的に足趾移植などの遊離組織移植のため、移植床の吻合血管を温存したい時などには有茎腹壁皮弁による一時的な創閉鎖・被覆（前章「有茎皮弁による外傷再建」を参照）を考える。

- **創部の感染が収まらない場合**

　　デブリードマンを繰り返して壊死・感染部位の除去のめどが立ってから遊離組織移植を計画する。

2 移植床での吻合血管の選択

- **最も使いやすい吻合血管は snuff box 内での橈骨動脈背側枝・伴走静脈さらに皮下静脈である**
- 手背・手掌・第1指間あるいは母指再建にはこの部位で吻合する。
- 母指を除く指の再建で short pedicle による足趾移行を行う場合は、固有掌側指動脈（digital artery）か総掌側指動脈（common digital artery）を選択する。総掌側指動脈を使用する場合は隣接指の対側固有指動脈からの血行が温存されていなければならない。

> **Pit Fall**　固有指動脈が存在していても十分な血行があるとは限らない。攣縮や周囲の瘢痕のために十分な血行がない場合もある。その場合の判定は吻合部位で動脈を切断し、吹き出るような血流があることを確認し、クリップで止めておく。クリップをはずした時に吹き出るような血流がないと吻合血管としては適当でない。逆に十分な血流があれば血管径は細くても問題ない。

3 手背の再建

- 手背の広範囲の皮膚欠損の再建に最も適しているのは有茎の逆行性橈側前腕皮弁かthinningした腹壁皮弁である

　何らかの理由で橈側前腕皮弁や腹壁皮弁が使用できない場合（たとえば，手掌の動脈弓の形成が悪く尺骨動脈からの十分な血流がない，前腕に目立つ瘢痕を作りたくない，腹部に手術瘢痕があるなど）で，腱の露出を伴う場合は比較的薄い皮弁を検討することとなる。薄いということから適応が多いのは側頭筋膜皮弁である[1)2)]（**図1**）。

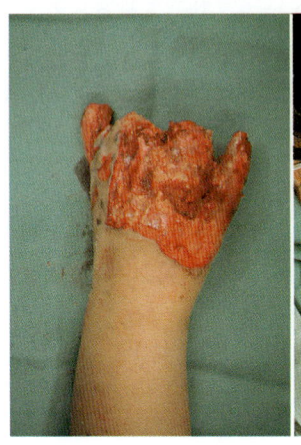

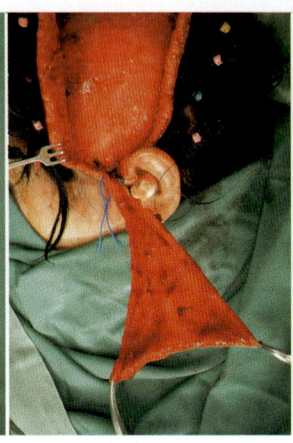

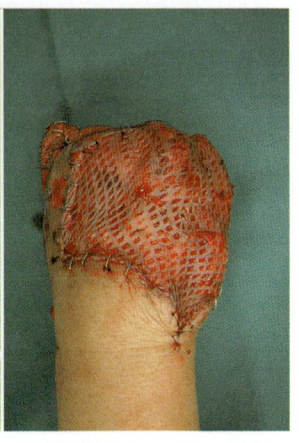

(a) 右手の高度挫滅切断例。手背部に広範な皮膚欠損があり腱が露出している。

(b) 側頭筋膜弁を挙上した状態。

(c) 側頭筋膜弁を手背に移行した状態。浅側頭動静脈をsnuff boxで橈骨動脈背側枝・伴走静脈に吻合したのち，皮弁上に分層網状植皮を行った。

図1　側頭筋膜例

- 側頭部の解剖に不慣れであったり，患者の理解が得られない場合は，thinningできる腹壁穿通枝皮弁が使用しやすい

4 手掌部の再建

　手掌部は厚い皮膚軟部組織によって保護されている。したがって，その再建にも厚い組織が必要とされる。広範な組織欠損では従来は内側足底皮弁[3)]が最も優れているとされてきた。組織の質がよく似ており，特に母指球部の再建では良好な結果が得られる。しかし，その反面，採取部の辺縁には長期間経過しても潰瘍を作ることが多く，従来，言われてきたように，非荷重部であれば問題ないというのは適切でないように考えられる。そのような角化や潰瘍化を防ぐには足底板などの装着が必要であるが，長期にわたる装着は日常生活に支障を来たしやすく著者は第1選択とはしていない。

- 手掌再建に有用な皮弁として腹壁穿通枝皮弁[4]とmedial pedis flap[5]がある。広範囲の軟部組織欠損には腹壁穿通枝皮弁を，広範囲でないものの腱・神経・血管が露出するような欠損にはmedial pedis flapを選択する（図2）。

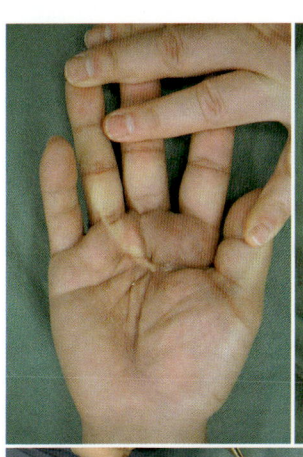

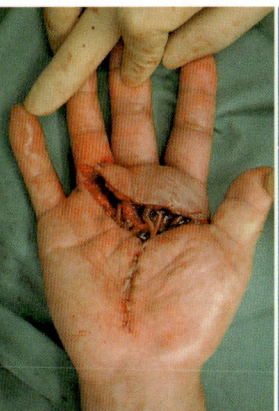

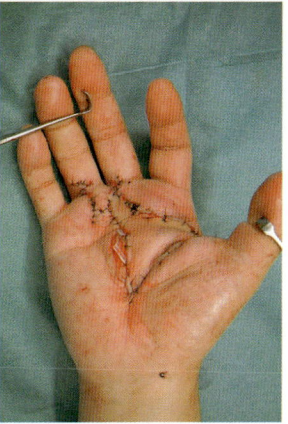

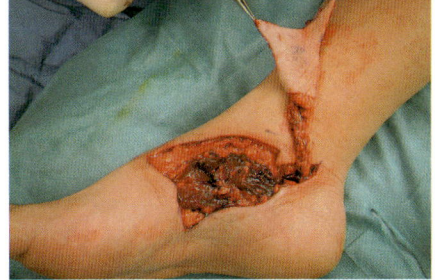

a	b	d
c		

(a) 右手手掌部の不全切断後の瘢痕拘縮。
(b) 瘢痕を切除し，神経移植を行ったが手掌に神経・腱露出を伴う皮膚欠損が生じた。
(c) Medial pedis flapを挙上した状態。後脛骨動静脈を茎とした。
(d) 皮弁移行直後の状態。Snuff box内で橈骨動静脈と後脛骨動静脈を吻合した。

図2 Medial pedis flap移行症例

●腹壁穿通枝皮弁

穿通枝を含んでさえいれば形・厚さは自在にcustamizeでき，採取部も一期的に閉鎖できる利点を持つ。

●Medial pedis flap

大きさに制限があり，採取部に遊離植皮が必要ではあるが，手掌部との皮膚の質感の差は少なく，比較的薄く，採取部に足底板装着も必要ない。後脛骨動脈の温存も可能である。

5 指尖部掌側の再建

●皮膚欠損部が小さい場合

同一指からの島状前進皮弁（Oblique triangular flap, Volar flap advancementなど）や隣接指からの指動脈皮弁（Rose flap, DMF flapなど）で再建する。

●皮膚欠損部が大きい場合

足趾からのhemi pulp flapが有用である。皮膚の構造が似ているので知覚の再獲得も良好で質感も優れている。

6 爪再建

爪は趾から採取するが，爪母が残っているかどうかで方法が異なる

●爪母が残っている場合

指尖掌側を皮弁で再建し，その上に爪床の足母趾からの分層移植がよい。足母趾には変形は残らない。

●爪母が欠損している場合

足母趾から血管柄付爪皮弁移植を行う。歴史的には wrap-around flap があるが，従来の wrap-around flap だけで指尖再建を行うと再建指が細くなったり，足の採取部に変形が残ったりしやすい。そこで，指尖再建は掌側と爪は別々に分けて再建するように計画した方がよい。したがって，掌側は前進皮弁で再建した後に爪は wrap-around flap を用いる（図3）。

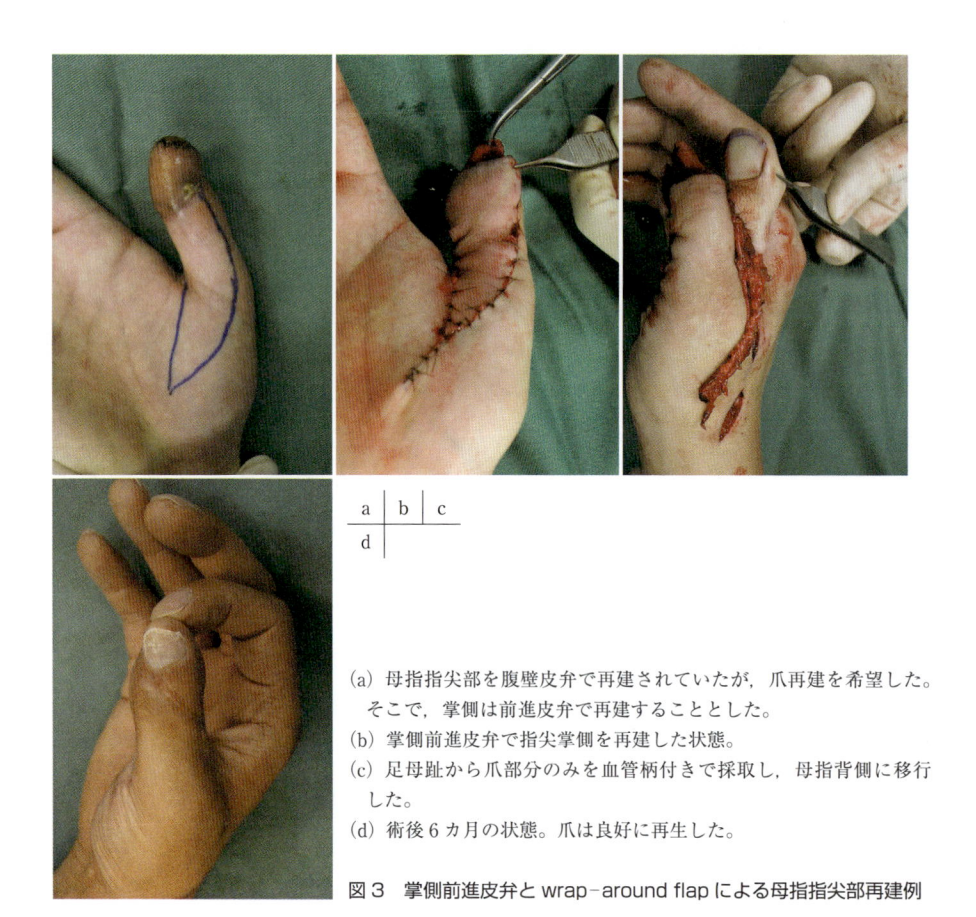

a	b	c
d		

(a) 母指指尖部を腹壁皮弁で再建されていたが，爪再建を希望した。そこで，掌側は前進皮弁で再建することとした。
(b) 掌側前進皮弁で指尖掌側を再建した状態。
(c) 足母趾から爪部分のみを血管柄付きで採取し，母指背側に移行した。
(d) 術後6カ月の状態。爪は良好に再生した。

図3 掌側前進皮弁と wrap-around flap による母指指尖部再建例

●**掌側皮弁が使用できない場合**

　足母趾とⅡ趾から2枚の皮弁を挙上するTWA（Twisted Wrap-around）flap [6) 7)] が，採取部である足部の採取部欠損を最小限にとどめることができ，整容的にも結果が優れている（図4）。

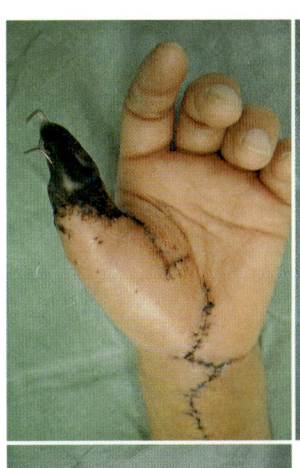

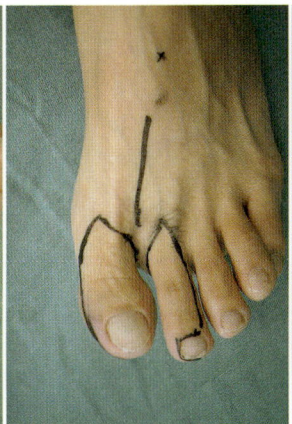

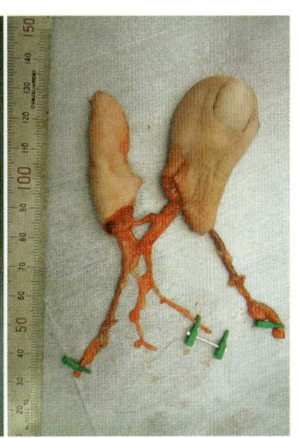

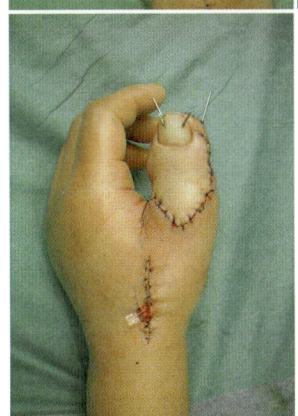

a	b	c
d		

(a) 母指切断に対し再接着術が行われたが生着しなかった。
(b) TWA flap のデザイン
(c) 採取された TWA flap
(d) 母指再建直後の状態

図4　TWA flap 症例

文　献

1) Upton J, Rogers C, Durham-Smith G, et al：Clinical application of free temporoparietal flaps in hand reconstruction. J Hand Surg 11A：475-483, 1986
2) 平瀬雄一，児島忠雄，方晃賢ほか：temporoparietal Free Fascial Flap の臨床応用，日形会誌 10：649-657, 1990
3) Morrison WA, Crabb DM, O'Brien BM, et al：The instep of the foot as a fasciocutaneous island and as a free flap for heel defects. Plast Reconstr Surg 72：56-63, 1983
4) Koshima I, Soeda S：Inferior epigastric artery skin flaps without rectus abdominis muscle. Br J Plast Surg 42：645-648, 1989
5) Masquelet AC, Romana MC：The medial pedis flap；A new fasciocutaneous flap. Plast Reconstr Surg 85：765-772, 1990
6) Hirase Y, Kojima T, Matsui M：Aesthetic fingertip reconstruction with a free vascularized nail graft：A review of 60 flaps involving partial toe transfers. Plast Reconstr Surg 99：774-784, 1997
7) 平瀬雄一：足趾移植．やさしいマイクロサージャリー，pp262-267，克誠堂出版，東京，2004

20. 神経損傷

1 神経損傷

- 早期に神経損傷が発見された場合は，まず断裂した神経の直接縫合を試み，縫合できないような神経欠損がある場合は神経移植を行い再建する

　低位損傷の場合，正中神経は良好に縫合できれば知覚回復の可能性は高いが，尺骨神経は指の内在筋の麻痺による障害が残りやすい傾向がある。

- 非可逆性神経麻痺がある場合は，損傷されている神経と損傷レベルによって，知覚再建あるいは筋腱機能再建のための種々の方法から再建法を選択する

2 神経移植

- 神経欠損に対する再建方法として一般的なのは遊離神経移植

　再建する神経の太さに合わせて，1本のみか，移植神経を数本束ねた cable graft が行われる。移植床の血行が良好であれば遊離神経移植でよいが，移植床が瘢痕組織であるような場合は血管柄付神経移植が行われる。細い指神経の欠損には前腕皮神経でよいが，欠損している神経にある程度の太さがある場合は腓腹神経が選択される。

- 血管柄付神経移植の採取部位としておもに使用されるのは腓腹神経

　文献的には橈骨神経知覚枝，尺骨神経，腓腹神経，前脛骨神経，浅腓骨神経，伏在神経などがある。血行は浅腓腹動静脈，腓骨動静脈の皮枝，後脛骨動静脈の筋穿通枝である。尺骨神経を尺骨動静脈や尺側側副動静脈によって採取する方法もあるが，前腕挫滅切断での正中神経再建や腕神経叢再建などの特殊な場合に限られる。

血管柄付腓腹神経移植の実際

- 腓骨動静脈による下腿筋膜との同時採取法が応用しやすい

　腓腹神経は複数の血管に栄養されているため，それぞれの血管柄で挙上・採取が可能であるが，これらの同時採取法が解剖学的には変異も少なく，peroneal flap の同時採取も可能である[1)2)]。

①術前：　　　ドップラー血流計で下腿下 1/3 の腓骨動脈穿通枝をマークし，必要ならば peroneal flap をデザインする。採取する腓腹神経は小伏在静脈と並行して走行しているため，それを目印とする。

②採取：　　　伏臥位で採取するが，下腿後方より皮膚を切開して，皮膚と筋膜

の間を剥離する．腓腹神経は小伏在静脈とともに筋膜上を走行しているので損傷しないように注意する．採取する神経の全長の剥離が終わったら，神経を上下で切断，小伏在静脈を結紮・切離する．

③皮弁の挙上： さらに神経に沿って筋膜を切開して翻転し，筋膜内に入る腓骨動静脈穿通枝を確認する．

④皮膚・筋膜の剥離：皮弁前方の皮膚・筋膜を切開し，穿通枝にそって腓骨動静脈まで剥離展開する．腓骨動静脈は必要量のみを上下で結紮して採取する．

⑤cable graft： 神経を2～3片に分割しcable graftとするが，その時に付着する筋膜や血管を損傷しないように神経のみを切開して分割する．腓骨動静脈はflow through血管として移植床で橈骨動静脈あるいは尺骨動静脈にinterpositionしてもよい（図1）．

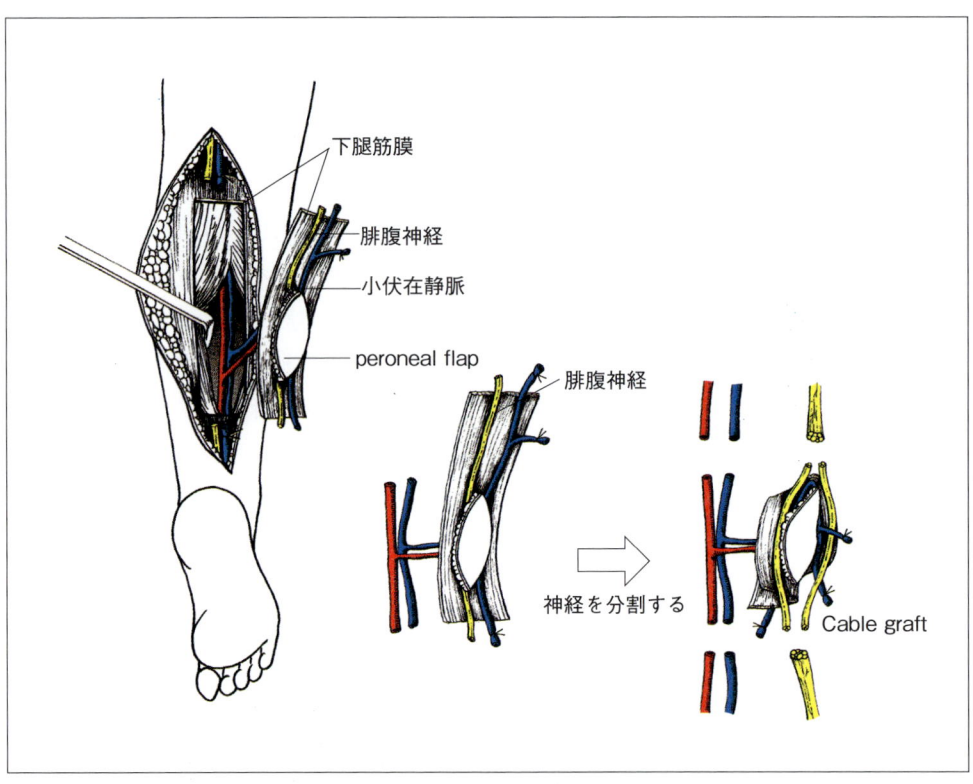

図1 血管柄付き腓腹神経移植

3 知覚皮弁による知覚再建

知覚再建が可能な皮弁移行については次章・次々章を参照していただきたい。ここでは神経の非可逆的麻痺がある状態での知覚皮弁について概要を述べる。

母指知覚再建

- 正中神経のみに非可逆的変化がある場合：歴史的には Littler 法による環指尺側からの神経血管柄付島状皮弁が選択されてきた（図2）

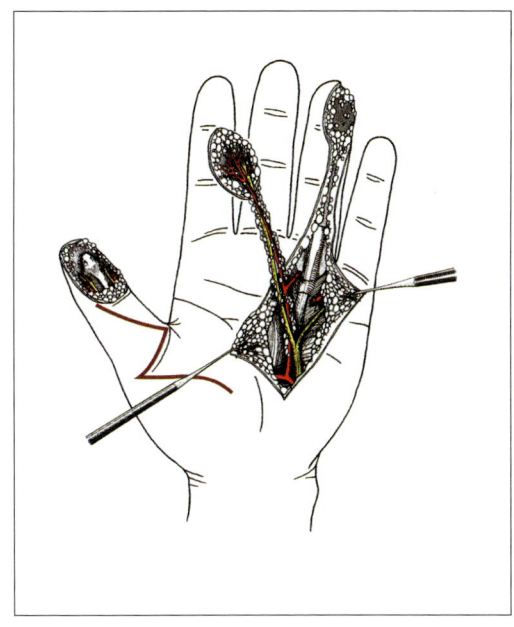

図2　Littler 法による島状皮弁の挙上法
　環指尺側より神経血管束を茎とした島状皮弁を挙上し皮下トンネルを通して母指に移行する。

- 正中神経・尺骨神経の両方の非可逆的変化がある場合：橈骨神経支配下の知覚皮弁を作成する

採取部としては示指基節部背側皮膚を選択する。ここから知覚皮弁を母指に移行するには，島状皮弁とした kite flap[3] か，手術を2回に分ける radial innervated cross finger flap[4] がある（図3）。

> **Pit Fall**　正中神経の非可逆的変化例でも，母指尺側や示指基節部橈側に橈骨神経による知覚が存在し，有効に利用されている場合は kite flap や radial innervated cross finger flap の適応は低い。よって，術前に正中神経ブロックを行い，母指・示指の橈骨神経支配領域の確認が必要である。

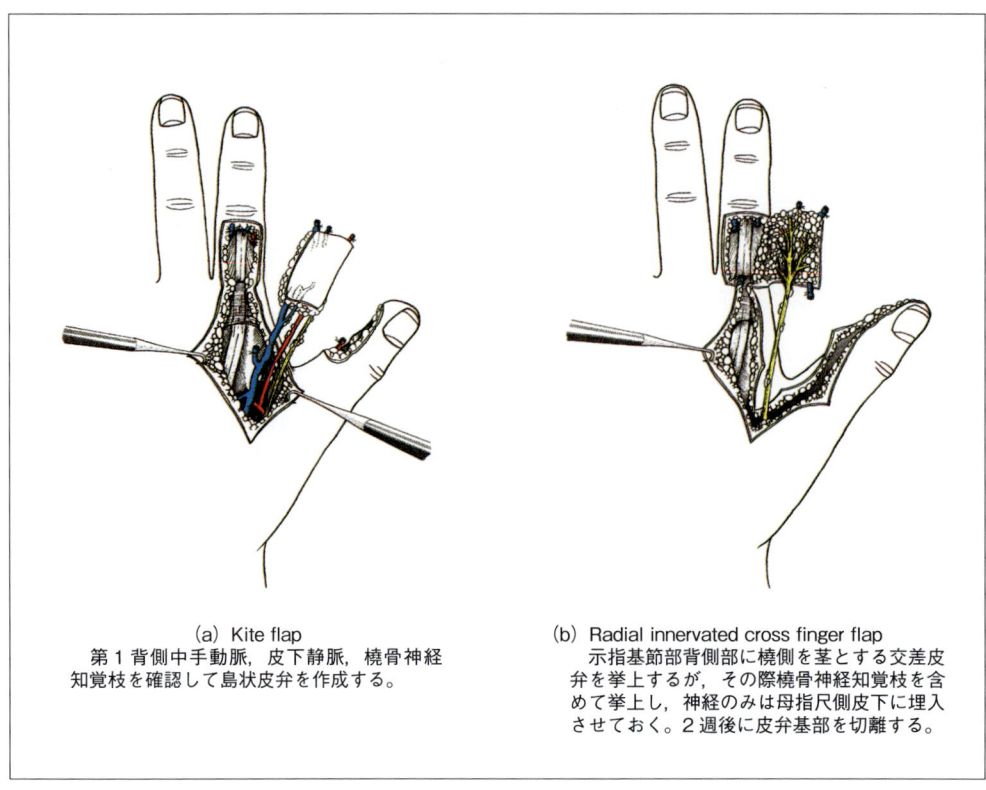

図3 Kite flap と Radial innervated cross finger flap の挙上法

(a) Kite flap
第1背側中手動脈，皮下静脈，橈骨神経知覚枝を確認して島状皮弁を作成する。

(b) Radial innervated cross finger flap
示指基節部背側部に橈側を茎とする交差皮弁を挙上するが，その際橈骨神経知覚枝を含めて挙上し，神経のみは母指尺側皮下に埋入させておく。2週後に皮弁基部を切離する。

4 腱移行による筋・腱機能再建

- 神経麻痺によって失われた筋・腱機能の再建には腱移行・腱固定・関節固定・関節制動術がある
- 腱移行の原則1：犠牲にする移行腱の機能よりも再建する機能の方が重要
- 腱移行の原則2：術前に関節拘縮は除去され，周囲の瘢痕組織は健常な皮膚軟部組織によって置換されていなければならない

　拮抗筋を使用すると術後の機能再教育に時間がかかるので，なるべく共働筋を移行する。移行腱の縫合の緊張度はやや強めに縫合する。移行腱の走行を変えたい時は滑車機能を利用する。

　麻痺の状態で再建方法は異なるため，正中神経・尺骨神経・橈骨神経をそれぞれ低位・高位麻痺に分けて，その再建法について述べる。

1．正中神経麻痺

●低位麻痺

　手関節より中枢での正中神経の非可逆的変化により，手指の正中神経支配域の知覚異常

と母指対立機能の喪失がおもな症状である．広範囲の知覚再建のためのよい方法はなく，正中神経剝離がおもな対処法である．母指対立機能の喪失に関しては短母指外転筋の麻痺を再建する必要があり，多くの術式が報告されている．

一般的なのは，小指固有伸筋を移行する方法，環指浅指屈筋腱を移行する方法，長掌筋腱を手掌腱膜まで延長して母指球へ移行する方法，小指外転筋を神経血管柄付きで移行する方法[5]などがある．

●高位麻痺

おもな症状は低位麻痺症状に加えて，前腕回内，手関節橈屈，母指と示指の屈曲障害，中指の屈筋力の低下が起こる．

母指対立再建のほかに，母指屈曲の再建には腕橈骨筋を前腕部で長母指屈筋に移行してinterlacing sutureする．示指屈曲の再建には示指の深指屈筋腱を環指深指屈筋腱に側側縫合するか，長橈側手根伸筋を移行する．

2. 尺骨神経麻痺

●低位麻痺

内在筋の作用が失われるため，環指・小指の知覚障害とかぎ爪変形，骨間筋の萎縮，小指球筋の萎縮を呈する．これにより，握力は低下し，手の巧緻性低下を来たす．

母指の内転と示指の外転の改善には中指浅指屈筋腱を手掌腱膜を滑車として先端を母指の橈側種子骨に固定したり，示指固有伸筋を掌側に移行して母指の尺側種子骨に固定したりする方法がある．

かぎ爪変形の矯正にも多くの方法の報告があるが，代表的なのは示指・小指固有伸筋を2つに裂いて示指・中指の尺側，環指・小指の橈側側索へ移行するFowler法[6]，MP関節掌側関節囊を縫縮する方法[7]などがある．

●高位麻痺

肘部より中枢で尺骨神経が損傷された場合で，症状としては低位麻痺に環指・小指の深指屈筋と尺側手根屈筋の麻痺が加わる．再建すべきものは低位麻痺以外に深指屈筋の再建が必要となる．これには中指・環指・小指の深指屈筋腱を示指の屈筋腱へ手関節で側側縫合するか，あるいは長橈側手根伸筋腱を中指・環指・小指の屈筋腱に移行する．

3. 橈骨神経麻痺

●低位麻痺

長橈側手根伸筋腱は麻痺を免れるので手関節の背屈は可能であるが指は伸展不可能となる．さらに母指の伸展・外転障害を認める．第1指間部の知覚障害は通常問題とならない．

●高位麻痺

低位麻痺の症状に手関節背屈障害が加わる。

低位麻痺・高位麻痺ともに代表的な再建方法は Riordan-Jones 法で，尺側手根屈筋を前腕背側皮下より移行して総指伸筋腱へ縫合して指伸展を再建し，長母指伸筋腱を長母指外転筋腱の下を掌側へ通して長掌筋腱と縫合して母指の伸展外転機能を再建する。高位麻痺ではさらに円回内筋短橈側手根伸筋の筋腱移行部へ縫着する。

4. 高位正中尺骨神経合併麻痺

移行できるのは橈骨神経支配筋のみである。

再建すべきは，まず，母指および指の屈曲再建と母指対立再建を行い，つぎにかぎ爪変形の矯正と母指内転筋の再建を考慮する。長母指屈筋には腕橈骨筋腱を移行し，深指屈筋腱には長橈側手根伸筋腱を移行する。示指外転には短母指伸筋腱または腱延長した長母指外転筋腱を移行し，母指対立再建にはMP関節を固定したうえで示指伸筋腱か小指伸筋腱を移行する。かぎ爪変形は，小指伸筋腱移行（Fowler法），MP関節掌側板の縫縮・後退固定，あるいは腱固定でもよい。

文　献

1) Doi K, Kuwata N, Sakai K, et al：A reliable technique of free vascularized sural nerve grafting and preliminary results of clinical applications. J Hand Surg 12A：677-684, 1987
2) Bedeschi P, Cell L, Balli A：Transfer of sensory nerve in hand surgery. J Hand Surg 9B：46-49, 1984
3) Foucher GD, Braun JB：A new island flap transfer from the dorsum of the index to the thumb. Plast Reconstr Surg 63：344-349, 1979
4) Miura T：Thumb reconstruction using radial innervated cross-finger pedicle. J Bone Joint Surg 55A：563-569, 1973
5) Littler JW, Cooley SGE：Opposition of the thumb and its restoration by abductor digitiquinti transfer. J Bone Joint Surg 45A：1389-1396, 1963
6) Enna CD, Riordan DC：The Fowler procedure for correction of the paralytic claw hand. Plast Reconstr Surg 52：352-360, 1973
7) Zancolli EA：Claw-hand caused by paralysis of the intrinsic muscle：a simple surgical procedure for its correction. J Bone Joint Surg 5A：1076-1080, 1957

21. 屈筋腱損傷

腱損傷

屈筋腱の縫合法には，従来さまざまな方法が報告されてきた。長らく腱自体には修復能力（外部からの癒着を伴わない腱癒合 intrinsic healing）がなく，周囲からの癒着を伴う腱癒合が不可欠であると考えられ，術後3週間固定する方法が行われて来た。しかし，その後，腱自体にも修復能力があり，一次癒合が可能であることがわかってきた。これによって，Kleinert 法に代表される早期運動療法が次第に主流となり，さらに強固な縫合法を用いてなるべく早期に動かそうという考え方に変遷してきている。

1 解剖

1. 屈筋腱の解剖

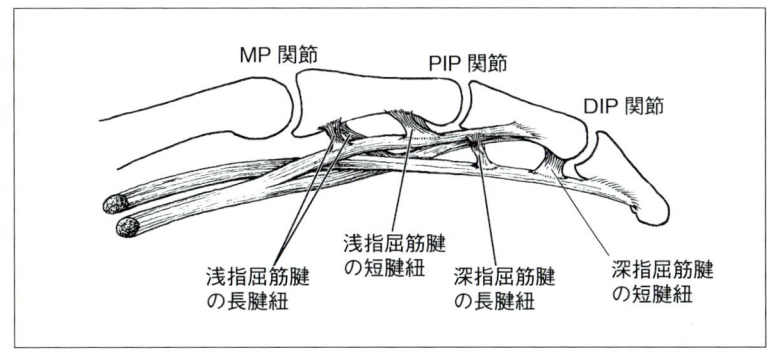

図1　屈筋腱の解剖

2. 屈筋腱の生理

深指屈筋腱の最大滑走距離は 7cm 前後，総伸筋腱の最大滑走距離は約 3cm と言われる[1]。すなわち，屈筋腱と伸筋腱の単位滑走距離がもたらす関節の可動域は伸筋腱の方が大きく，屈筋腱が大きく滑走しないと関節は十分に屈曲しない構造となっている。したがって，腱癒着による影響は伸筋腱に比べて屈筋腱では非常に大きいものとなり，いかに癒着を起こさずに屈筋腱の修復を図るかが治療の主眼となっている。

2 屈筋腱縫合

成人の場合，腱縫合法の開発と早期他動伸展運動の普及により，ほぼ満足できる結果を得られるようになった。小児の場合は，いまだに3週間程度の固定の後に自動運動を始めるのが一般的である。

早期運動療法を行うための腱縫合法

- 縫合法：津下式ループ糸が使える状況ならば3本を使用するtriple looped法（6 strand法）が最も早期運動療法に適している

　津下式ループ糸がなければPennington法を2回行う4 strand法がよい。Kessler法あるいはその変法であるPennington法と津下式ループ糸の組み合わせにより，数種のバリエーションがある（図2）。

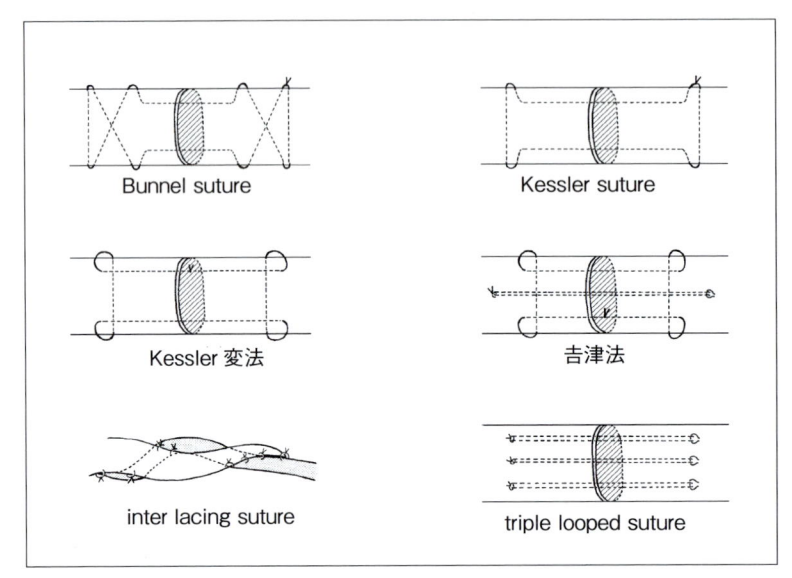

図2　代表的な腱縫合法シェーマ

- 縫合糸：中心縫合に5-0か4-0ナイロン糸を，周囲の補助縫合に6-0，5-0ナイロン糸を使用する

　中心縫合糸には一定した緊張がかかるようにし，補助縫合は腱の上面のみとし背側にはかけない。

- デブリードマン

　最小限とし，腱縫合中に腱の表面のパラテノンを傷つけないように注意する。

- A1腱鞘より中枢で腱縫合を行う場合

　遊離腱移植や腱移行術などでA1腱鞘より中枢で腱縫合する場合には，interlacing sutureを行うと強固な腱縫合ができる。

3 リハビリテーションの重要性

術後に適切な hand therapy が行われたかどうかが術後結果に直接的な影響をもたらす。後療法におけるハンドテラピストの役割は非常に重要であり，医師とハンドテラピストが一体となって治療にあたる[2]。

早期運動療法として理解しておかなければならないのは，Kleinert 法と Durann 法の併用，さらに早期自動屈伸法である

●Kleinert 法

早期運動療法の先駆けとなった方法で，他動的屈曲・自動伸展を特徴とする[3]

①腱縫合後，手関節 45°掌屈位，MP 関節 20°，IP 関節 0° となるように背側スプリントを作成・装着し，爪甲につなげた輪ゴムによって指尖を中枢へ引っ張り，MP，IP 関節を軽度屈曲位に保っておく。この rubber band traction（RBT）を利用して患指を他動屈曲位に保ち，背側シーネによって伸展制限下に自動伸展させることを原則とする。

②術後 3 日より日に数回自動伸展を行わせ，3 週間継続する。

③3 週でいったん可動域を評価し，良好な可動域が得られているならば，さらに 2〜3 週，同様の運動を継続する。この 3 週の時点で可動域が不良であれば，スプリントは除去して徐々に自動屈曲を行わせて可動域を広げていく。

●Duran 法の併用

Kleinert 法の欠点は患指の屈曲拘縮を来たしやすいことと，浅指屈筋腱と深指屈筋腱の間に起こる癒着を防止しにくいことである。そこで，Duran 法では他動的に 1 日に数回，MP 関節を 60°屈曲位に保ったまま，IP 関節の完全伸展を行う[4]。これにより，指の屈曲拘縮を防ぐだけでなく，浅指屈筋腱と深指屈筋腱を別々に動かすことにより両者間の癒着を防止できる。したがって，Kleinert 法と Duran 法を併用することにより，より効果的な後療法を行うことができる[1][2]。しかし，Duran 法を患者だけでやらせるのは危険なため，医師かハンドテラピストの管理下で行う方がよい。

●早期自動屈曲，自動伸展法

4 strand あるいは 6 strand 法で強固な腱縫合ができていることを前提に術後数日より自動屈曲と他動屈曲を組み合わせることにより関節拘縮，あるいは腱癒着を回避させる

この方法では腱の再断裂の懸念は消えないが，強固な腱縫合法の開発によって実際には再断裂率は低いことが報告されてきた[5]。

①術後 3 日以内に前述したような早期運動療法を開始しつつ，ゴムバンドによる他動的屈曲位を保持するような自動屈曲を行わせる。また，医師あるいはハンドテラピストの管理下で週に 1〜2 回 RBT をはずして自動屈曲を行わせる。

②5 週よりは自動屈曲のみを行わせる。

③7週から1週ごとに徐々に抵抗を加えつつ屈曲運動をさせ，12週より全力での自動屈曲を許可する．自動屈曲が不十分な場合は，9週過ぎより患者自身にダイナミックスプリント装着下での屈伸運動を積極的に行わせる．また，屈曲拘縮がある場合は7週過ぎより伸展用スプリント（PIP逆ナックルベンダーなど）を装着させる（図3，4）．

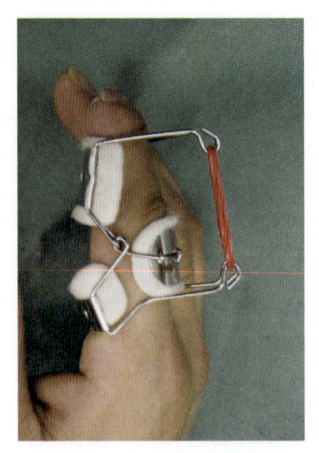

図3　IP関節拘縮に対する逆ナックルベンダー装着の状態

4　3週固定法

いまだ3週固定法が必要な症例

骨折合併例

血管神経損傷を伴う高度挫滅例

delayed primary tendon repair

乳幼児

高齢者

具体的には，手関節・MP関節屈曲位，IP関節伸展位で3週の固定を行った後，運動療法を開始する．しかし，単に指屈曲位での安静を保っているだけでは関節拘縮，腱の癒着は必発なため，それを防ぐための運動を開始できれば，後療法期間の短縮を図ることができる[1]．具体的には1週間程度の安静期間の後に手関節・MP関節の屈曲を保ったまま1日に数回，IP関節の他動的屈伸運動を行うとよい[6]．

5　陳旧性屈筋腱損傷

遊離腱移植・腱移行術の適応

切断された屈筋腱の中枢の筋は筋短縮性拘縮に陥るため，成人では通常3〜4週を過ぎると一期的縫合は困難となり，無理に縫合すると指の屈曲拘縮を起こす原因となる．したがって，近位腱断端を引き出し，25G針でしばらく固定しておいても筋の緊張が緩和しない場合には遊離腱移植あるいは腱移行術の適応となる．この場合，腱移植部の周囲に瘢痕が強い場合は，いったんシリコンロッドを挿入して，6週間後に二次的遊離腱移植を計画する．

一方，小児では中枢の筋拘縮が起こりにくいため遊離腱移植の適応となることは少なく，症例によっては半年経過していても直接縫合が可能なこともある．

a	b
c	d

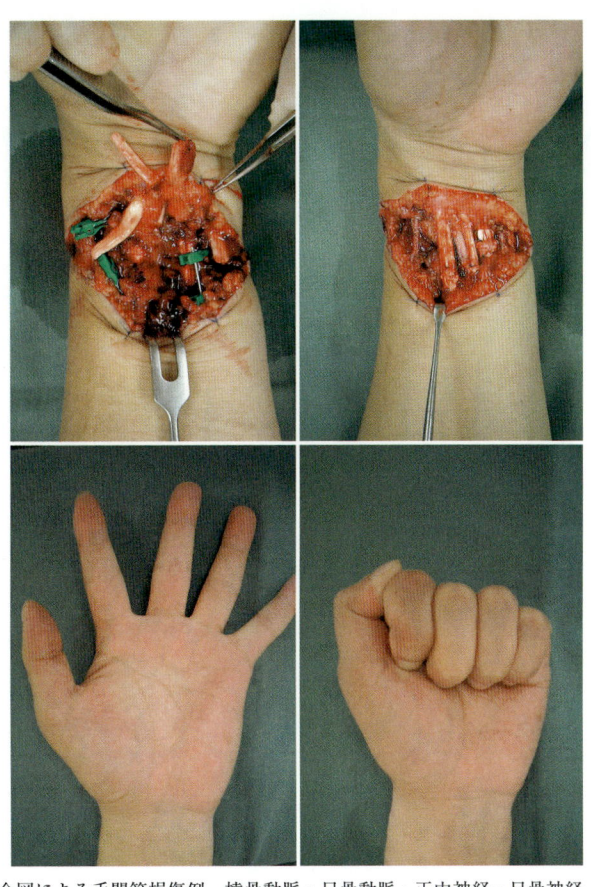

(a) 自殺企図による手関節損傷例。橈骨動脈・尺骨動脈・正中神経・尺骨神経の断裂を合併した多数屈筋腱損傷例。長母指屈筋腱と示指から小指までのすべての浅指・深指屈筋腱が断裂していた。
(b) 断裂していたすべての神経・動脈・屈筋腱を修復した術直後の状態。屈筋腱はすべて津下ループ針を用いた4 strand法で縫合した。3週固定の後に腱の運動療法を開始したが1週より他動的屈曲を併用した。
(c, d) 術後4カ月の状態。指の十分な屈伸可動域も獲得できたが、母指対立筋の回復が不十分。

図4 手関節での動脈・神経・多数腱損傷

6 腱剥離術の適応

　腱の滑走が不良なことから十分な関節可動域が得られなかった症例や，指先に力が入りにくいと訴える症例が適応となる。

　腱剥離術は腱縫合後より少なくとも3カ月以上経過しているものを対象とし，ジグザグ切開で十分な展開を得て行う。

> ⚠️ Pit Fall 腱縫合部に光沢がなく，ささくれ立ったような腱の場合は腱剥離により再断裂の可能性が増す場合がある。腱の状態によっては遊離腱移植あるいはシリコンロッドの挿入を行わなければならない場合もあり，術前に患者の了解を得ておく。

文　献

1) 柴田実：3.手の外傷 1) 腱損傷．形成外科 45：S37-S53, 2002
2) 平瀬雄一：手関節屈筋腱損傷後のリハビリテーション．MB Med Reha 手の外科リハビリテーション実践マニュアル　44：25-30, 2004
3) Kleinert HE, Kutz JE, Atasoy E, et al：Primary repair of flexor tendons. Orthop Clin North Am 4：865-876, 1973
4) Duran RJ：Controlled passivemotion following flexor tendon repair. AAOS symposium tendon surgery in hand, p10, Mosby, Saint Louis, 1975
5) Silfverskiöld KL, May EJ, Törnvall AH：Flexor digitorum profundus tendon excursions during on ralled motion after flexor tendon repair in zone II ; A prospective clinical study. J Hand Surg 17A：122-131, 1992
6) 平瀬雄一，山口利仁，阿部幸一郎：血管・神経損傷を伴う手関節多数腱断裂学童期小児例の検討．形成外科 48：871-879, 2005

III. 上肢・手の外傷

22. 腱損傷
伸筋腱損傷

1 伸筋腱損傷の特徴

- 屈筋腱に比べて伸筋腱の滑走距離は少なく，3 cm 程度：つまり，伸筋腱は少ない滑走距離で関節を大きく伸展できる

  その反面，わずかな滑走距離の不足でも伸展障害は起こりやすく，腱移行術の適応が高くなる。

- 完全な修復は難しい一方で，手関節の dynamic tenodesis 効果により，ある程度の代償がなされる
- 癒着は起きやすく，断裂後数週を経過すると縫合は困難となることが多い

2 解剖

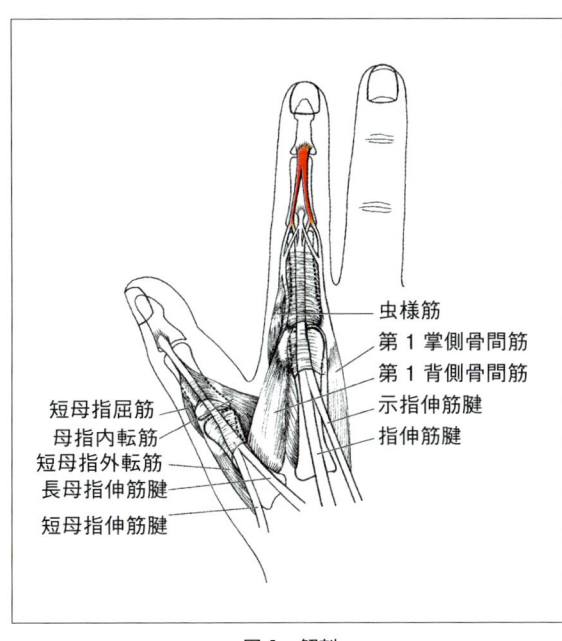

図1 解剖

3 伸筋腱損傷に特有の変形

Zone I-V 間での指背腱膜損傷では複雑な伸筋機構のバランスが崩れ，それぞれの zone で特有の変形（槌指変形，ボタンホール変形）を来たす（図2）。

- Zone I-II：槌指（mallet finger）変形を来たす（図2-a, b）。Zone II では特にスワンネック変形を起こす。
- Zone III：ボタン穴（button hole）変形を来たす（図2-c）。
- Zone IV：末梢ではボタン穴変形を，中枢では垂指を来たす。
- Zone V-VIII：垂指（drop finger）変形を来たす。

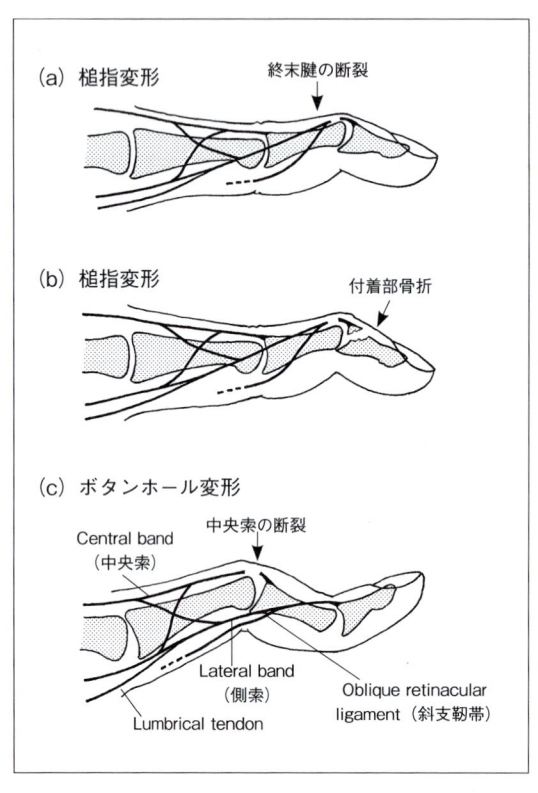

図2 伸筋腱損傷による変形
(a,b) Zone I-II：槌指（mallet finger）変形を来たす。zone II では特にスワンネック変形を起こす。
(c) Zone III：ボタン穴（button hole）変形を来たす。
　　Zone IV：末梢ではボタン穴変形を，中枢では垂指を来たす。
　　Zone V-VIII：垂指（drop finger）変形を来たす。

4 Zone 別伸筋腱損傷の治療

●Zone I・II 伸筋腱損傷（mallet finger 変形）
- 皮下腱断裂のみでは保存的治療が推奨される。コイル型スプリントあるいは副子固定により DIP 関節をやや過伸展位に6週間（変形の改善が少なければさらに3週間）固定する。
- 長い固定期間中に DIP 関節を伸展位に保ち続けるのは難しい場合は，DIP 関節伸展位

でキルシュナー鋼線を刺入して固定し，皮下に埋入するのもよい。この場合はDIP関節は過伸展とならないよう注意しないと，後の伸展拘縮（屈曲制限）の原因となる。
- 末節骨の付着部骨折を伴うものには，閉鎖損傷であれば石黒法[1]による鋼線固定が一般的である（図3）。

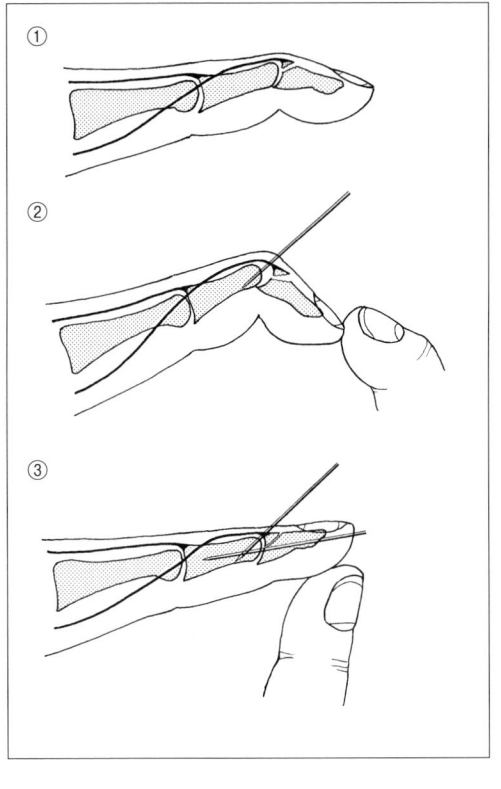

図3　石黒法シェーマ
　末節骨をいったん屈曲させて骨片背側に鋼線を刺入したのち，末節骨を伸展することにより骨折部を整復し，指尖から鋼線を刺入してDIP関節を伸展位に固定する。

- 開放損傷や閉鎖的鋼線刺入では整復しにくいものは，観血的に鋼線刺入するのが確実である。
- DIP関節背側に創を有する開放性損傷では，DIP関節を伸展位で鋼線により固定した後，皮切を延長して展開し，5-0ナイロン糸でマットレス縫合をかければよい[2]（図4-a）。また，皮膚を含めて連続縫合する方法もあり（Doyle法[2]）（図4-b），特に小児例に有用である。この場合は5〜6週の副子固定を行った方がよい。
- DIP関節背側での陳旧性伸筋腱損傷は槌指変形とPIP関節での過伸展変形を示す。PIP関節の過伸展は中心索・側索の力が中節骨を強く引くことによって発生する（図5）。保存的に伸展保持させておくのが原則だが，改善がみられない場合には観血的治療を選択する。代表的なものは，伸筋腱中央索を切離して中央索と側索のバランスを取るFowler法[3]や，側索の一部を翻転して終止腱を再建するSnow法[4]（図5），長掌筋腱を用いて修復するSORL法[5]などがある。

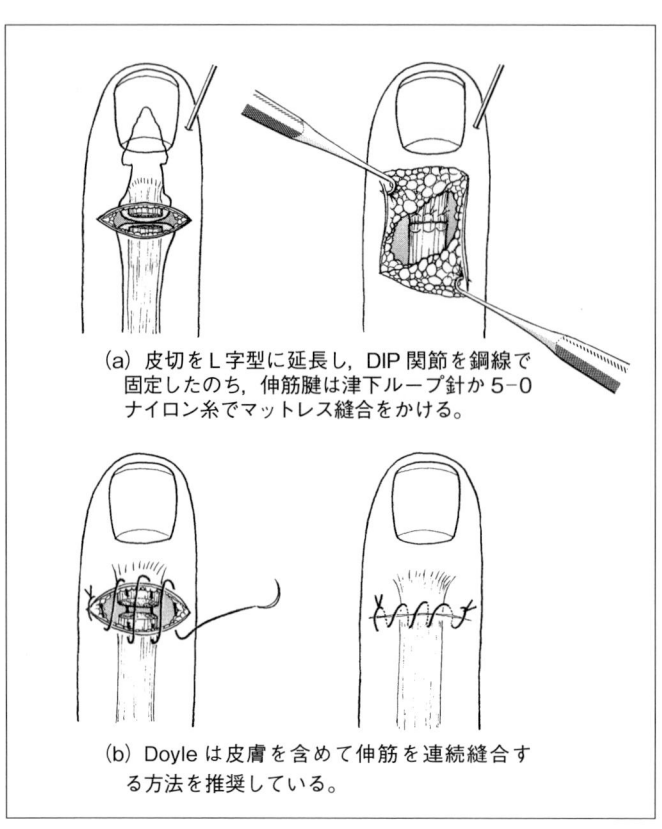

図4 開放性 Zone I 伸筋腱損傷の治療シェーマ

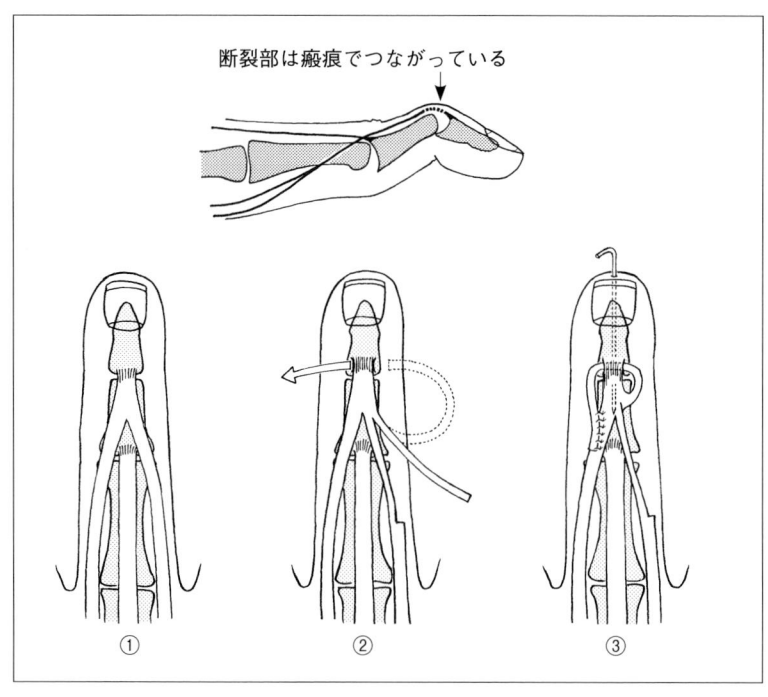

(a) 皮切をL字型に延長し，DIP関節を鋼線で固定したのち，伸筋腱は津下ループ針か 5-0 ナイロン糸でマットレス縫合をかける。

(b) Doyle は皮膚を含めて伸筋を連続縫合する方法を推奨している。

断裂部は瘢痕でつながっている

① ② ③

図5 Snow 法の実際

● **Zone III 伸筋腱損傷**
- 伸筋腱中央索が損傷され，側索が側方に転位してボタンホール変形が起こる。
    開放性新鮮例ではなるべく早く観血的に修復する（図6）。挫滅例であれば副子伸展固定で保存的に治療する。
- 非開放損傷では伸展副子固定を行うがPIP関節の脱臼があれば観血的に整復する必要がある。
- 副子による保存的治療の適応はボタンホール変形発症後1カ月以内，術前の拘縮除去，挫滅例で腱縫合のできないもの，あるいは術後の固定であるが，コイル型スプリントを利用するとDIP関節の屈伸運動ができるので有用である。
- 陳旧性ボタンホール変形に対する治療法で最も一般的なのは，いったん切離した中央索を末梢に引いて中節骨に固定する方法である[6]（図7）。治療法は多々報告がある。
- 他に中央索を前進させて縫合した後，両側の側索をつり上げて縮縮するLittler法[7]，長掌筋腱を移植して側索を吊り上げるRico法[8]などがある。

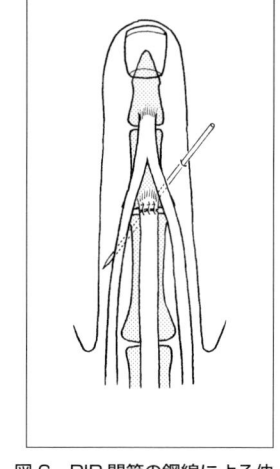

図6 PIP関節の鋼線による伸展固定と腱の修復

● **Zone IV より中枢での伸筋腱損傷**
4-0津下式ループ針かマットレス縫合で4 strand法で断裂部を修復し，6-0ナイロン糸で補助縫合を加える。皮下断裂例や陳旧例では遊離腱移植や腱移行術の適応となる。

● **母指 zone T I-III 伸筋腱損傷の治療**
長母指伸筋腱を直接縫合する。

● **母指 zone T IV 伸筋腱損傷の治療**
新鮮例では直接縫合（4 strand法）する。陳旧例で直接縫合が困難であれば示指固有伸筋腱移行術を選択する（後述）。

● **母指 zone T V 伸筋腱損傷の治療**
長母指伸筋腱と短母指伸筋腱，さらには橈骨神経浅枝，橈骨動脈が損傷されるので，何が損傷されているかを確認し，修復する。
- 陳旧例では腱の直接縫合は困難なため，長母指伸筋腱再建のための固有示指伸筋腱移行術を行う（後述）。

● **伸筋腱縫合後の後療法**
一般的には3〜4週の固定の後，自動運動を開始する。最近，屈筋腱と同様に強固な腱縫合後に早期運動を行う報告が散見される。

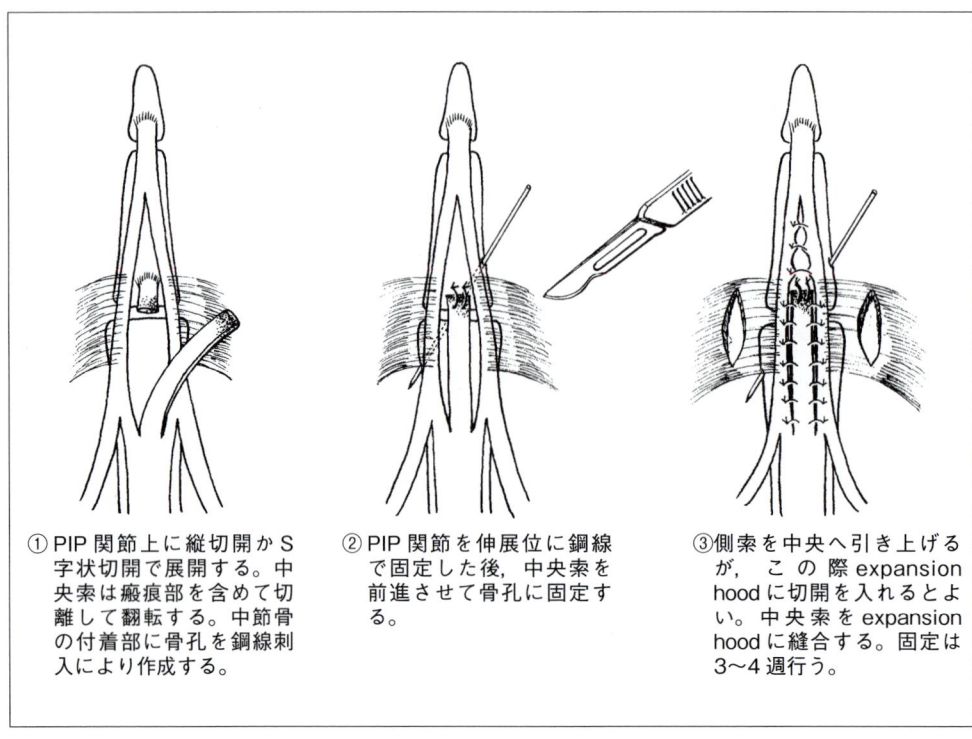

図7　陳旧性ボタンホール変形の観血的治療法

① PIP関節上に縦切開かS字状切開で展開する。中央索は瘢痕部を含めて切離して翻転する。中節骨の付着部に骨孔を鋼線刺入により作成する。

② PIP関節を伸展位に鋼線で固定した後，中央索を前進させて骨孔に固定する。

③ 側索を中央へ引き上げるが，この際expansion hoodに切開を入れるとよい。中央索をexpansion hoodに縫合する。固定は3〜4週行う。

> **Pit Fall**　zone Ⅰ・Ⅱ伸筋腱損傷でのDIP関節の固定に際しては，保存的治療ではやや伸展位にコイル型スプリントなどを用いて固定するが，鋼線で強固に固定する場合は過伸展位となりすぎないように注意する。過伸展位に強固に固定すると伸筋腱の血行障害が起こり屈曲制限の原因となる。

5 陳旧性長母指伸筋腱断裂に対する固有示指伸筋腱移行術

- Zone T Ⅳ/Ⅴ での長母指伸筋腱の陳旧性断裂例あるいは皮下断裂例では，固有示指伸筋腱の移行が容易で成績がよい（図8）。

　直接，腱を縫合することは困難である。術後は手関節中間位，母指を伸展位に固定するが，通常はintrinsic sutureによる強固な縫合ができるため，3週後に副子を除去して自動運動を開始してよい。

長母指伸筋腱
示指伸筋腱

①術前に中指・環指・小指のMP関節を屈曲させた状態で示指を伸展できることを確認しておく．示指MP関節背側に小切開を加えて，総指伸筋腱の尺側にある固有示指伸筋腱を確認する．示指伸筋を切離して母指基部背側の創部へ引き出す．

②母指を最大伸展させた状態で長母指伸筋腱の末梢断端とintrinsic sutureを行う．

示指伸筋腱
長母指伸筋腱

③ intrinsic suture を行った状態

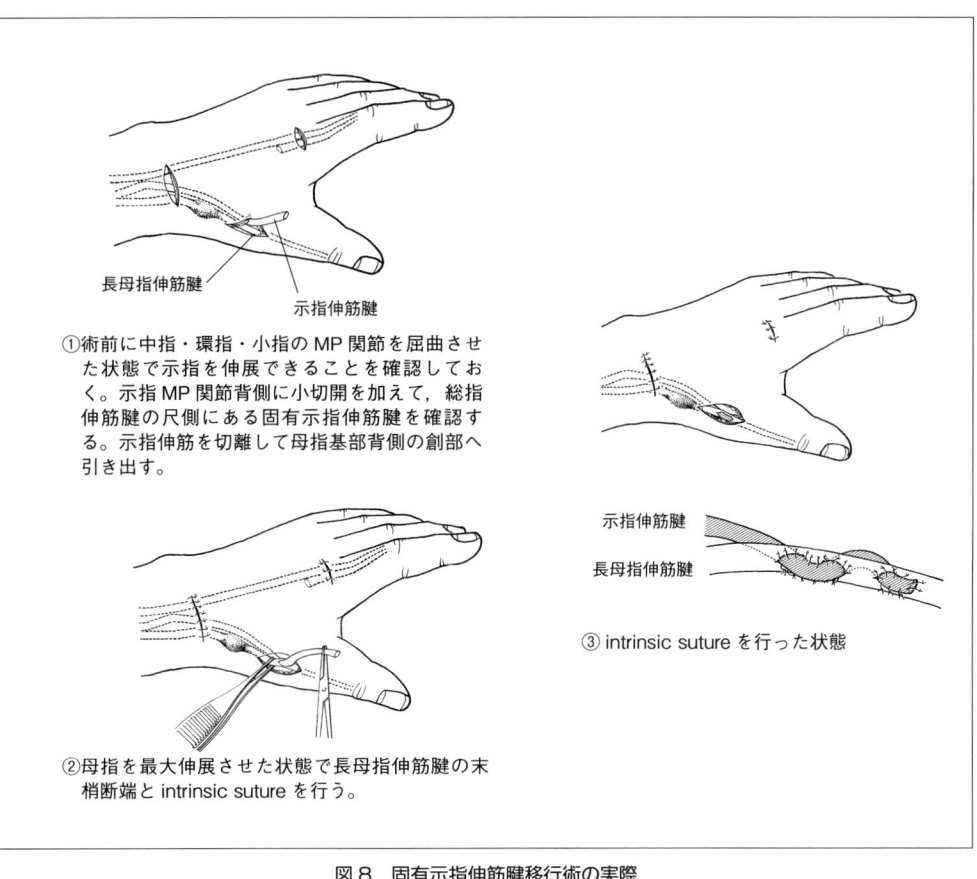

図8　固有示指伸筋腱移行術の実際

文　献

1) 石黒隆，伊藤恵康，内西兼一郎ほか：骨片を伴ったmallet fingerに対するclosed reductionの新法．日手会誌 5：444-447, 1988
2) Doyle JR：Extensor tendons - acute injuries. Operative Hand Surgery, edited by Green DP, 4th ed, pp1950-1987, New York, Churchill Livingstone, 1999
3) Bowers W H, Hurst LC：Chronic mallet finger ; the use of Fowler's central slip release. J Hand Surg 3：373-376, 1978
4) Snow JW：Surgical repair of mallet finger. Plast Reconstr Surg 41：89-90, 1968
5) Thompson JS, Littler JW, Upton J：The spiral oblique retinacular ligament (SORL). J Hand Surg 3A：482-487, 1978
6) Zancolli EA：Boutonnière deformity. Structural and dynamic basis of hand surgery (2nd ed), pp87, Lippincott, Philadelphia, 1979
7) Littler JW, Eaton RG：Redistribution of forces in the correction of Boutonniere deformity J Bone Joint Surg 49A：1267-1274, 1967
8) Rico AA, Holguin PH, Vecilla LR, et al：Tendon reconstruction for postburn boutonnière deformity. J Hand Surg 17A：862-867, 1992

III. 上肢・手の外傷

23. 腱損傷
腱損傷後のリハビリテーション

1 腱縫合後のリハビリテーションの目的

腱縫合後のリハビリの目的は"縫合腱の滑走の再獲得"にある

しかし，再断裂と癒着というリスクの中で行われるため高度なテクニックが要求される。そのため，作業療法士，特に手に精通しているハンドセラピストの存在は不可欠である。

現在，早期運動療法が主流となっている中で，手指屈筋腱においては抗張力の強い縫合が開発され，早期から縫合腱を直接滑走（自動運動）させる早期自動運動法を採用している施設も増えて来ている。しかし，このような早期自動運動法[1)2)]は，まだ一部の施設で行われているにすぎないため，ここでは，従来から行われている早期他動屈曲自動伸展運動法について言及する。

2 手指屈筋腱縫合後のリハビリテーション

1. 固定法

固定法は従来，小児[3)]やリハビリに非協力的な症例に対して選択されているが，他組織損傷の合併例にも適応される。

- 粉砕骨折
- 両側固有指動脈断裂
- 神経断裂
- 皮膚欠損
- 伸筋腱損傷
- 不全切断，高度挫滅例

2. われわれの早期運動法

Kleinert変法とDuran法を併用して行っている。以下にその方法を示す（Kleinert法の原法については屈筋腱の項を参照）。

●適応
- 屈筋腱単独損傷例
- 早期運動に耐えうる多組織損傷例（強固な骨固定，緊張が強くない神経縫合例など）

●セッティング
- 縫合腱が減張位になるように手関節30°屈曲，MP関節60°屈曲，IP関節伸展0°程度に

なるように背側スプリントを作成する。
- 爪先端に糸を通すか，フックを装着し糸を通しこれに輪ゴムをつける。
- 手掌部にプーリーを装着しIP関節の屈曲角度を強調する。
- 輪ゴムによる手指の他動屈曲は，リハビリ開始の時点で行われる。術直後に行うとIP関節の屈曲拘縮を招来する危険性がある。

● Duran 法に準じた他動屈伸運動
- 術後2日より開始する。
- 輪ゴムでの牽引によるIP関節の屈曲拘縮発生を予防する。
- 縫合腱を滑走させ癒着を予防する（図1）。

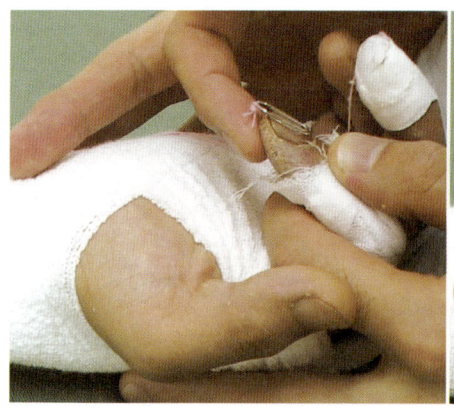

① PIP関節屈曲位でのDIP関節の他動伸展。　② DIP関節屈曲位でのPIP関節の他動伸展させる。

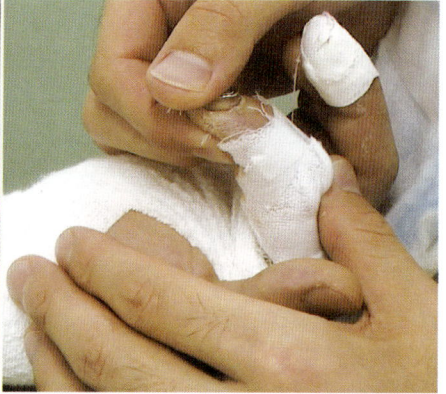

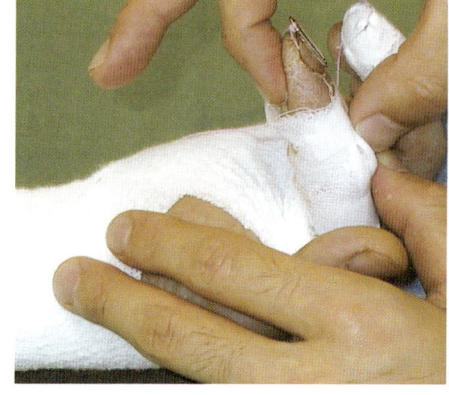

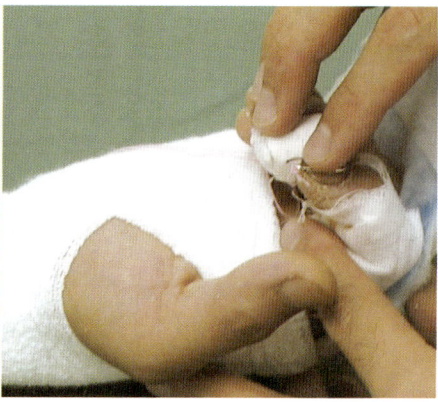

③ DIP関節とPIP関節の2関節を同時に他動伸展させる。　④ DIP関節とPIP関節の2関節を同時に他動屈曲させる。

図1　Duran法に準じた他動運動
縫合腱の減張位を得るために，手関節30°屈曲位，MP関節最大屈曲位にて行う。

●Kleinert法（他動屈曲自動伸展法）（図2）

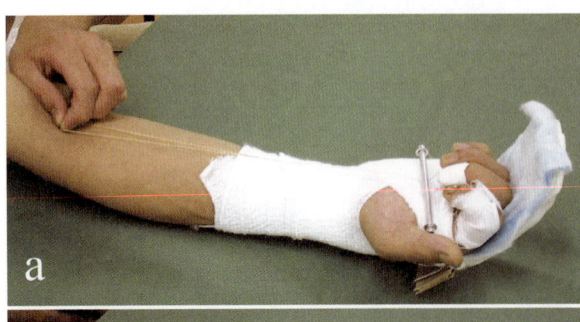

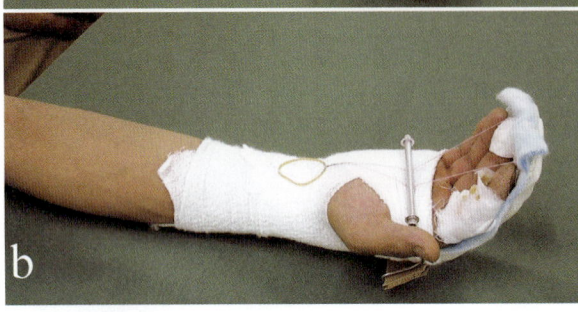

図2　他動屈曲自動伸展法
　原法ではラバーバンドは安全ピンで固定されているが，リハビリ場面では運動を強調するために患者自ら運動をコントロールする。
(a) ラバーバンドによるIP関節の他動屈曲
(b) 背側スプリント内（屈曲制限下）での自動伸展

- 術後2日より開始する。
- 背側スプリントで手関節を固定する。
- スプリント内で輪ゴムでの他動屈曲と自動伸展を行う。
- 自動伸展では輪ゴムの張力が強いとPIP関節の完全伸展が困難となるため，健側手で輪ゴムの張力を調節しPIP関節の自動伸展を介助する。

●3週以降の運動

術後3週：手指の他動屈曲と自動屈伸運動の開始。手指の自動伸展運動は手関節を屈曲位で行い，手指と手関節を同時に伸展することは禁ずる。装具は夜間時，外出時のみの装着とする。

術後5週：MP関節伸展位での自動屈曲運動（MP blocking運動）の開始。複数腱修復例やZone5・6・7での修復例では腱間での癒着が生ずるため分離運動を開始する。

術後6週：他動伸展運動を開始する。

術後8週：屈曲拘縮を積極的に除去する。中等度の作業を許可する。

術後12週：手の使用制限を解除する。

> **Pit Fall**　Duran法は腱癒着が生じない術後早期に行われるものである。腱癒着が生じてしまった例に対して行うのは再断裂の危険性があるため慎重を要する。

3 手指伸筋腱縫合後のリハビリテーション [4) 5)]

屈筋腱のリハビリテーションと同様に，腱癒着・再断裂を予防しながら腱の滑走を再獲得することであるが，伸筋腱では伸展不全（extension lag）への注意が必要となる。

1. 固定法

Verdanの区分[6)]でZone1～4が固定法の適応となるが，他組織損傷を合併している例も含まれる。

2. 早期運動療法—端々縫合の場合

適応：Zone 5

● セッティング

動的スプリント
- 掌側スプリントで手関節を30°背屈に固定しMP関節には屈曲制限を加える。
- 背側にアウトリガーを設置し，MP関節を伸展位に保持する。

夜間用スプリント
- 手関節30°背屈，MP・IP関節伸展位固定

● 運動方法

術後2日～：動的スプリントでMP関節のみの自動屈曲他動伸展を開始。この時のMP関節の屈曲は30°までとする（図3-a，b）。

術後2週～：屈曲制限45°（図3-c，d）。

術後3週～：屈曲制限60°。

術後4週～：屈曲制限解除。セラピスト監視下での自動屈伸運動。この段階でIP関節の伸展拘縮を認める場合は，縫合腱減張位（手関節，MP関節伸展位）で単関節ごとに屈曲の矯正を図る。

術後5週～：動的スプリント終了。自動屈伸運動開始。

術後6週　：夜間用スプリント終了。

術後8週　：手関節手指同時他動屈曲運動。筋力強化。

3. 早期運動療法— Interlacing suture（腱移行ないし腱移植）の場合

● セッティング

- 動的スプリントは背側から手関節を30°背屈位に固定し，MP関節を伸展位に保持するようにラバーバンドを設置する。屈曲制限は加えない。
- 夜間用スプリントは手関節中間位，MP関節過伸展，IP関節伸展位で固定。

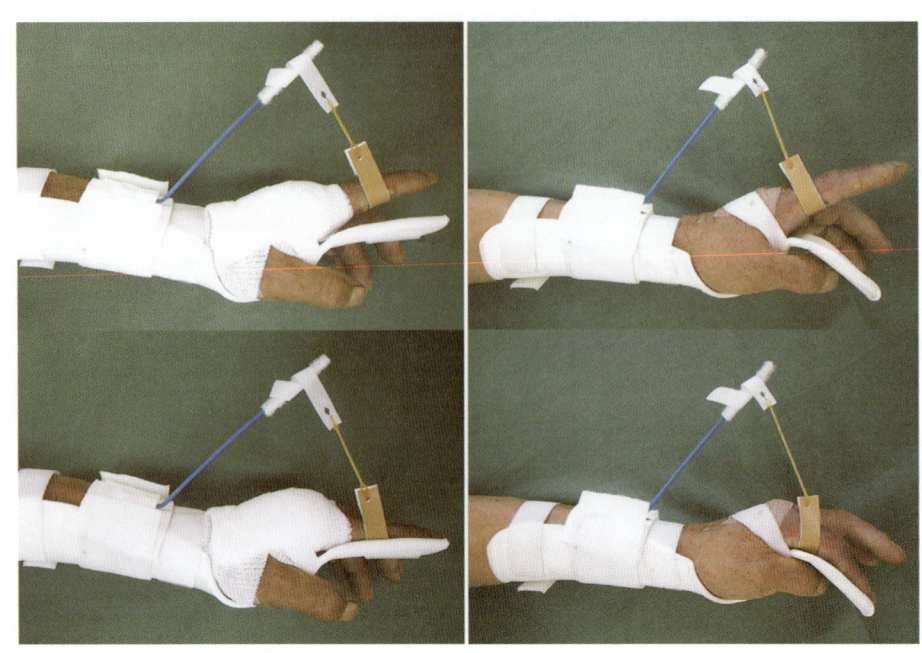

(a) MP 関節 30°屈曲制限での自動屈曲他動伸展　　(b) MP関節45°屈曲制限での自動屈曲他動伸展
図3　屈曲制限付き動的スプリント

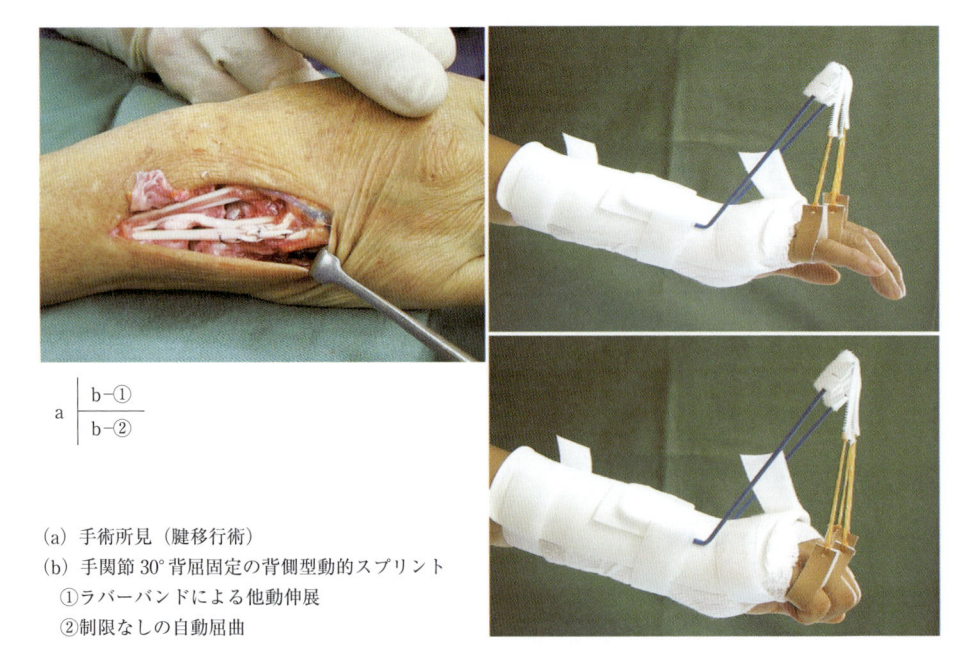

(a) 手術所見（腱移行術）
(b) 手関節 30°背屈固定の背側型動的スプリント
　①ラバーバンドによる他動伸展
　②制限なしの自動屈曲
図4　リウマチ手における手指伸筋腱皮下断裂術後の早期スプリント療法

●運動方法

術後2日〜：動的スプリントを装着し自動屈曲他動伸展運動を開始（**図4-b, c**）。セラピストの監視下で他動的に伸展した指を自動的に保持する運動（stop and hold exercise）を行う。MP・IP関節他動伸展（減張位）での手関節の他動屈伸運動。就寝時は夜間用スプリントを使用する。

術後4週〜：以下，端々縫合と同じ。

> **Pit Fall** 就寝時，手指は屈曲位となるため，早期に夜間用スプリントを終了すると伸展不全の原因となる。症例により夜間時の固定を延長することも必要である。

文　献

1) 山口利仁，阿部幸一郎，平瀬雄一ほか：No man's land内およびその遠位での屈筋腱縫合．日手会誌21：559-564, 2004
2) 大井宏之，斎藤英彦：新鮮指屈筋腱損傷の治療；腱鞘内一次縫合術と早期自動運動療法の実際．OS NOW 28：98-107, 1997
3) 平瀬雄一，山口利仁，阿部幸一郎：血管・神経損傷を伴う手関節多数腱断裂学童期小児例の検討．形成外科48：871-879, 2005
4) 角田研二，中村蓼吾，井上五郎ほか：手背・前腕部の手指伸筋腱損傷に対する早期運動療法．整・災害37：307-311, 1994
5) 中村誠也，槗賢一，飯田寛和ほか：手関節部zoneⅦにおける多数指伸筋腱断裂に対する早期運動療法の検討．日手会誌20：105-110, 2003
6) 上羽康夫：手その機能と解剖．pp50，金芳堂，京都，2006

24. 上肢・手の骨損傷 切断肢・指再接着

24-1. 切断肢

　切断肢（major amputation）の再接着は，切断組織に筋肉を多く含むため，術後合併症により全身状態に影響を与えて，生命の危険にさらされる場合がある．したがって，24時間体制で全身管理ができ，スタッフの充実した施設でなければ対応が困難である．瞬時に機能予後を見極めて，再接着の適応を誤ることなく治療に踏み込まないと，長い治療期間にもかかわらず患者に大きな不利益を招く恐れがある．

適応

- 患者の全身状態・基礎疾患が手術に耐えうる症例
- 以下のことを説明し，患者および家族に理解と同意を得られた症例
    - 術後合併症（replantation toxemia，挫滅症候群 crush syudrome，筋肉壊死，術後出血など）でときに生命の危機にさらされること
    - 長期の治療期間を要すること
    - 追加手術（皮弁，神経移植，骨移植，腱剥離，腱移行など）が必要となること
    - 広範囲の挫滅や引き抜き（デグロービング）損傷など損傷程度によっては，機能予後がかなり不良である[1,2]（ときに断端形成より機能予後が不良となる可能性がある）こと
- 上肢切断，特に前腕切断では，肘関節が温存されており，再接着のよい適応である[1,2]
- 下肢切断では，義足の進歩により，一方の足が機能的に保たれていれば，断端形成の方が，機能予後がよい：特に下肢切断の場合は，膝関節も温存されており再接着の適応に慎重を要する．

要点

- 切断部周囲の皮膚，軟部組織および筋肉壊死を未然に防ぐためには，思い切って短縮し，疑わしい部分も含め挫滅組織を切除する：挫滅が強い場合には，わずかでも機能を温存するため，筋腱を束ね連続性を保つ[2]．
- 骨接合，筋・腱縫合を迅速に行い，できるだけ早い段階で血管吻合を行う：ゴールデンタイムである受傷後6時間以内に血行再開する．
- 減張切開は必ず行う：術後腫脹は必発であり，コンパートメント症候群に注意する．
- 運動神経が混在しているため，神経縫合は丁寧に確実に行う：場合により二期的に神経移植を行う．

24-2. 手指切断の再接着

　顕微鏡下に切断された血管を縫合して切断組織の血流を再開させる。この手術操作により，再接着組織元来の機能と形態が再獲得できる。これまで切断組織の再接着適応例としては，手指・四肢の他に頭皮や鼻・口唇，耳介，陰茎などが知られている。手指・四肢は遭遇する機会が多く，機能面だけでなく整容面の改善も強く要求される。

1 分類

　組織連続性の有無により，手指切断は完全切断と不完全切断に分類される
　さらに切断部位[3)4)]（図1）および切断端の状態（表1）に基づいて切断手指の詳細な分類を行う。

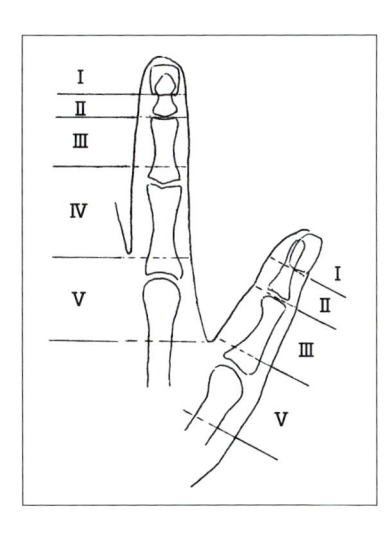

図1　切断部位の分類
　玉井分類が，最も一般的に用いられている。

表1　切断端の状態による分類

鋭利切断（clean cut, guillotine）	刃物などによる。
局所挫滅切断（local crush）	電気鋸などによる。断端付近にのみ挫滅を伴う。
広範囲挫滅切断（extensive crush）	プレス機などで挟まれることによる。
引き抜き・剥脱切断（avulsion, degloving）	機械に巻き込まれ，組織が引きちぎられることによる。

2 手術適応

　切断手指再接着の手術適応を示す（表2）。近年，適応には一定のルールはないとする考えが強く，患者が希望する場合には，機能面のみでなく，整容面，精神面を考慮した手術適応例が多くなっている。

表2 切断指再接着の適応

絶対適応	比較的適応	適応外
母指中枢部切断 多数指切断 小児の切断	母指末梢部切断 単指末梢部・中枢部切断	12時間以上の温阻血 全身性疾患，精神病の合併 麻酔に対し危険率の高い症例 再接着を希望しない患者

❸ 切断手指の処置および切断指の保存

- 完全切断例での切断指の保存：温めない，乾かさない，汚さないように保存する（図2）。

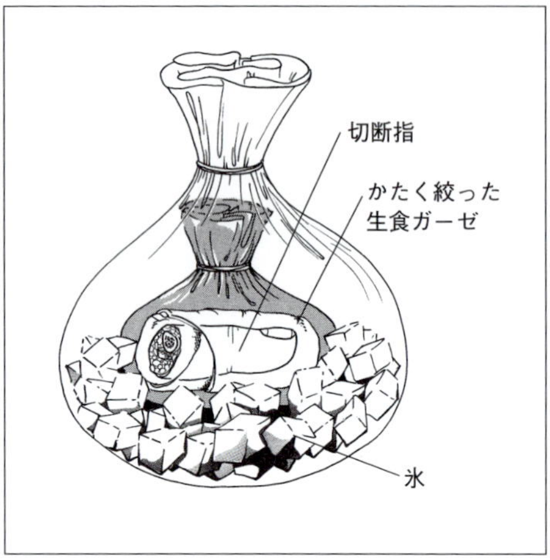

図2 切断手指の処置
　切断指は湿らせたガーゼで包んでビニール袋に入れ，そのビニール袋の外側から氷で冷やし，冷蔵保存する。ドライアイスや冷凍保存では切断組織が凍傷に陥りやすい。組織損傷を来たすため，これらの使用は避ける。

- 不全切断例では，切断および脱臼部分をただちに整復，固定する

　切断組織への血行供給路を確保するため，切断および脱臼部位をただちに整復して，さらにシーネなどで固定する。再接着を前提とする場合は，原則としてガーゼによる圧迫止血をする。

❹ 術前処置

- まず，搬入までの出血量に注意して全身管理を行う
- 切断指の損傷部位および状態を観察する
- 切断中枢端の単純X線撮影像・血行・運動・知覚を診察して，骨・軟部組織の損傷を把握し，技術的に再接着が可能かどうかを判断する
- 創洗浄・消毒を行い，必要に応じて，伝達麻酔，静脈麻酔を施す
- インフォームドコンセントの要点

　まず，患者が再接着の希望があることが前提であるので確かめることが重要である。再接着術の利点，欠点を断端形成術（指尖部切断の場合は複合組織移植 Composite graft）と比較し述べる。指は簡単に再接着できるものと思っている患者がいるので，

生着率を含めて下記を重々説明しておく．
- （指だけのことであるが）大手術になること
- 入院治療が必要であること
- 抗血栓療法の点滴を行うこと
- 治療期間が長くなること（術後のリハビリテーションや場合により腱剥離術が必要）
- 喫煙者には禁煙（少なくとも2ヵ月）が必要であること
- 吻合血管の閉塞は最初の48時間以内に起こることが多く，場合により再度，緊急手術が必要となる可能性があること

5 手術

- 再接着で組織修復する際，一般的に

    骨 → 腱 → 神経 → 動脈 → 静脈 → 皮膚　　の順で行う（図3）．

- 手術は全身麻酔もしくは伝達麻酔下に仰臥位で患肢を手台に置いて行う．出血に対応するため，ターニケットは装着しておく．

①切開：　　　　手術用ルーペもしくは顕微鏡下で，切断端をデブリードマンする．次に側正中切開を加えて皮弁を翻転し，血管・神経・腱・骨を同定する（図3-c）．

②骨接合：　　　再接着では，血管や皮膚などの軟部組織を緊張なく修復するため，最小限の骨短縮を行う．骨接合法はキルシュナー鋼線による交叉固定法やミニプレートによる固定が一般的に用いられる[5]．

③腱縫合：　　　伸筋腱および屈筋腱は原則として一期的に縫合する．端々縫合が不可能な場合には，二期的に腱移植を行う．

④神経：　　　　神経は健常と思われるところまで剥離して，顕微鏡下に縫合（epineuro-funiclar suture）を行う．神経欠損がある場合には，神経移植を行う．指尖部切断では，縫合ができない場合においても比較的良好な知覚回復が期待できることが報告されている[6]．

⑤動脈・静脈縫合：少なくとも動脈1本と静脈1本の縫合が必要である．安定した術後血行動態を維持するため，できれば動脈，静脈のそれぞれを1本ずつ多く補足的に縫合する．

　　　　　　　動脈：十分に剥離し，内膜の状態が良好な健常部分で端々縫合する（図3-c）．動脈縫合部に少しでも緊張がかかる場合には，積極的に静脈移植をするべきである．移植静脈の採取部位としては，前腕屈側，隣接指，および足背が選択される．

　　　　　　　静脈：伸側皮下に多い．切断指の静脈は，動脈縫合後の血液潅流（outflow）で容易に同定できる．また，切断中枢側の静脈

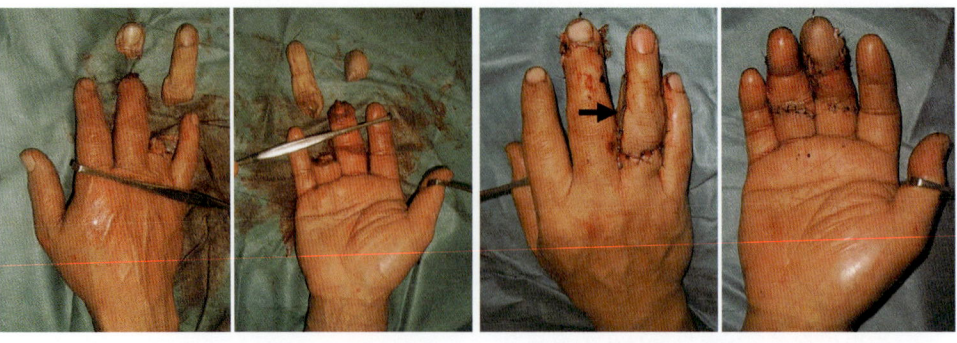

(a) ボール盤に巻き込まれて受傷した。右中指・環指完全切断（中指：Zone Ⅱ，環指：Zone Ⅳ）。局所に挫滅を伴っている（local crush injury）。

(b) 再接着の術直後。切開部および側正中切開部に植皮を行い，減張を行った（矢印）。

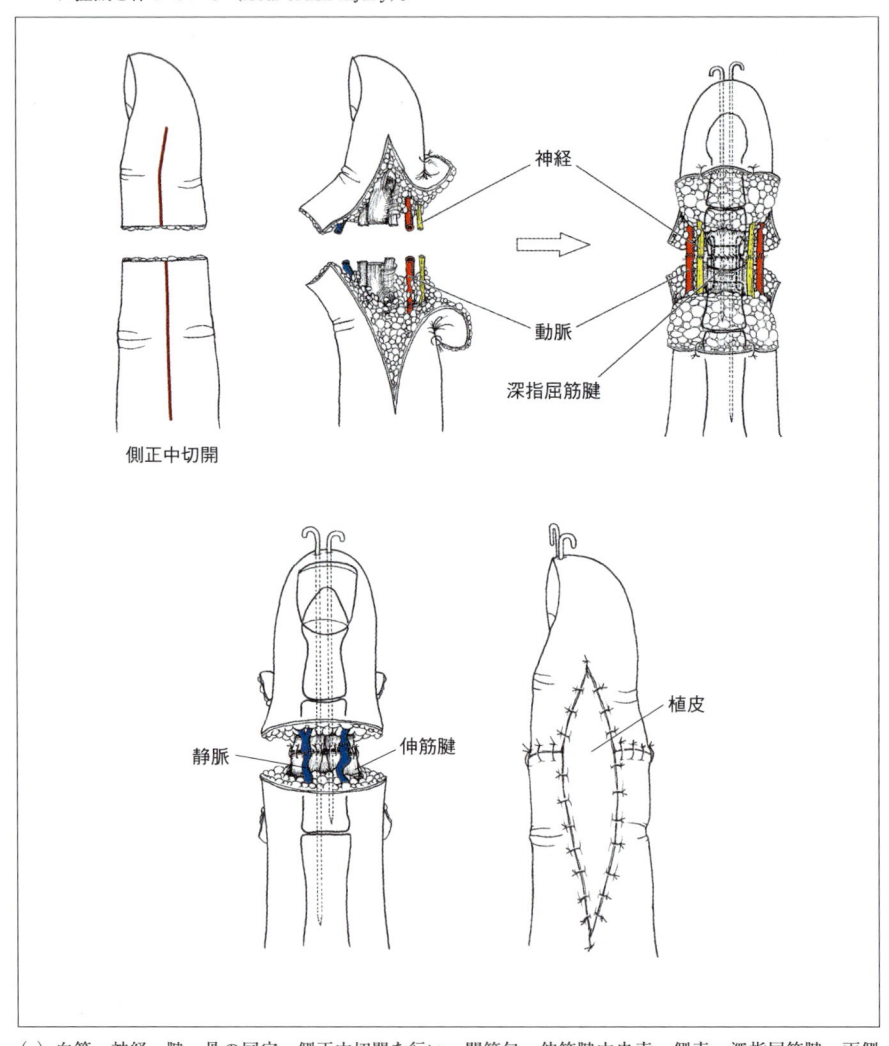

側正中切開

神経
動脈
深指屈筋腱

静脈
伸筋腱

植皮

(c) 血管・神経・腱・骨の同定。側正中切開を行い，関節包，伸筋腱中央索・側索，深指屈筋腱，両側の指神経，指動脈，背側指静脈を同定し，縫合する。

図3 症例：56歳，男性，切断手指

も，血液を含んでおり，見つけやすいことが多い（図3-c）。端々吻合ができない場合は，静脈移植が必要となる。静脈還流不全を生じた場合，(1) 指尖部を穿刺または魚口状に切開する方法，(2) 爪を浮かせて爪床から出血させる方法，(3) 医療用ヒルを用いて出血を持続させる方法[7]などが用いられる。

⑥皮膚： 皮膚縫合は，縫合皮膚が緊張しないよう丁寧に行う。また，神経，血管および腱は，皮膚・皮下組織で完全に覆う必要がある。術後に発生する浮腫が加わり血行障害が生じる。このため，われわれは減張目的で側正中切開部に植皮を行っている（図3-c）。術後の静脈還流障害を防止するため，再接着手指を機能的肢位（functional position）に保ち，緩めに包帯（bulky dressing），ギプス固定を行う。創部は乾かさず，常に観察できるようにしておく。

6 術後管理

- **術後約1週間は室内安静とする**：術直後の血行動態は不安定で，気温の急変，血圧低下，疼痛などの影響を受けるため。
- **たばこやコーヒーは厳禁とする**：血管収縮作用があるため。
- **術後4時間ごとに，注意深く観察する**：
    - **色調（color）**
    - **皮膚緊張（turgor）**
    - **皮膚温度（temperature）**
    - **局所圧迫後の血液の戻り（capillary refilling）**
- **汚染が著しい時や血行障害が疑われる場合**：適宜，主治医が判断しガーゼ交換を行う。
- **抗血栓療法**：手指切断では通常，強い血管内膜損傷を伴っている。このため，血管内腔の再内皮化が完成する術後5日間は抗血栓療法を行う。抗血栓剤として，一般にはヘパリンや，ウロキナーゼ，プロスタグランディン製剤が用いられる。抗血栓療法中は出血や薬剤の副作用に注意することが重要である。出血性病変のある患者には，抗血栓療法は禁忌である。また，小児では体重で抗血栓剤の投与量を調節し，プロスタグランディンは使用しない。
- **補液**：当院では，赤血球凝集抑制作用のある低分子デキストラン（10ml/kg/日を投与する）を用い，ウロキナーゼを24万単位/1日を持続点滴している。さらに，血管攣縮予防のため，プロスタグランディン製剤（プロスタンディン®，小野薬品工業）60μgを1日2回点滴静注している。血管損傷が強く，血栓形成の危険性が高い場合には，ヘパリンを1000～2000単位追加静注している。

7 リハビリテーション

再接着の生着率が向上した現在の課題は，術後の運動機能の向上である．術後10日より自動屈曲運動を開始し，3週間目から他動運動を行う

時に獲得可動域の制限のため，二次的に手術（腱剥離など）が必要となることがある．近年は早期運動療法[8]が試みられているが，腱再断裂の危険性を常に念頭に置いておく必要がある．

文　献

1) 玉井進：切断肢・指再接着．手その機能と治療．金芳堂，京都，1993
2) 石川浩三，川勝基久，荒田順ほか：上肢の Major Amputation. MB Orthop 15：26-34, 2002
3) Tamai S：Twenty years' experience of limb replantation; review of 293 upper extremity replants. J Hand Surg 7：549-556, 1982
4) 石川浩三，川勝基久，荒田順ほか：手指末節切断再接着分類；その後10年の再検討．日手会誌 18：870-874, 2001
5) 石川浩三，川勝基久，荒田順ほか：手の外傷　切断指の再接着．形成外科 45：S75-S82, 2002
6) Yamano Y：Replantation of the amputated distal part of the fingers. J Hand Surg 10A：211-218, 1985
7) 平瀬雄一：手の外科における医用ヒルの臨床応用．整・災外 34：1027-1030, 1991
8) Silverman PM：Early motion after replantation. Hand Clinics 12：97-107, 1996

III. 上肢・手の外傷

25. 指節骨・中手骨骨折
上肢・手の骨損傷

　指節骨・中手骨骨折は，日常診療において頻繁に遭遇する上肢の中で最も多い骨折である。そのため，些細な骨折と考えられ，安易な治療が行われる症例も数多い。一般的に，指節骨，中手骨骨折の骨折型は，4つに大別される（**図1**）。また，骨折に対する固定法では，さまざまな選択（**図2**）がある。

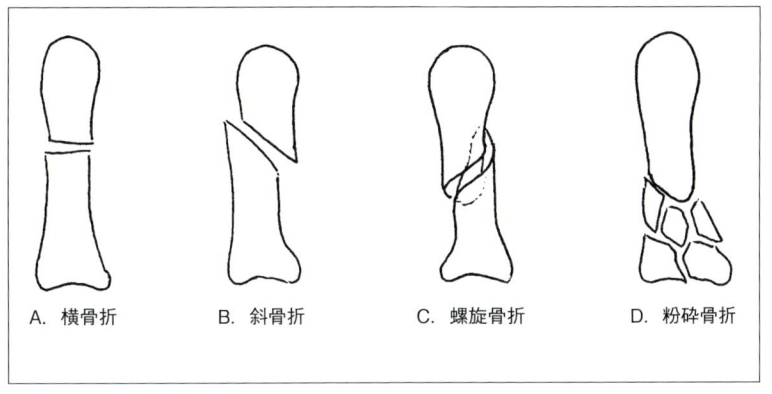

A. 横骨折　　B. 斜骨折　　C. 螺旋骨折　　D. 粉砕骨折

図1　骨折の種類

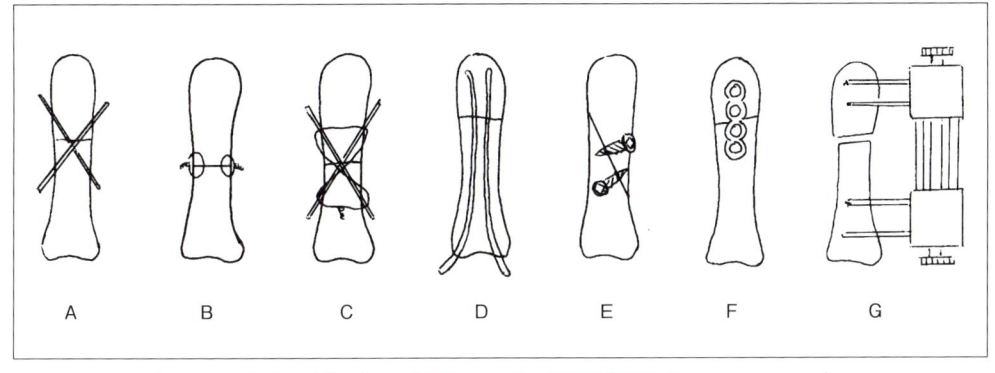

A：cross pinning（Kirschner 鋼線）　　B：骨間鋼線固定（intraosseous wire）
C：鋼線締結法（tension band wiring, composite wiring）
D：髄内釘否定（intramedullary device）　E：螺子固定（screw fixation），
F：プレート固定　　　　　　　　　　　G：創外固定（external fixation）

図2　骨固定の種類

25-1. 指節骨骨折

❶ 診断

各指節骨とも，疼痛，腫脹，圧痛，変形および運動時痛などの症状を呈する．X線は正・側2方向撮影が必須であるが，斜位も有用である．

❷ 骨折部位と特徴

●基節骨

基節骨（骨幹部）骨折では，転位方向は骨間筋，虫様筋および側索の作用と伸筋腱の牽引により，一般的には掌側凸を呈する．一方，基節骨（頚部）骨折では，末梢骨片は一般に背側に転位する．骨頭が90°回転することもある．

●中節骨

骨折部位が浅指屈筋腱付着部より遠位にある場合は，掌側凸を，近位にある場合は，背側凸の転位を呈する．

●末節骨

末節骨（骨幹部）骨折では，著明な転位はまれで粉砕骨折や骨幹部横骨折を呈し，爪下血腫を伴うことが多い．一方，末節骨（基部）骨折では，背側縁に裂離骨折を生ずると槌指変形（骨性槌指）を呈する．

❸ 基節骨骨折および中節骨骨折における治療

1. 保存療法

●基節骨

適応：転位を認めない症例
　　　横骨折で徒手整復が可能な症例
　　　斜骨折で回旋が整復された症例

肢位：一般的に手関節30°背屈，MP関節30〜40°，PIP関節50〜60°，DIP関節軽度屈曲位とし，前腕から指先部までを固定する．Functional cast（Burkhalter-Reyes法[1]，石黒法[2]）（図3）を用いる場合は，腱の癒着が防止できる利点があり，転位の軽度な例では有効である．

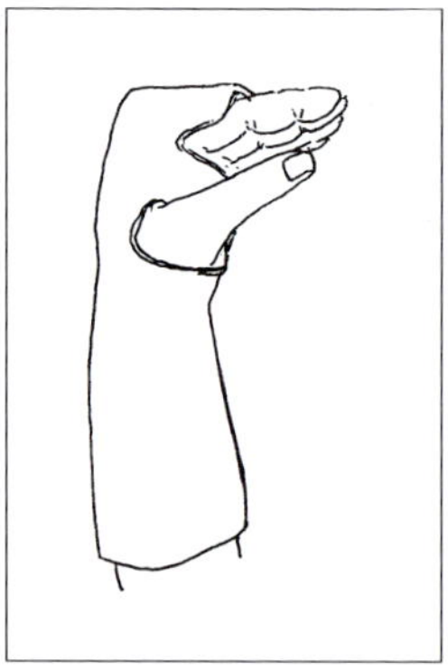

図3 Functional cast（Burkhalter-Reyes法）

指背腱膜を tension band として，遠位骨片を屈曲位にて整復する方法である．MP関節70〜90°屈曲位で，PIP関節レベルまでの伸展ブロック付き前腕キャスト（または手部キャスト）を装着し，指の自動屈伸を促す．

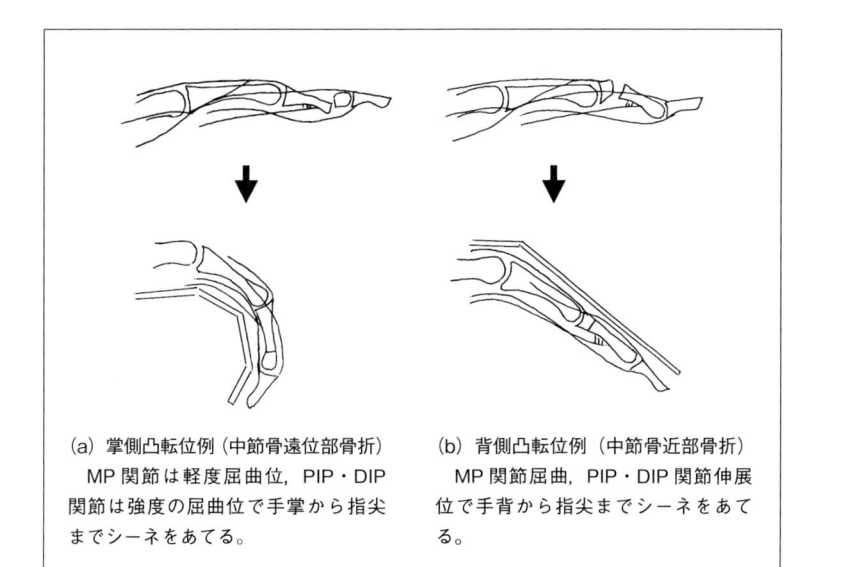

(a) 掌側凸転位例（中節骨遠位部骨折）
MP 関節は軽度屈曲位，PIP・DIP 関節は強度の屈曲位で手掌から指尖までシーネをあてる。

(b) 背側凸転位例（中節骨近位部骨折）
MP 関節屈曲，PIP・DIP 関節伸展位で手背から指尖までシーネをあてる。

図 4　中節骨遠位部骨折と中節骨近位部骨折の骨折様式と外固定

● 中節骨

骨折部位により異なる変形を呈するため，保存療法では外固定の固定肢位が異なっている（図 4）。固定期間は 3 週間とする。

2. 経皮的鋼線固定法

適応：外固定による整復位保持の困難な症例

固定：外固定は 3 週間とし，鋼線を刺入したまま可動域訓練を行う。
　　　横骨折，短斜骨折例…鋼線刺入する際，回旋を防止するため，2 本の鋼線が交叉するように刺入し固定する。
　　　螺旋骨折，長斜骨折例…複数の鋼線を短軸方向へ平行に刺入する。

3. 観血療法

適応：徒手整復が困難な症例
　　　徒手整復後
　　　整復位の保持が困難な症例
　　　複数指損傷例

固定：螺子，ワイヤリング，プレートなどを用いる。

4 末節骨骨折における治療

1. 保存的治療

- **末節骨（骨幹部）骨折：原則として内固定を必要としない**

　粉砕骨折となることが多い。単純X線撮影上，骨癒合が得られなくても問題になることは少ない。徒手的に整復し外固定を行う。外固定は，シーネ（スプリント）を指先から中節（母指は基節）まであてて固定する。固定期間は，通常3週間とする。骨幹部横骨折では，爪根の脱臼と合併することが多く，Schiller法[3]により爪根を整復することで骨折も自然に整復される。爪下血腫を認め，疼痛が強い場合，焼いたペーパークリップを用いて，爪甲に穴をあけ血腫を排出する。

- **末節骨（基部）骨折：徒手整復で安定した整復位が得られれば，保存的に外固定を行う**

　極端な過伸展をとらないようにする。PIP関節とDIP関節の固定を3週間行い，その後DIP関節のみの固定を約5週間行う。

2. 観血整復および内固定

適応：保存的に整復が得られない症例および陳旧例

石黒法[4]（図5）　　　　…術後4週間で鋼線を抜去し，他動的に伸展する。自動伸展運動を開始し，1週間後に自動屈曲運動を開始する。

伸展が制限されている場合…夜間装具（槌指用スプリント）を2～4週間装着する。

背側骨片が大きい時　　　…1本の鋼線で骨片とDIP関節を同時に固定する。

背側骨片が比較的小さい時…Beasley法が適応される。

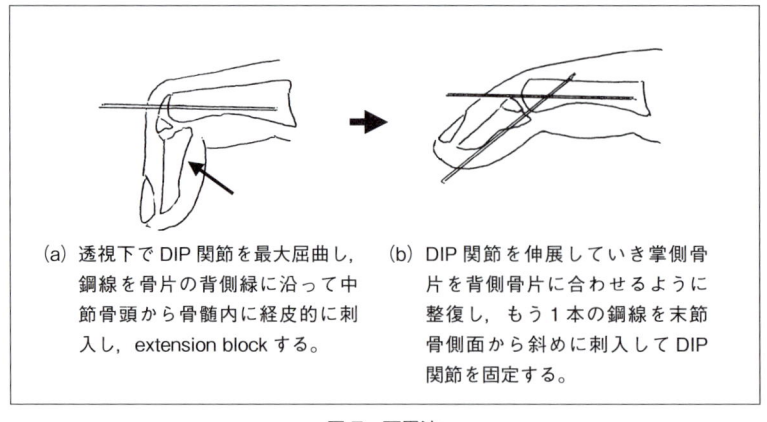

(a) 透視下でDIP関節を最大屈曲し，鋼線を骨片の背側縁に沿って中節骨頭から骨髄内に経皮的に刺入し，extension blockする。

(b) DIP関節を伸展していき掌側骨片を背側骨片に合わせるように整復し，もう1本の鋼線を末節骨側面から斜めに刺入してDIP関節を固定する。

図5　石黒法

25-2. 中手骨骨折

1 診断

中手骨骨折の原因としては，交通事故，パンチ動作，転倒などが多い。臨床症状として，手背部の腫脹，疼痛，変形などが認められる。X線は，側面像では中手骨が重なるため，正，側2方向撮影のほかに斜位撮影を追加する。転位方向は，一般に背側凸転位を来たしやすく，整復および整復後の保持，固定に難渋することが多い。

2 骨折部位と特徴

中手骨基部は，周囲を靱帯により固定されている。このため，骨転位を伴うことはまれである。しかし，第1中手骨の基部に発生するBennett脱臼骨折では，長母指外転筋の作用により遠位骨片が近位側に移動する（図6）。中手骨（骨幹部）骨折では，横骨折，斜骨折を生じやすく，受傷機転により骨折部位が複数骨に及ぶことがある。中手骨（頚部）骨折は，相手を殴ったり，戸や壁を拳で突いたりした場合など，パンチ動作で発生するため "boxer's fracture" とも呼ばれる。

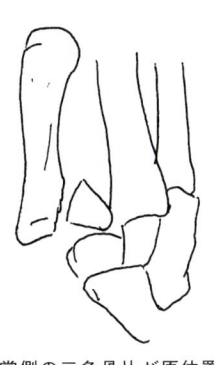

(a) 掌側の三角骨片が原位置にとどまり，背側関節面を含む主骨片は長母指外転筋腱に引かれ，背側近位方向に脱臼転位し内転位をとる。

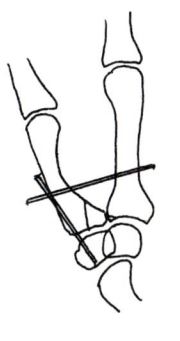

(b) 整復・鋼線固定

図6　第1中手骨基部骨折（Bennett脱臼骨折）

3 治療

●基部骨折

中手骨基部は骨癒合が良好なため，外固定は整復後2～3週間とする

外固定の後，骨片が十分に整復されない症例では，観血整復および内固定が適応となる。一方，第1中手骨基部骨折（Bennett脱臼骨折）（図6）では，整復位の保持は困難であり，外固定のみでは再転位を来たしやすい。このため，保存療法では効果がなく，徒手整復および経皮的鋼線刺入もしくは直視下での整復固定が適応される。術後は，4～6週間 thumb spica cast で固定する。

●骨幹部骨折

骨幹部骨折では，徒手整復で骨折部の安定性が維持できる症例は，保存療法が選択される

外固定：通常，前腕骨からMP関節まで，MP関節屈曲位で約4週間行い，基節骨骨折と同じ治療法（functional cast）が用いられる。一方，骨片に不安定性が残存する症例では，回旋変形や骨短縮が進行するため内固定が望ましい。

内固定：容易に徒手整復される例…経皮的に数本の鋼線で固定する方法が侵襲も少なく簡便である。また，経皮鋼線髄内固定[5]を行うことも多い。経皮鋼線髄内固定では，中手骨の底部背側から鋼線を1～2本骨髄内に刺入して固定する。背側から刺入した鋼線が骨髄内を通る時の鋼線のたわみで，背側凸変形は矯正される。

徒手整復により解剖学的な整復位が得られない例や，骨折が複数に及ぶ例…局所を展開し，整復後，螺旋骨折や斜骨折はスクリューで，横骨折は tension band wiring またはプレートで固定する。これらの骨折では創外固定器を利用してもよい。

●頚部骨折

- 第2，3中手骨頚部骨折では，pinch 機能を考慮するとわずかの屈曲変形も許容されない。このため，解剖学的整復が必要となる
- 第4，5中手骨頚部骨折は，CM 関節で屈曲変形が代償されるため，ある程度の変形は許容される

この際，治療法の選択は，骨片の屈曲角度によって異なっている。屈曲変形が10°以下の時は，そのままギプスシーネまたはアルフェンスシーネで外固定とする。一方，屈曲変形が10°以上の時は，徒手整復が適応となる。徒手整復では，MP・PIP関節を90°屈曲し，基節骨底部で中手骨頭を牽引しつつ背側に突き上げるようにして整復する（Jahss法[6]）。

- 整復後は，MP関節50～60°屈曲・PIP関節20～30°屈曲位で外固定する

不安定性骨折や転位が高度な例には，整復後，経皮的鋼線による内固定が必要となる。

4 その他，注意すべきこと

　関節面に骨折が及んだ場合，骨片の転移を放置すると，後に関節症が必発する。このような骨折では，手術的に関節面を整える必要がある。この中でも特に，軸圧型のPIP関節脱臼骨折に陥入骨片が伴う場合は，整復固定に高度な技術を要するため，手の外科専門医に治療をゆだねるべきである。

文　献

1) Burkhalter W, Ryes FA：Closed treatment of fracture of the hand. Bull Hosp J Dis Orthop Inst 44：145-162, 1981
2) 石黒隆，橋爪信晴，井上研次ほか：指基節骨および中手骨骨折に対する保存的治療－MP関節屈曲位での早期運動療法．日手会誌 8：704-708, 1991
3) Schiller C：Nail replacement in finger tip injuries. Plast Reconstr Surg 19：521, 1957
4) 石黒隆，伊藤恵康，内西兼一郎ほか：骨片を伴った mallet finger に対する closed reduction の新法．日手会誌 5：444-447, 1988
5) Foucher G："Bouquet" osteosynthesis in metacarpal neck fractures; A series of 66 patients. J Hand Surg 20A：S86-S89, 1995
6) Jahss SA：Fracture of the metacarpals; A new method of reduction and immobilization. J Bone Joint Surg 20：178-186, 1938

Ⅲ．上肢・手の外傷

26. 上肢・手の骨損傷
舟状骨を含む手根骨骨折

1 手根骨骨折とは

　手根骨骨折の80％近くが舟状骨骨折で，その他の骨折はまれである．月状骨骨折の大半は月状骨壊死に続発する病的な骨折で，外傷による骨折は非常に少ない．舟状骨骨折は転倒して手をついて生じるが，その時の手関節の位置は過度の背屈ならびに橈屈が加わって骨折が生じると言われている．

　10代後半〜20代にかけて多くみられ，スポーツによる受傷が半数近く占めるのも特徴の一つである．また，骨癒合が得られにくく，特に近位部の骨折においては偽関節に陥る症例が少なからず見られる．有鉤骨は体部の骨折と鉤の骨折に分けられるが，後者はゴルフや野球で生じるものが多い．鉤骨折も単純X線撮影の2方向撮影だけでは発見が困難で，見落とされる場合がある．

> **Pit Fall**　手根骨骨折は青年期，特にスポーツにより受傷することが多く，それを疑うことから診察が始まる．

2 手根骨の解剖

- 手根部は8つの小さな骨で構成されている（図1）．
- 手根骨は豆状骨以外直接腱が付着しているものはない．ただし掌側，背側とも多数の靱帯で強固に固定されている．おのおのの手根骨は特殊な形態をしている．特に舟状骨の形態はその骨折の治療を行ううえで三次元的に把握しておかなければならない．また，有鉤骨も同様である．
- 舟状骨は全周の大部分を関節軟骨で覆われており，軟骨がない遠位背側の一部からしか血管の進入がない．そのために血管の進入部より近位で骨折を生じると，近位骨片への血流が途絶して壊死に陥る．

> **Pit Fall**　舟状骨近位部の骨折においては，近位骨片の壊死を生じやすい．

3 どのような症状で骨折を疑うか

- スポーツで手をつき，「解剖学的嗅ぎタバコ入れ」に圧痛がある時は舟状骨骨折を疑う

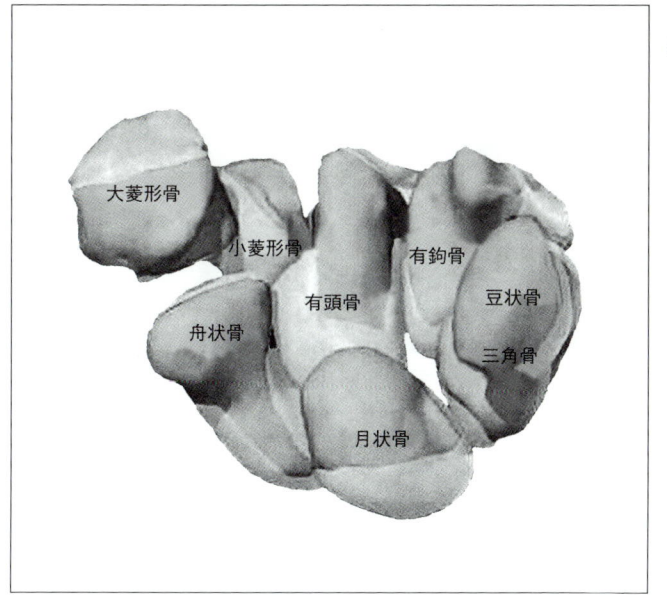

図1　手根骨の解剖図

- 野球，ゴルフ，テニスなどのスポーツをよく行っており，手関節掌尺側に圧痛がある時は有鉤骨鉤骨折を疑う

　舟状骨骨折では手関節の運動制限を認める。特に背屈ならびに橈屈制限が著明である。解剖学的嗅ぎタバコ入れの圧痛に加え，第1，2中手骨骨軸に沿っての軸圧痛や，握手を行った場合の手根部の介達痛などが臨床診断の助けとなる。月状骨に圧痛がある場合は骨折というよりもむしろキーンベック病を疑う。有鉤骨骨折は直達外力で生じる場合もあるが，繰り返す外力による疲労骨折も見られることから，既往歴として外傷がなくても上記のようなスポーツを行っている選手においては，本骨折を念頭に入れることが重要である。

4 手根骨骨折の画像診断

●単純X線検査

　通常の骨折では単純2方向撮影を行うが，手根骨骨折を疑っている場合は斜位を含めた4方向撮影を行う。できれば拡大撮影を行った方が読影しやすい。また舟状骨骨折が疑われる場合は拳を軽く握る，あるいは手関節を最大尺屈させて背掌側撮影を行うと骨折をみつけやすい（図2）。たとえ受傷直後に骨折線が認められなくても，2〜3週後にX線検査を行うと骨折線が明らかになるので，本骨折を疑う場合は必ずその時期に再検査することが肝要である。有鉤骨鉤骨折が疑われる時は手根管撮影が最も有用である（図3）。側面像で手根骨背側に小さな骨片が認められる場合は月状骨の剥離骨折と考えがちであるが，そのほとんどは三角骨の剥離骨折であり，斜位像で明確になる。

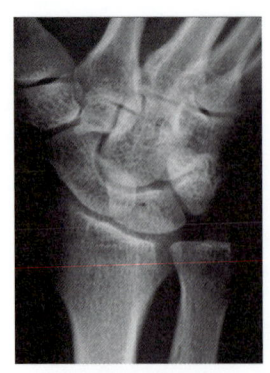

図2 手関節最大尺屈位の
　　　背掌側撮影
舟状骨骨折がよく確認できる。

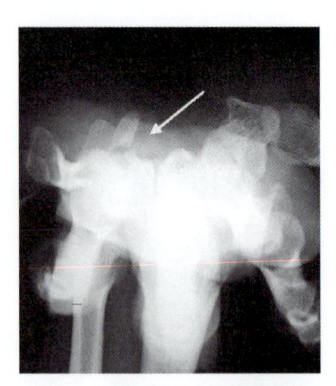

図3 手関節軸写（手根管撮影）
有鉤骨鉤骨折がよく確認できる。

> **Pit Fall** 手根骨骨折を疑う場合は4方向撮影，特に舟状骨は5方向，有鉤骨は手根管撮影を行う。

● 断層撮影，CT撮影

　舟状骨骨折の際，単純X線で骨折線が疑われる場合は，断層撮影を行うことでより骨折線が明確になる。また骨片の転位の状態も断層撮影によりよくわかる。CTは新鮮骨折の場合あまり有用な検査ではない。ただし，脱臼骨折の場合は各手根骨の状態が明瞭にわかるために勧められる検査である。舟状骨偽関節の場合は骨欠損の程度や舟状骨の変形がCTで明瞭になるために行うべき検査の一つである。

● MRI撮影

　単純X線検査で骨折線が確認できなくても，MRI撮影により明瞭に骨折が判断できる（図4）。また近位部の骨折に際して近位骨片の血行を推測することができる。もしT1ならびにT2強調画像で近位骨片が低信号を示す場合は，骨癒合に長期間を要し，さらに偽関節になりやすい理由から，スクリューを用いた内固定を選択すべきである（図5）。

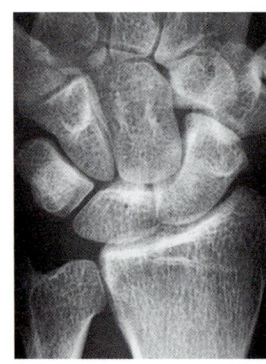

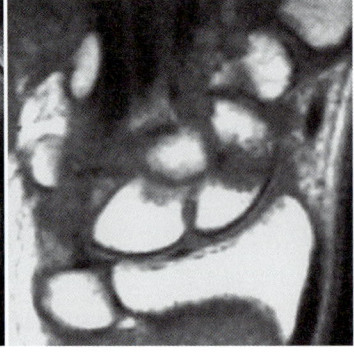

(a) 単純X線撮影（受傷後4日）では，骨折を確認できなかった。
(b) MRI撮影（受傷後4日）では，舟状骨腰部の骨折が明らかである。

図4　症例：27歳，男性，野球で受傷

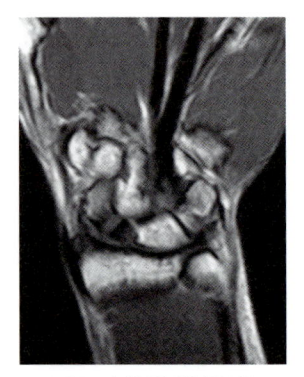

図5　舟状骨近位部骨折
MRI撮影で近位骨片の壊死が疑われる。

> **Pit Fall** 舟状骨骨折を疑い単純 X 線撮影で骨折が認められない場合と近位の骨折の場合はMRI 検査を行う。

5 舟状骨骨折の単純 X 線撮影学的分類

　治療方法，治療期間に大きく関与するために骨折の部位と骨折型で分類する方法が古くより行われてきた[1]。骨折部により遠位 1/3，中央腰部，近位 1/3 の 3 つに分類し，骨折型は水平斜骨折，横骨折，垂直斜骨折の 3 つに分類する（図6）。この分類では近位骨折ならびに垂直斜骨折の骨癒合が遷延しやすい。

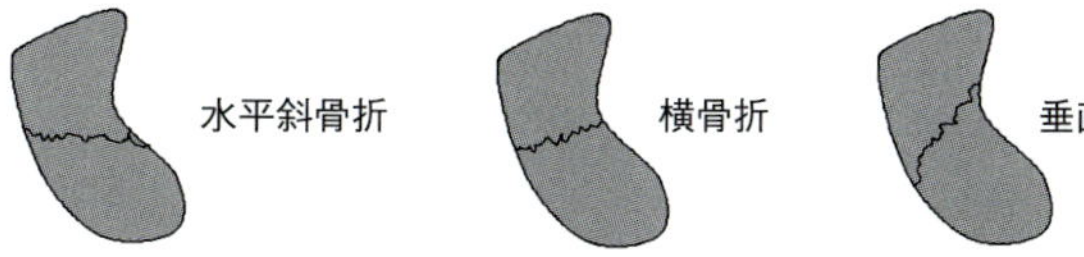

骨折部位	骨折型	固定期間
遠位 1/3	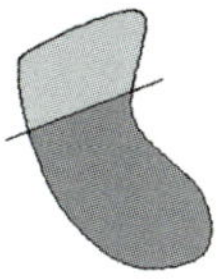 水平斜骨折	6 週
	横骨折	6 週
	垂直斜骨折	10～12 週
中央 1/3	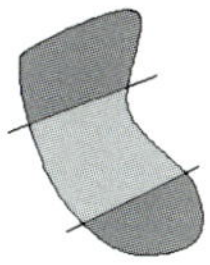 水平斜骨折	6 週
	横骨折	6～8 週
	垂直斜骨折	10～12 週
近位 1/3	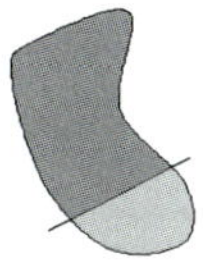 水平斜骨折	10～12 週
	横骨折	10～12 週
	垂直斜骨折	10～12 週

図6　骨折の部位ならびに骨折線の走行に基づいた固定期間

　また最近は内固定材料の進歩により手術の適応が広くなり，手術適応から考案された Herbert の分類[2] を用いることが一般的になってきている（図7）。

Type A：結節部の骨折と転位のない腰部の不全骨折であり，保存療法の適応である。
Type B：手術適応である。Type B に分類されているものは遠位部の斜骨折（B1）**（図8）**，腰部の骨折で転位，可動性のあるもの（B2）**（図9）**，近位部骨折（B3），脱臼骨折（B4），粉砕骨折（B5）の5つである。

なお，Type C は遷延癒合，Type D は偽関節であるが，その2つの区別は明確でない。

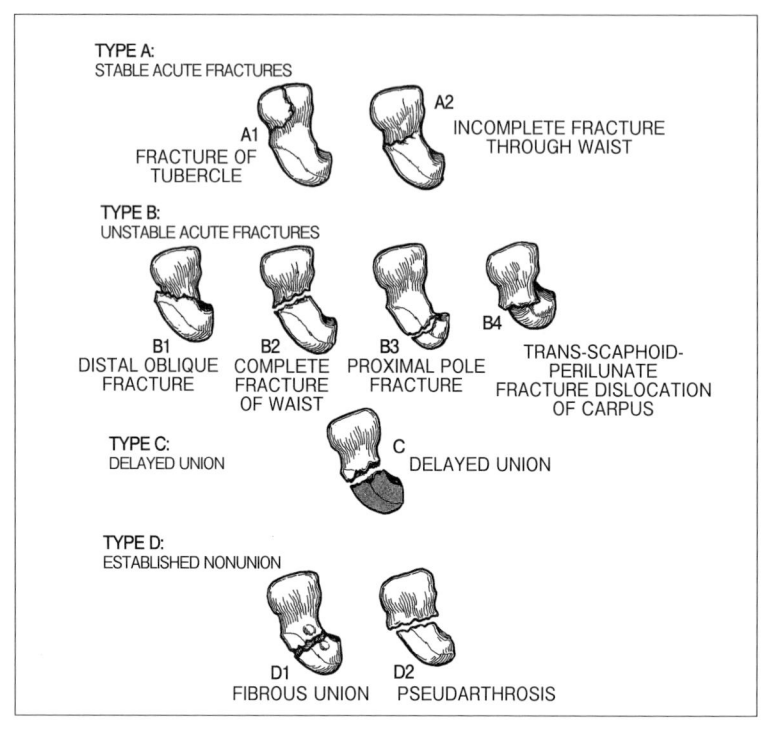

図7　Herbert 分類

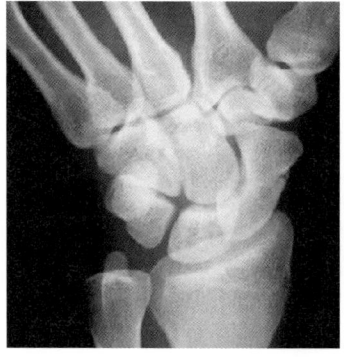

図8　Herbert 分類 TypeB1（斜骨折） 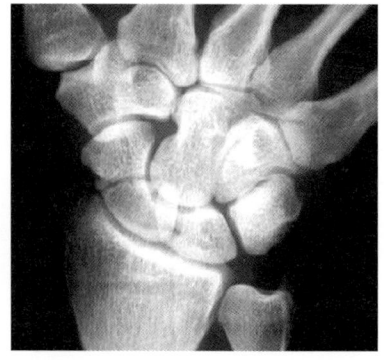　図9　Herbert 分類 TypeB2（転位，可動性のある骨折）

6 舟状骨骨折の保存療法

舟状骨骨折の場合，骨折部位と骨折型で治療期間が大幅に異なる

中枢部の骨折に対しては2～3カ月のギプス固定が必要である。また部位にかかわらず垂直斜骨折の場合も最低2カ月程度のギプス固定が必要である。その他の骨折では通常6週間の固定を行う。なおギプスは前腕から母指IP関節までの固定とする（図10）。

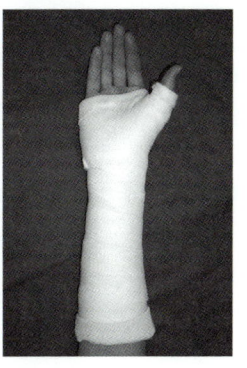

図10 前腕から母指IP関節までのギプス固定

7 舟状骨骨折の手術療法

新鮮骨折に対する手術適応はHerbert分類のType Bである。ただし最近では，安定型の骨折に対しても仕事やスポーツの関係で6週間のギプス固定が躊躇されるような症例に対しても，積極的に手術を行うことが多い。その際はギプスによる治療の利点および欠点と手術療法の利点および欠点を患者によく説明して，最終的には患者自身が治療方法の決定を行う。むやみに手術療法のみを強要すべきではない。

1. 手術方法

●スクリューのタイプ

- 現在広く用いられているのが cannulated headless screw である[3]。このタイプのスクリューは従来のような zig を用いないために，スクリューの刺入が容易である。ただし不安定型の骨折ではスクリューを刺入している最中に骨片の回旋を生じることがあり，仮止めの鋼線とガイドピンの2本を刺入することがコツである。

- 舟状骨骨折に対して cannulated headless screw として最初に開発されたのが Herbert Whipple screw である。しかし，従来の Herbert screw に比べて固定力が弱いために，最近ではこの欠点を補うべく HBS screw，DTJ screw，Acutrak screw など優れたスクリューが開発されている（図11）。

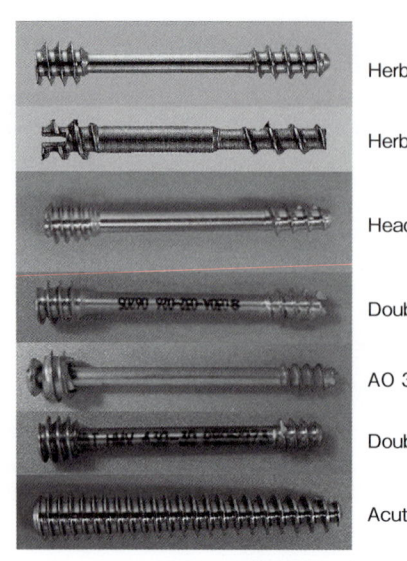

図11 舟状骨骨折に使用する各種スクリュー

●掌側進入法

従来から行われている最も一般的な方法

Type B でも骨片の転位がほとんどない症例では，イメージ透視下に小切開でガイドピンを刺入し，それに沿ってスクリューを刺入する[4]（図12）。転位があり整復を要するような症例に対しては，舟状骨の真上を通るような zig-zag 切開で進入し，整復後にスクリューを刺入する。

①準備：　　　　　　小切開で行う場合は切開を行う前から手術用手の台の下にはじめからイメージをセットしておく。そして手関節が背屈位に保持できるように覆布を丸めて下にひいておく。

②皮切：　　　　　　イメージ透視下に舟状骨結節の突出部を確認し，少し末梢に1cm の縦切開を加える。

③ガイドピンの刺入：舟状骨・大菱形骨間靱帯を切離し，背屈を強めることによって関節面を開かせ，舟状骨関節面よりガイドピンを刺入していく。

④スクリューの選択：刺入が終わったら手関節を回内外させてピンが穿孔していないことを確認し，ゲージで長さを計測する。実際に刺入するスクリューは 3mm ほど短めのものを選択する。

⑤スクリューの確認：十分に軟骨の下までスクリューが刺入されていることを確認し，術中の単純 X 線撮影を行う。

図12　小切開による掌側からのスクリューの刺入

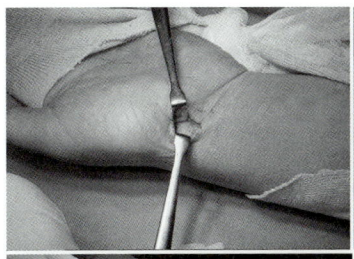

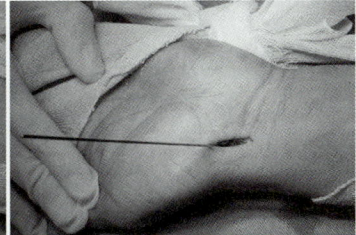

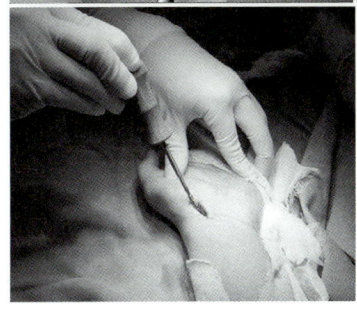

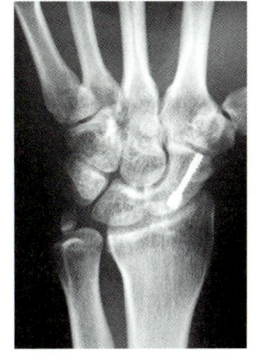

図13　背側からのスクリューの刺入

●背側進入法

- 近位1/3の骨折の場合，掌側進入で小さな近位骨片をめがけて正確にスクリューを刺入することが困難であるために，スクリューの刺入は背側から行った方が容易である[5)6)]。
- 腰部の骨折であっても水平斜骨折に対しては背側からスクリューを刺入した方がよい。骨折線が遠位掌側から近位背側に走っていることが多く，もし掌側からスクリューを刺入すると骨折線に剪断力が働き，強固な固定が得られない。この場合背側から刺入する方が骨折線に対してより垂直に近い方向でスクリューを刺入できる（図13）。

①皮切，展開：　　進入は第4区画を一部切開し，伸筋腱を尺側によけ，関節包を開けると月状骨と舟状骨が確認できる。

②スクリューの刺入：月状骨よりの舟状骨関節面から母指の方向に向かってガイドピンを刺入すると，ほぼ大菱形骨舟状骨関節の中央に刺入される。この時点でイメージを入れてピンの刺入部位，方向を確認する。そしてガイドピンに沿ってスクリューを刺入する。

> ⚠ **Pit Fall**　近位部骨折と腰部水平斜骨折に対しては背側進入が適応。スクリューの刺入方向は母指の方向へ。

2. 後療法

新鮮骨折に対してスクリューを用いた場合，原則的にはギプスは不要である．ただ術後は bulky dressing として 3〜7 日間は固定を行う方がよい．

> ⚠️ **Pit Fall** 単純 X 線撮影で骨癒合が確認されるまでは労働やスポーツなど，手に負荷がかかることは避けさせる．通常の日常生活程度ならば許可する．

文　献

1) Russe O：Fracture of the carpal navicular. Diagnosis, non-operative treatment and operative treatment. J Bone Joint Surg 42A：759-768, 1960
2) Herbert TJ, Fisher WE：Management of the fractured scaphoid using a new bone screw. J Bone Joint Surg 66B：114-123, 1984
3) Newport ML, Williams CD, Bradley WD：Mechanical strength of scaphoid fixation. J Hand Surg 21B：99-102, 1996
4) 田中寿一：舟状骨骨折に対する小皮切による内固定（minimally invasive surgery）．執刀医のためのサージカルテクニック 上肢．龍順之助編，pp64-73, メジカルビュー，東京，2005
5) Slade JF 3rd, Jaskwhich D：Percutaneous fixation of scaphoid fractures. Hand Clin 17：553-574, 2001
6) 前川尚宜，小野浩史，矢島弘嗣ほか：新鮮舟状骨骨折に対する Acutrak Screw 固定の成績．日手会誌 21：742-745, 2004

27. 橈骨遠位端骨折

Ⅲ．上肢・手の外傷
上肢・手の骨損傷

1 橈骨遠位端骨折とは

橈骨遠位端骨折は骨折の中で最も頻度の高いものの一つで，転倒して手をつくことが大半の受傷原因である．本骨折は小児と高齢者に多くみられ，関節外骨折と関節内骨折（Barton 骨折）に大別される．関節外骨折は伸展骨折（Colles 骨折）と屈曲骨折（Smith 骨折）に分けられるが，伸展骨折が圧倒的に多い．好発年齢は 10 歳代と 60〜70 歳代で，前者は男児に多くみられ，後者は女性に多く見られる．小児の場合，若木骨折などの不全骨折としての発生が多く，また，骨端線離解のかたちを取ることもしばしば認められる．

2 解剖

いわゆる手関節は橈骨と 8 つの手根骨により構成される（狭義の手関節）．機能的にはそれに加え遠位橈尺関節を含める．橈骨遠位端骨折の際は，橈骨と舟状骨，月状骨関節および，遠位橈尺関節が問題になる．橈骨遠位端の粉砕骨折では一般に舟状骨窩と背側の月状骨窩，掌側の月状骨窩の 3 つのパートに分かれ（**図 1**），それぞれの転位の状態で治療法を決定しなければならない[1]．

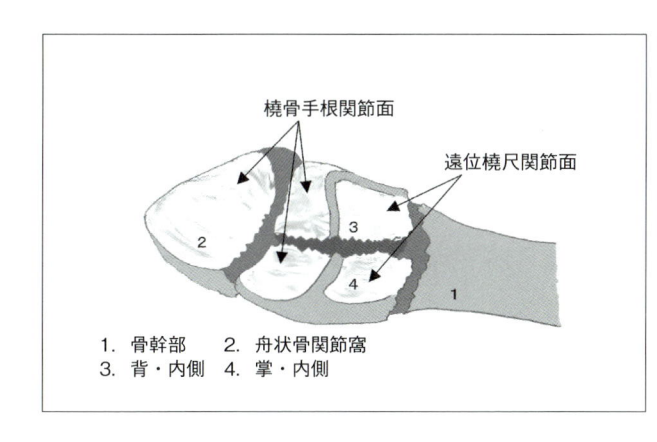

図 1 関節内粉砕骨折

橈骨手根関節面
遠位橈尺関節面

1. 骨幹部　2. 舟状骨関節窩
3. 背・内側　4. 掌・内側

また，関節外骨折であっても，骨折線が遠位橈尺関節にかかるか否かが問題である．
さらに尺骨茎状突起骨折の有無，さらにその骨折部位により遠位橈尺関節の不安定性を推測することができる．Lister 結節は第 3 区画の橈側の壁を構成しているが，ここで長母指伸筋腱が橈側に方向を変える．Lister 結節にかかる転位がほとんどみられない骨折で

は，後日腱の皮下断裂を来たすことがあるので，単純X線撮影でその位置を把握しておく必要がある。

3 どのような症状で骨折を疑うか

- 手をついて受傷
- 腫脹，疼痛，介達痛，運動制限
- 伸展骨折の際のフォーク状変形および手の橈側屈曲

4 補助診断法

●単純X線撮影

通常は手関節の2方向撮影で診断が可能である（図2，3）。ただし，粉砕骨折がある場合は斜位像を追加した方が，骨片の転位，関節の陥没など確認できる情報が多い。また，健側の2方向撮影も比較の意味から必ず撮影すべきである。

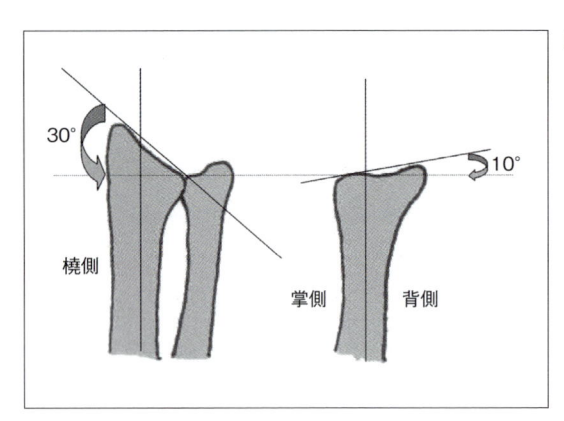

図2　正常単純X線撮影像

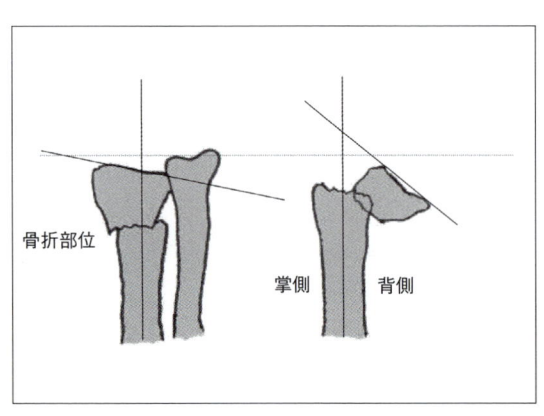

図3　Colles骨折X線像

●断層撮影，CT撮影

ともに関節内骨折の診断に有用である。骨片の転位の程度や関節面の陥没の状態などが把握でき，治療方針の決定に役立つ (**図4**)。三次元CTによる像は，骨折の状態を立体的にみることができるため，非常に理解しやすい。

●手関節鏡

関節内骨折における実際の手術に際して，整復操作を確認するために用いる場合と，骨折に伴う三角線維軟骨複合体（TFCC）や手根骨間靱帯の損傷を診断するために用いる場合がある。

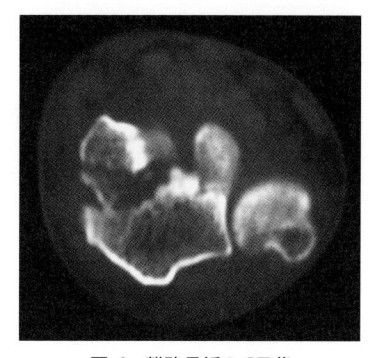

図4　粉砕骨折のCT像

5 単純X線撮影学的分類

いろいろな分類があるが，代表的な2つの分類について解説する。

●Frykman分類

橈骨遠位端骨折を関節外骨折と種々の関節内骨折に分類し，さらに尺骨茎状突起骨折の有無によって8つのタイプに分類したものである[2] (**図5**)。複雑な骨折ほど分類番号が大きくなり，合併症や予後に関しても同様の傾向を示す。

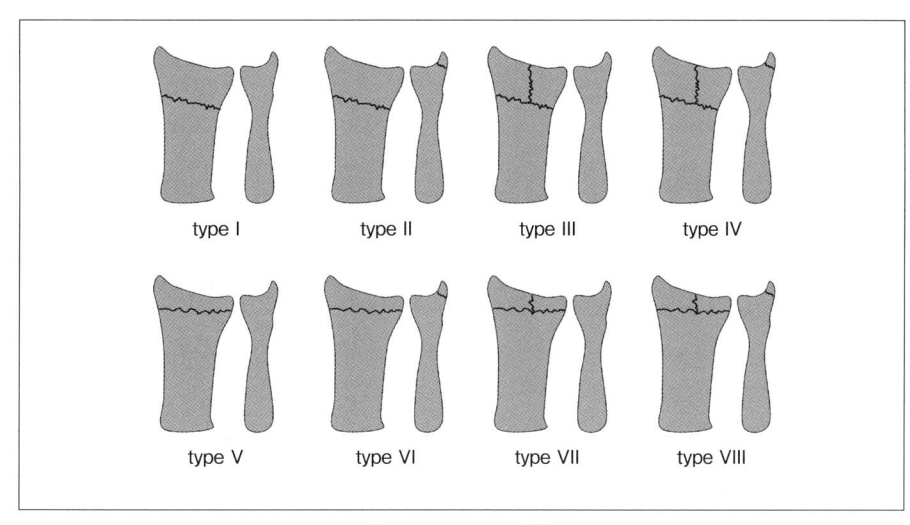

図5　Frykmanの分類

● 斉藤分類

関節内骨折と関節外骨折に分類し，それぞれを細分化している[3]。特に関節内骨折は骨片が1つか2つ以上かで区別し，chauffeur骨折も含まれているので，関節内骨折の治療法を決定するうえで，有用な分類法である（表）。

表　斉藤の分類

①関節外骨折
　　Colles 骨折
　　Smith 骨折
②関節内骨折
　　粉砕 Colles 骨折
　　chauffer 骨折
　　粉砕 Smith 骨折
　　掌側 Barton 骨折
　　背側 Barton・chauffer 合併骨折
　　背側 Barton 骨折
　　掌側 Barton・chauffer 合併骨折
③不全骨折

6 保存療法

- 骨欠損のない関節外骨折（Frykman 分類Ⅰ，Ⅱ）と転位の少ない関節内骨折が保存療法の適応
- 高齢者の場合は，保存療法の広い適応

徒手整復とギプス固定

①麻酔：　転位のある骨折で整復操作を行う場合，伝達麻酔あるいは静脈麻酔による無痛操作が必要である．局所麻酔剤による浸潤麻酔は簡便ではあるが，局所の腫脹を増強させ，かつ筋弛緩が得られないためにあまり勧められない．

②肢位：　麻酔後患者を仰臥位とし，肘を屈曲させ，助手に上腕をつかませて対向牽引をかけさせる．Colles 骨折の場合は片手で患者の手を握るようにして遠位方向にしばらく牽引をかける．

③整復：　いったん背屈を強めて掌側の骨皮質の嵌頓を解除し，その後手関節を掌尺屈とし，さらに前腕を回内させることによって骨片の整復を試みる．ただしあまり無理に背屈をかけると背側骨皮質の粉砕を助長するために無謀に行わないことがコツである．整復操作の途中にもう一方の手の母指で末梢骨片を圧迫し，整復操作を助けると整復位が得られやすい．

Smith 骨折の場合…手関節を掌屈させて牽引を行い，背屈かつ尺屈位にもっていき整復を行う．

Barton 骨折の場合…Chinese finger trap を用いて時間をかけて牽引するだけで整復位が得られる場合がある．この方法は Barton 骨折だけでなく Colles 骨折や Smith 骨折の場合でも有効で，先に述べた整復操作を行わず牽引のみで整復位を得ようとするものである．もちろん，少し

母指で整復操作を加えることもある（**図6**）。ただし，整復位が保持されにくい症例では後に述べるピンニングか創外固定器の装着を行うべきである。

④ギプス固定：Colles 骨折では前腕回内，手関節掌屈，尺屈位が一般的である（**図7**）。ギプスに際して注意することは，強い掌屈位でギプスを巻くと指の伸展拘縮や反射性交感神経性ジストロフィー（RSD）を併発しやすいので，軽い掌屈位とする（文献によれば軽度背屈位を勧めるものもある）。原則的には上腕からのギプスを 2〜3 週間，その後前腕からのギプスを 3 週間行う。転位のない骨折では上腕からのギプスは不要である。小児の場合のギプスの固定期間は 3〜4 週間で十分である。

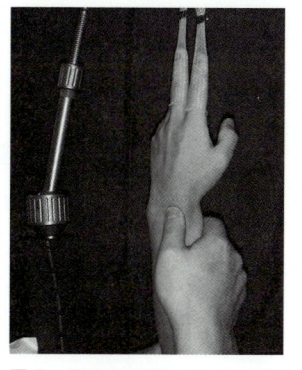

図6 Chinese finger trap を用いた整復

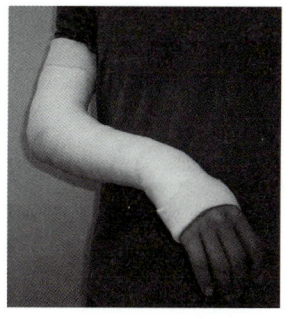

図7 Colles 骨折整復後のギプス固定

> **Pit Fall** 最初に行うギプスには必ず割線を入れる。腫脹によるギプス障害の説明を患者に行い，もし循環障害を認めたならば夜間でも来院するように指示しておく。翌日は必ず来院させる。ギプスを巻きかえる時は，問題のない限り手関節背屈位の機能肢位とする。

7 手術療法

- 徒手整復後の単純 X 線撮影像で 20°以上の掌背屈変形，3mm 以上の橈骨の短縮，関節内に 2mm 以上の段差がある症例は手術適応
- 整復保持が困難な症例も手術適応

●経皮ピンニング

遠位骨片から鋼線をクロスに入れて行う固定方法と骨折部から鋼線を刺入する intrafocal pinning の 2 つの方法がある

前者は茎状突起の近位からと橈骨尺側からそれぞれ 1.5〜2.0mm の鋼線を交差して刺入する。鋼線刺入だけでは再転位を生じやすく，前腕からのギプス固定は必要である。一方，後者の場合，ギプスは必要ないと言われているが，過整復が発生しやすい欠点があ

る．経皮ピンニングは簡単ではあるが，上記のような欠点があり，最近は non-bridge type の創外固定やプレート固定を行う方が一般的になってきている．

●創外固定法

• Bridge type の創外固定器

関節内骨折や粉砕の強い骨折に対して広く用いられてきた．ピンを中手骨と橈骨に刺入して，ligament taxisis で骨折を整復し，固定を行う．問題は骨折部を矯正しようとするあまり，過牽引となり RSD を引き起こすことがあるので注意する．また，長期間手関節屈曲，尺屈位で装着させると関節拘縮を来たすので，できれば 2〜3 週後には手関節背屈位とすることが望ましい．その意味でも Cryburn 型や Orthofix Pennig モデルのような joint をもっている創外固定器の方が有用である．

• Non-bridge type の創外固定器

最近，遠位の骨片に直接ピンをうち，手関節をフリーとするこの方法が注目を集めている[4]．あまり粉砕の強い症例には用いられないが，慣れてくると多少第 3 骨片があっても骨片の整復後にピンで固定し，手関節を自由に動かすことが可能である．スポーツや重労働は無理であるが，車の運転，タイプなど，日常生活はあまり不自由なく営むことができる．ピンを背側に刺入するもの，橈側に刺入するもの，背側と橈側に刺入するものがあるが，橈側からの刺入が最も容易であり，器具すべてが X 線透過性の材質で作られているものもある（図 8）．抜釘まで水仕事ができないことと，抜釘後症例によっては多少沈み込みが見られる欠点があるが，プレート固定に比べれば非侵襲的であり，経皮ピンニングを選択しようと思うのであれば本タイプの創外固定を用いるべきである．

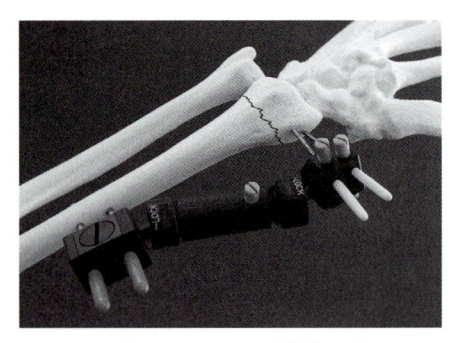

図 8　Non-bridge 創外固定器

●プレートを用いた内固定術

• 関節内骨折，特に掌側 Barton 骨折に適応がある

• プレート固定は掌側が一般的であるが，背側から行う方法も報告されている

背側プレートの利点は伸展骨折に対して buttress 効果を期待するものである．ただ，背側はいくつかの伸筋支帯で区切られており，プレートをあてる余裕がないこと，またプレートにより腱の問題が生じることなど問題点も多々あり，一般的に行われている方法ではない．

• 近年スクリューをプレートにロッキングさせることにより，より確実に末梢骨片を支える方法が主流になりつつある（図 9）

従来のプレート固定ではスクリューを締めプレートに押しつけることによって固定を

行うため，いわゆる骨皮質の強さによって固定性が影響されていた．一方，ロッキングシステムでは骨粗鬆症がある症例の橈骨末端においてもプレートとスクリューが一体化してより広い範囲で骨片を支えるために強固な固定が得られる[5]．

- 粉砕骨折に対してプレートを用いる場合，整復後の骨欠損部には腸骨からの骨移植か人工骨（ハイドロキシアパタイト）の移植を行う
- リン酸カルシウム骨ペースト法

　最近，従来の人工骨に代わって液体の人工骨（リン酸カルシウム骨ペースト）が開発され，橈骨遠位端骨折の治療にも応用されている．整復後骨欠損の部位に注射で骨ペーストを充填する方法で，大きく骨折部を開ける必要がないために侵襲がきわめて少ない．本法は創外固定あるいはピンニングと組み合わせて行う（図10）．欠点は他の人工骨に比べて吸収が遅い，すなわち骨への置換に時間がかかることである．骨移植が必要な症例には非常に有用な方法と考えられるが，骨粗鬆症を有している症例では，固定を外した後に多少遠位骨片の沈み込みが生じると報告されている．

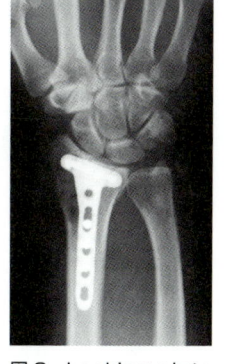

図9　Locking plateによる内固定

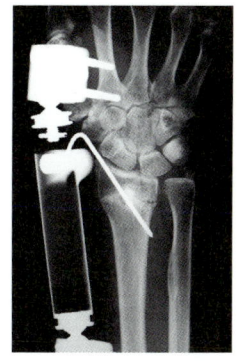

図10　橈骨遠位端骨折に対してピンニング，創外固定器およびBiopex®を使用

8 合併症

- 肩，肘，手指の拘縮：手関節の拘縮は年齢，骨折型によってはある程度しかたがないものであるが，他の関節の拘縮は決して生じさせてはならない．そのため受傷早期より患肢の挙上，肩，肘，指の運動を励行させる．
- 手根管症候群：high energy 損傷の際は受傷直後より正中神経麻痺の症状が出現する．その他の骨折型では遅発性に発症するものもある．
- 長母指伸筋腱皮下断裂：転位のない骨折に発生することが多く，特にギプスを巻いていない症例に見られる．治療は固有示指伸筋腱の腱移行術を行う．
- 変形治癒：伸展骨折の場合の変形治癒（図3，図11）で，特に問題になるのが橈骨の短縮による尺骨頭のimpingementである．また，遠位橈尺関節障害を示すこともある．

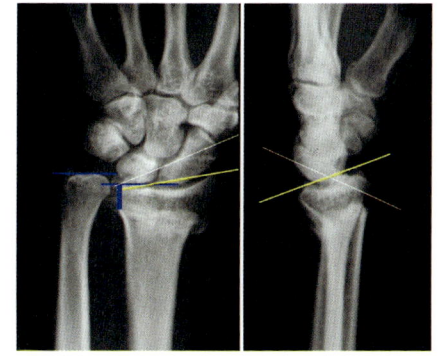

図11　典型的なColles骨折後の変形治癒

- **変形性関節症**：関節内骨折で整復が不良な症例において後日発生する。症状が強い症例に対しては橈骨手根骨部分手関節固定術が適応される（図12）[6]。

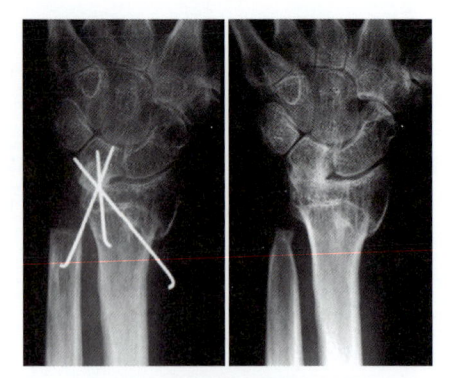

図12　橈骨遠位端関節内骨折後の関節症に対して橈骨月状骨固定術を施行した症例

> **Pit Fall**　肩，肘，手指の拘縮を予防するためには，ギプスを巻く際，決して MP 関節にかからないように注意する。肩の運動や指の運動は自宅でしっかりと行うように指導する。

> **Pit Fall**　長母指伸筋腱皮下断裂は，骨折線が Lister 結節を通るものに多くみられ，通常受傷後 1 カ月程度に生じる。

文　献

1) Melone CP Jr：Articular fractures of the distal radius. Orthop Clin North Am 15：217-236, 1984
2) Frykman G：Fracture of the distal radius including sequelae-shoulder hand finger syndrome, disturbance in the distal radio-ulnar joint and impairment of nerve function; A clinical and experimental study. Acta Orthop Scand Suppl 108：27-31, 1967
3) 斉藤英彦：橈骨遠位端骨折；粉砕骨折の分類と治療．MB Orthop 13, 斉藤英彦編, pp71-80, 金原出版, 東京, 1989
4) 大川隆太郎, 矢島弘嗣：Non-bridging 創外固定器 F-wrist® による橈骨遠位端骨折の治療．執刀医のためのサージカルテクニック　上肢，龍順之助編, pp54-63, メジカルビュー, 東京, 2005
5) 澤口毅：Locking plate system の理論．整・災外 47：1257-1265, 2004
6) Yajima H, Kobata Y, Shigematsu K, et al：Radiocarpal arthrodesis for osteoarthritis following fractures of the distal radius. Hand Surg 9：203-209, 2004

IV 下肢・足の損傷

28 総論
29 剥脱性損傷・轢過損傷
30 腱損傷・神経損傷・切断
31 足関節・足部の骨折

Ⅳ．下肢・足の損傷

28. 総論

　下肢の外傷では表面的な開放創や骨折による著しい外見上の変形に目を奪われ，生命の危機にかかわる重要臓器損傷に目を向けるのが遅れることも多い．外傷の初期治療の原則を忘れずに，primary survey の ABCD に従って緊急度の高い致命的な損傷から治療を開始し，四肢の温存，機能の保持に必要なタイミングを失わないよう優先順位を決めていくことが肝要である．

1. 生命予後に影響する病態

- ショック　　：大血管損傷，切断などによる
- 挫滅症候群：筋肉の圧迫，挫滅後の再還流障害による
- 脂肪塞栓症：骨折時，手術時に骨髄の脂肪滴が肺血管に移動して塞栓となる
- ガス壊疽など重篤な感染症：挫滅壊死創にも合併する

2. 局所的な特徴

　下肢の果たしている機能を温存することが非常に重要となる．
- 支持組織として：2本の足で全体重を支え，起立位を保つ
- 運動器として　：2足で歩行・走る・跳躍するなどの運動・移動を可能とする
- 感覚器として　：三次元的な体位や空間識を保つ

3. 病態の把握

　四肢外傷は初療時に見過ごされるとその後の診断の遅れ，見落としが起こりやすい．Primary survey の ABCD の対応を最優先し，バイタルサインの安定を待って局所の精査（Secondery survey）を進める（図1）．

1 解剖

　下肢の外傷の再建，救済などの治療を進めるためには適切な解剖を理解しておく．(表1, 図2, 3)[1]．

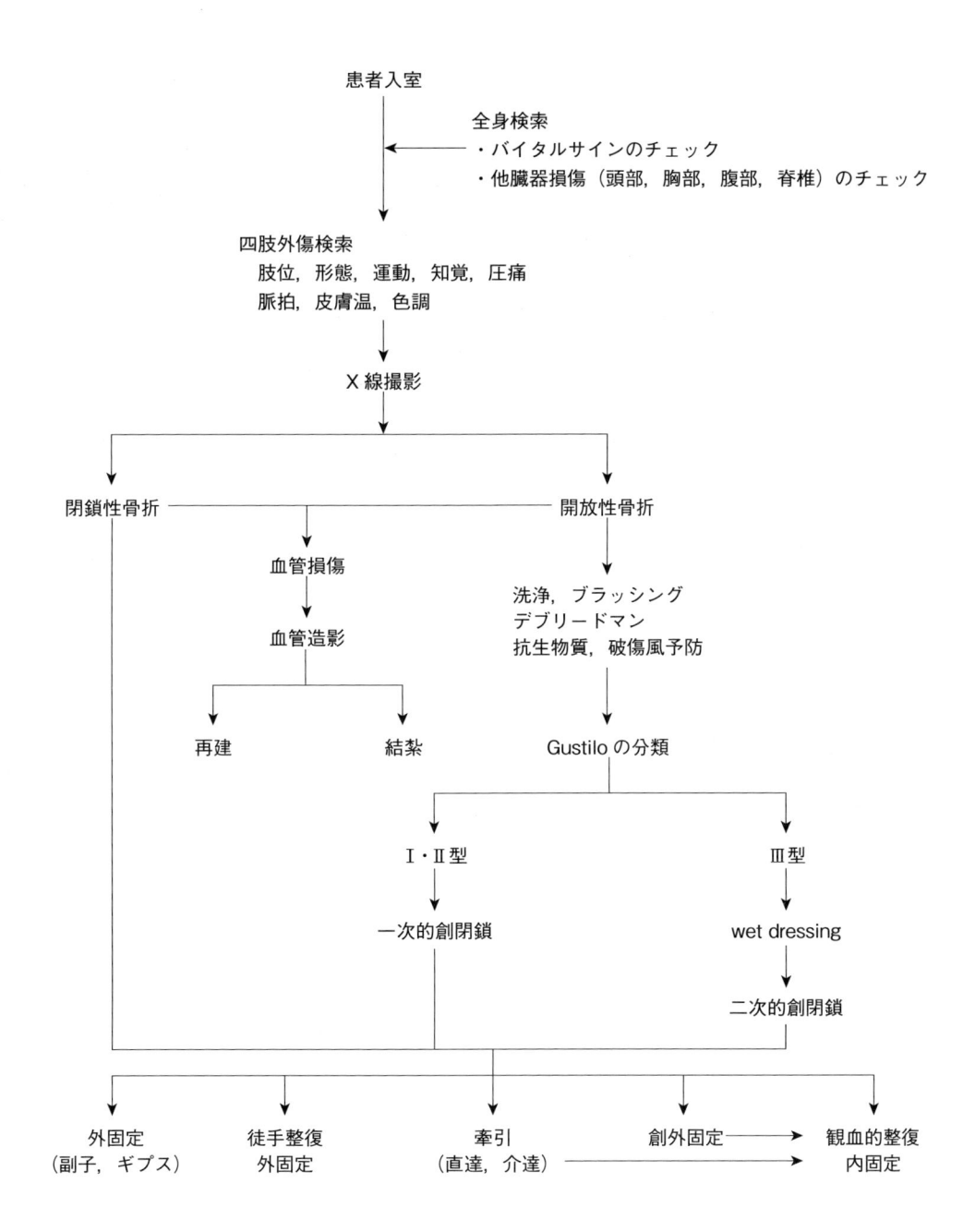

```
                            患者入室
                              │
                              │        全身検索
                              │←──── ・バイタルサインのチェック
                              │      ・他臓器損傷（頭部，胸部，腹部，脊椎）のチェック
                              ↓
                         四肢外傷検索
                      肢位，形態，運動，知覚，圧痛
                         脈拍，皮膚温，色調
                              │
                              ↓
                           X線撮影
            ┌─────────────────┼─────────────────┐
            ↓                                   ↓
         閉鎖性骨折 ────────┐             開放性骨折
                           ↓
                        血管損傷             洗浄，ブラッシング
                           │                 デブリードマン
                           ↓                 抗生物質，破傷風予防
                        血管造影                  │
                     ┌─────┴─────┐                ↓
                     ↓           ↓           Gustiloの分類
                    再建         結紮         ┌─────┴─────┐
                                              ↓           ↓
                                           Ⅰ・Ⅱ型        Ⅲ型
                                              ↓           ↓
                                          一次的創閉鎖  wet dressing
                                                          ↓
                                                       二次的創閉鎖
            │          │          │          │          │
            ↓          ↓          ↓          ↓          ↓
          外固定     徒手整復     牽引      創外固定──→ 観血的整復
         (副子，ギプス) 外固定   (直達，介達) ─────────→  内固定
```

図1 四肢骨折患者の診断治療フローチャート
(日本救急医学会認定認定委員会編：救命認定医のための診療指針．p388, へるす出版，東京，1994より引用)

表1 下肢の解剖を診るうえでのポイント

大腿	筋肉	機能	支配動脈	支配神経
	大腿四頭筋	大腿の挙上 下腿を伸ばす	外側大腿回旋動脈 大腿深動脈	大腿神経
	縫工筋 薄筋	大腿を前へ挙上 下腿の屈曲，内旋	外側大腿回施動脈 外陰部動脈 大腿深動脈 閉鎖動脈	大腿神経 閉鎖神経
	半腱様筋 半膜様筋 大腿二頭筋	下腿の屈曲，内・外旋	大腿深動脈穿通枝	脛骨神経 総腓骨神経
	大・小・長・短内転筋	大腿の内転，外旋	大腿深動脈・閉鎖動脈など	閉鎖神経

大腿の筋群はそれぞれが巨大で起立，歩行に重要な役割を持つ．

下腿				
	前方コンパートメント （前脛骨筋，長母趾伸筋， 長趾伸筋，第3腓骨筋）	足，母趾，趾の背屈	前脛骨動脈	深腓骨神経
	側方コンパートメント （長腓骨筋，短腓骨筋）	足の底屈，足の外反	前・後脛骨動脈 腓骨動脈　など	浅腓骨神経
	浅後方コンパートメント （腓腹筋，ヒラメ筋， 足底筋，膝窩筋）	足の底屈 膝関節の屈曲 下腿の内旋	膝窩動脈 後脛骨動脈	脛骨神経
	深後方コンパートメント （長母趾屈筋，長趾屈筋， 後脛骨筋）	母趾，趾の底屈	腓骨動脈 後脛骨動脈	脛骨神経

下腿の筋群は強固な筋膜（隔膜）で区切られた4つのコンパートメントを形成する．

血管				
	下肢の生死を支配する血管	大腿動脈——膝窩動脈——前脛骨動脈 　　　　　　　　　　——腓骨動脈 　　　　　　　　　　——後脛骨動脈		豊富な膝関節周辺の側副血行が膝窩動脈の損傷時下腿の血行を維持する．
	再建に用いられる遊離皮・筋弁の血管茎となる血管		内外側上下膝窩動脈 前脛骨動脈	
			深下腹壁動脈	腹直筋・皮弁
			浅腸骨回旋動脈 浅下腹壁動脈	鼡径皮弁
			外側大腿回旋動脈	外側大腿穿通枝皮弁
			内側大腿回旋動脈	薄筋皮弁
			腓腹動脈	腓腹筋皮弁
			腓骨動脈	腓骨皮弁
			前脛骨動脈	足背皮弁
			後脛骨動脈 内側足底動脈	内側足底動脈皮弁

神経	患肢を救済するか否かの判断の基準——脛骨神経の機能，すなわち足底の知覚が保たれているかどうか

28. 総論　**193**

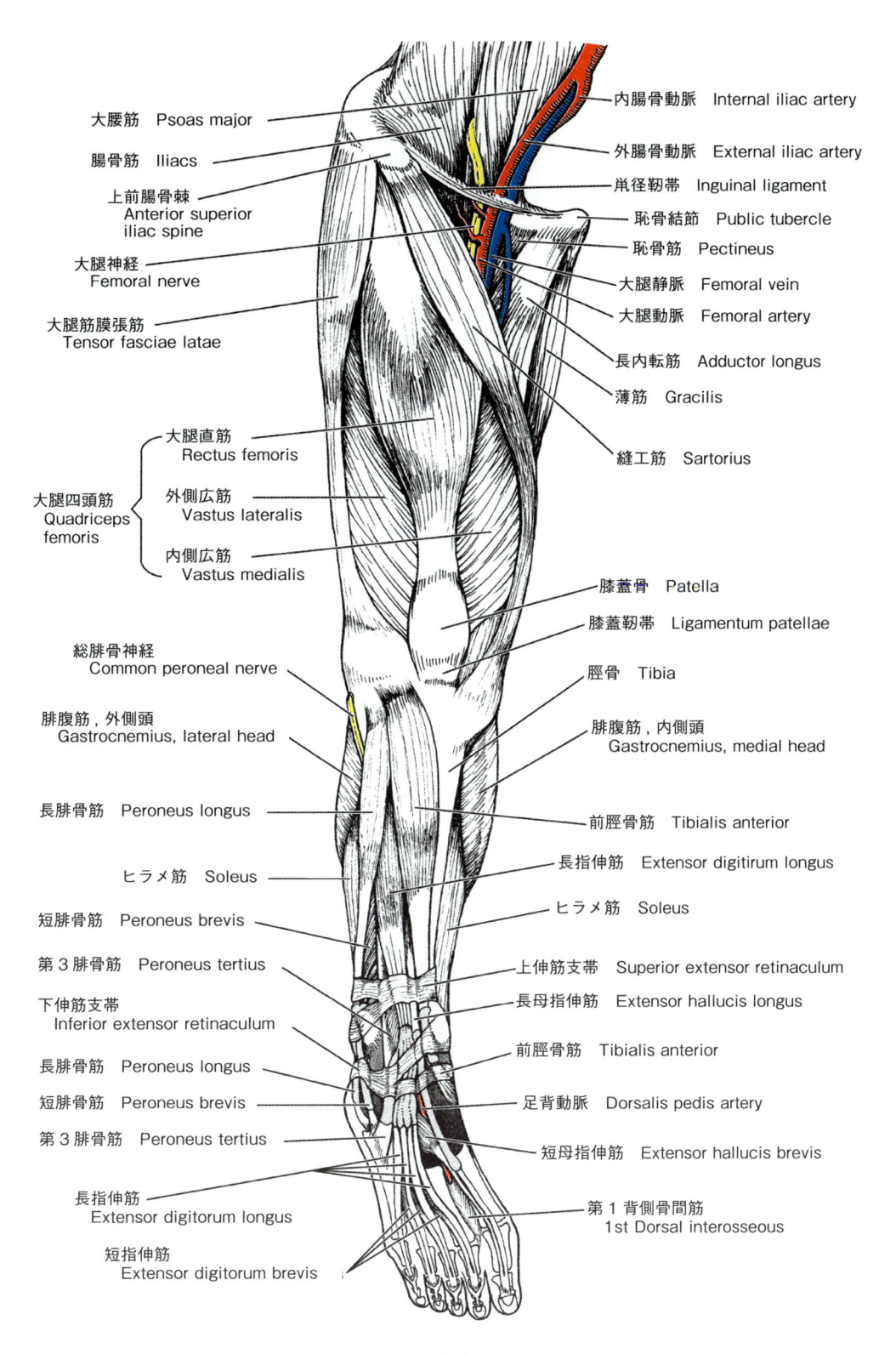

図2　下肢の筋　前面

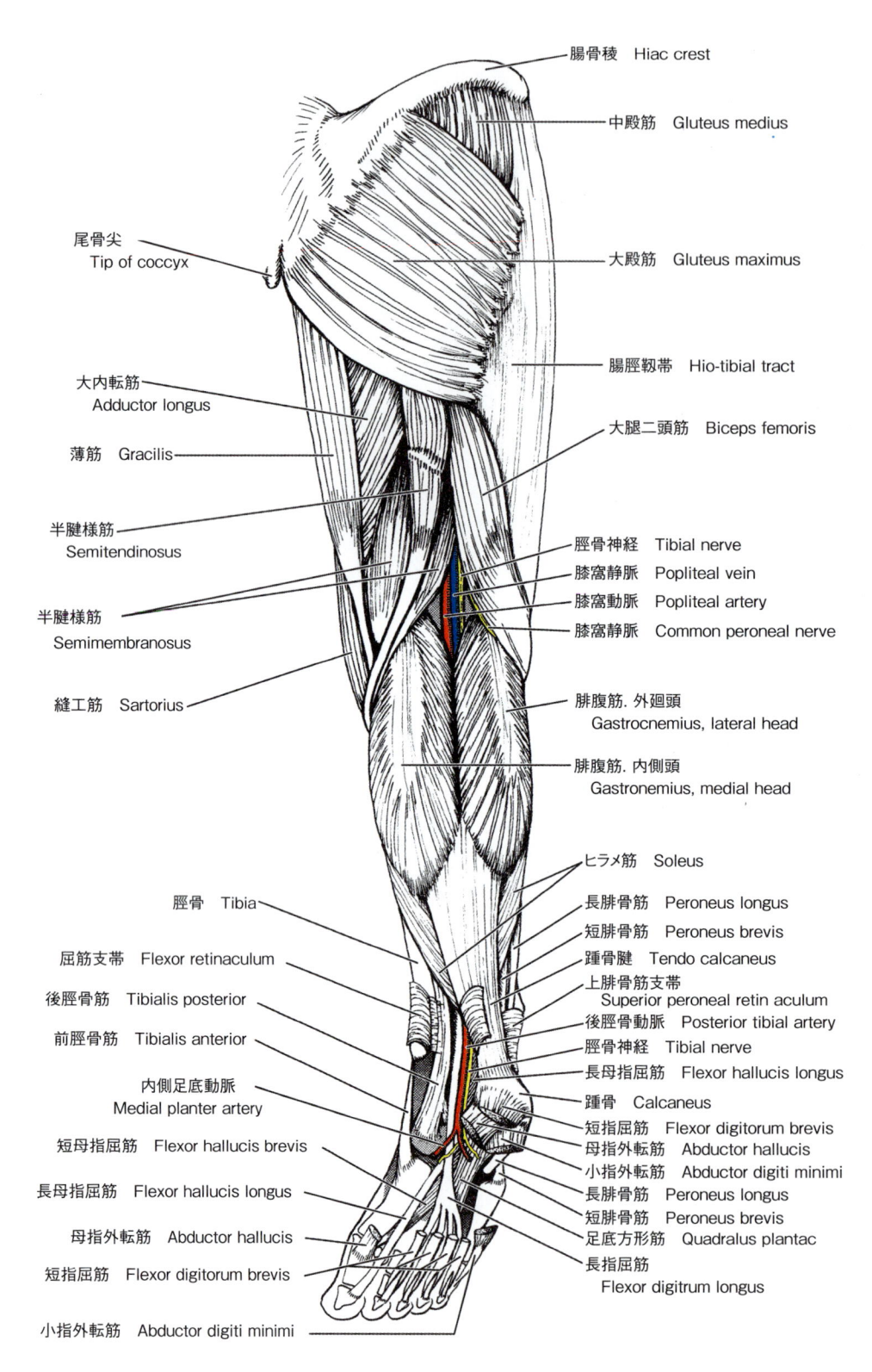

腸骨稜	Hiac crest
中殿筋	Gluteus medius
尾骨尖	Tip of coccyx
大殿筋	Gluteus maximus
腸脛靱帯	Hio-tibial tract
大内転筋	Adductor longus
薄筋	Gracilis
大腿二頭筋	Biceps femoris
半腱様筋	Semitendinosus
脛骨神経	Tibial nerve
膝窩静脈	Popliteal vein
膝窩動脈	Popliteal artery
半腱様筋	Semimembranosus
膝窩静脈	Common peroneal nerve
縫工筋	Sartorius
腓腹筋. 外側頭	Gastrocnemius, lateral head
腓腹筋. 内側頭	Gastronemius, medial head
ヒラメ筋	Soleus
脛骨	Tibia
長腓骨筋	Peroneus longus
短腓骨筋	Peroneus brevis
屈筋支帯	Flexor retinaculum
踵骨腱	Tendo calcaneus
後脛骨筋	Tibialis posterior
上腓骨筋支帯	Superior peroneal retin aculum
前脛骨筋	Tibialis anterior
後脛骨動脈	Posterior tibial artery
脛骨神経	Tibial nerve
内側足底動脈	Medial planter artery
長母指屈筋	Flexor hallucis longus
踵骨	Calcaneus
短母指屈筋	Flexor hallucis brevis
短指屈筋	Flexor digitorum brevis
長母指屈筋	Flexor hallucis longus
母指外転筋	Abductor hallucis
母指外転筋	Abductor hallucis
小指外転筋	Abductor digiti minimi
短指屈筋	Flexor digitorum brevis
長腓骨筋	Peroneus longus
短腓骨筋	Peroneus brevis
足底方形筋	Quadralus plantac
長指屈筋	Flexor digitrum longus
小指外転筋	Abductor digiti minimi		

下肢の筋　後面

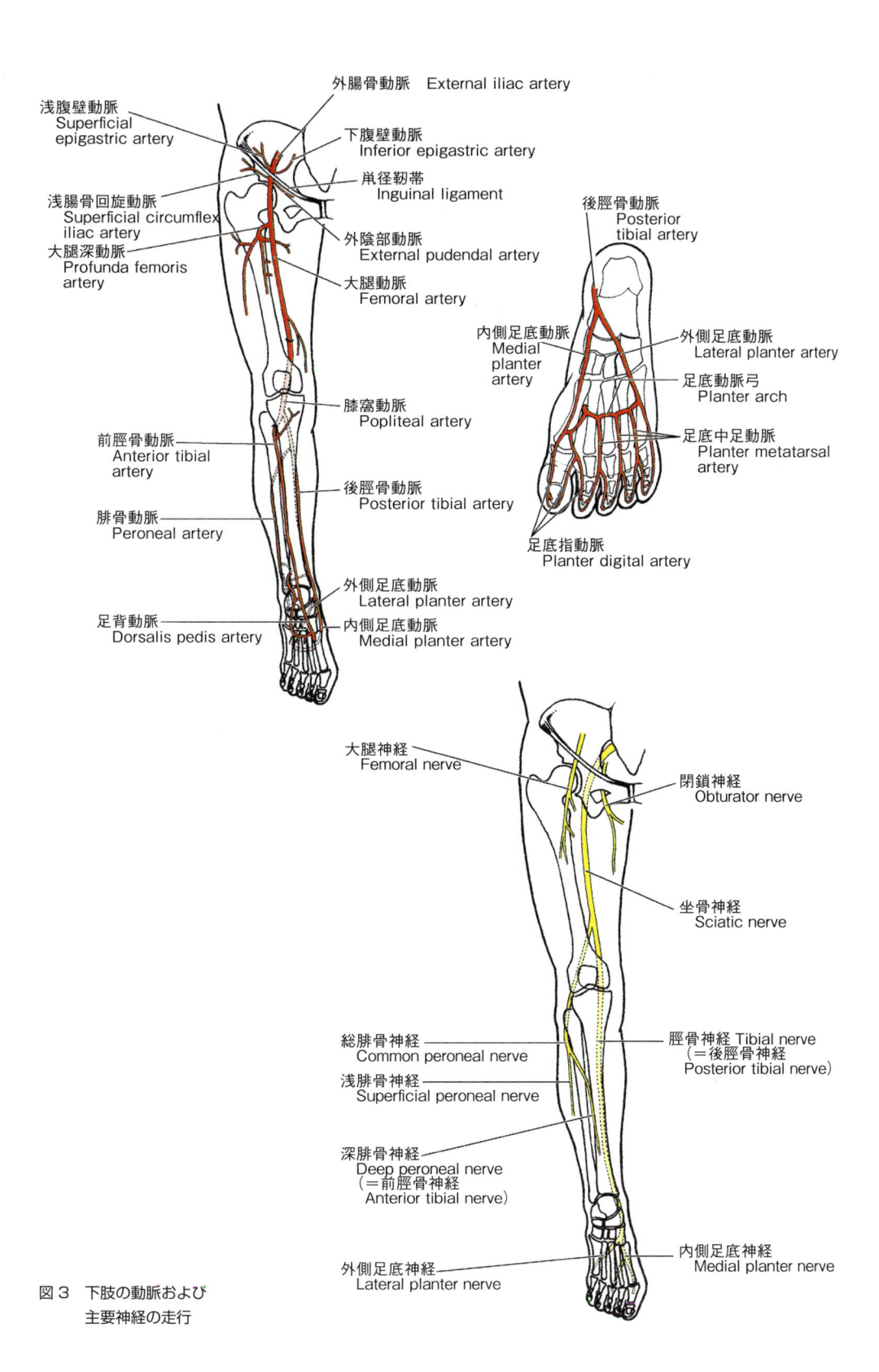

図3 下肢の動脈および主要神経の走行

2 診断,治療,合併症

1. 診断

外傷の程度を知るための secondery survey は本人のみならず家族,救急隊員からの正確な情報の収集と系統立った綿密な診察が必要となる。受傷の時間,受傷機転や心疾患,糖尿病,脳血管障害などの既往歴,アルコール,薬物の摂取などは治療方針を決定するうえで重要な要素となる。局所の診察では患肢の循環状態,知覚,運動機能,開放創の状態,骨傷の程度を詳細に検査し診断する。それらの結果を総合的に判断し,患肢の救済,切断など治療の方針を立てる。

●Gustilo 分類(開放骨折の分類)(表2)

下腿の下 1/3 は軟部組織の量が少ないのでしばしば開放骨折となる。再建が問題になるのはおもに Gustilo Ⅲ以上の損傷であるが軟部組織の損傷程度,感染の状態が患肢救済のキーポイントである。

表2 開放骨折の分類

Ⅰ型	1cm 以下のきれいな創をもつもの
Ⅱ型	1cm 以上の創をもつが,広範な軟部組織損傷・弁状剥離を認めないもの
Ⅲ型	分節状骨折,広範な軟部組織損傷を伴う骨折,外傷性切断(銃創,農場での損傷,血管損傷を伴う骨折も含まれる)
ⅢA型	広範な軟部組織損傷,弁状剥離,強大な外力による創を有するが,骨折部を覆いうる軟部組織が残存しているもの
ⅢB型	骨膜が欠損し,骨が露出するほどの広範な軟部組織損傷を伴うもの 通常は高度の汚染を伴う
ⅢC型	修復を要するような動脈損傷を伴うもの

(Gustilo RB, et al;Prevention of infection in the treatment of one thousand and twenty-five open fractures of long bones. J Bone Joint Surg 58A:453-458, 1976 より引用)

●MESS(下肢切断の適応の判断)(表3)

7以上を切断の適応としている。このほかにも,predictive salvage index も使われる。感染に強く関与する軟部組織の損傷の評価も重要であり形成外科医の役割も重要となる。最終的に切断となる可能性のある四肢にどこまで治療を行うかを生命予後,機能的予後を常に考慮しつつ治療にあたることが重要である。

2. 治療の原則

外傷治療に精通した整形外科医と形成外科医の協力が不可欠である。

- 主幹血管損傷は,できるだけ早く再建する
- 開放骨折は緊急手術の適応となる
- 創閉鎖はゴールデンアワー(8時間)内に行うことを原則とする

表3 損傷四肢重症度スコア（MESS：Mangled Extremity Severity Score）

タイプ	特徴	損傷の種類	点数
1	低エネルギー	刺創，単純な閉鎖骨折，小口径の銃創	1
2	中エネルギー	開放骨折または多発骨折，脱臼，中等度の挫滅創	2
3	高エネルギー	散弾銃による（至近距離からの）高速の銃創	3
4	大損傷	伐採事故，鉄道事故，油田掘削事故	4
ショック区分			
1	血圧正常	屋外・手術室内のいずれにおいても血圧は安定	0
2	一過性低血圧	血圧は不安定だが，静脈内輸液にて反応する	1
3	持続性低血圧	屋外では収縮期血圧 90mmHg 未満で，手術室内においてのみ静脈内輸液にて反応する	2
虚血区分			
1	なし	拍動があり，虚血徴候を認めない	0*
2	軽度	徐脈が見られるが虚血徴候は認めない	1*
3	中等度	ドップラで拍動を検出しない，毛細血管再充血時間の遷延，知覚異常，自発運動の減少	2*
4	高度	拍動なし，冷感，麻痺，しびれを認め，毛細血管再充血が見られない	3*
年齢区分			
1	30 歳未満		0
2	30 歳以上 50 歳未満		1
3	50 歳以上		2

*虚血時間が6時間を超える際には点数を2倍にする。

(Helfet DL, et al：Limb salvage versus amputation：Preliminary results of the Mangled Extremity Severity Score. Clin Orthop 256：80, 1990 より引用)

- 四肢高位での血行再建のゴールデンアワーは6時間以内に，遠位部では冷却により10時間まで延長できる
- Gastilo IIIc 型の損傷下肢の救済は足底の知覚が保たれていること。つまり後脛骨神経が保たれているか否かが適応を決める
- 下肢の再接着は：義肢の方が機能的予後がよいことが多く，小児以外では適応となることは少ない。
- 開放骨折 Type Ⅲ B であっても，一期的に骨固定まで行う：皮弁や筋弁などで閉鎖が可能な場合は，一期的な創閉鎖をめざす[2]。
- 6時間以上阻血後の血行再開は多臓器障害の恐れがある[3]：下肢は筋肉のボリュームが多いため疎血に弱く，救済を断念するタイミングを誤ってはならない。
- 病態が落ち着いたら，必ず見逃しやすい損傷を再検索する：初期治療時の病態が落ち着いたら，足根骨，足趾などの小さな部位の骨折，靱帯損傷，小児の骨折など見逃されやすい損傷がないかどうか，必ず再度検討する。

3．治療の実際

- 創処置の原則はまず感染の予防が重要

洗浄，挫滅壊死組織のデブリードマンから始める。汚染した壊死組織には感染が必発であり，後に敗血症，骨髄炎，患肢救済の断念（late amputation）など悲惨な治療結果を

招かぬよう初期治療段階での注意が必要となる。

- 大量（10〜20 *l*）の生理食塩水で創部の洗浄を行う。汚染の強いものにはイソジン®液を生理食塩水で20〜50倍に薄めて使用する。
- デブリードマンは挫滅された組織，壊死が予測される組織を確実に切除する。判断がつかない場合は24〜48時間後にあらためて行う
- 創の閉鎖は一期的に行うのを原則とする。しかし組織の生死の判断がつかない，汚染が著しいなどの場合は24〜48時間後に行う（delayed primary closure）
- 血行再建の適応は側副血行の有無，発達の程度も参考にする[4]
  ・大腿動脈は修復が原則。大腿深動脈は結紮が可能である。
  ・大腿静脈は簡単な縫合で修復が可能であれば修復する。
  ・膝窩動脈は必ず修復する。静脈も修復すべきである。
  ・下腿では動脈2本は補修する。2本の結紮で遠位部の壊死の可能性が65％となる（図4）。

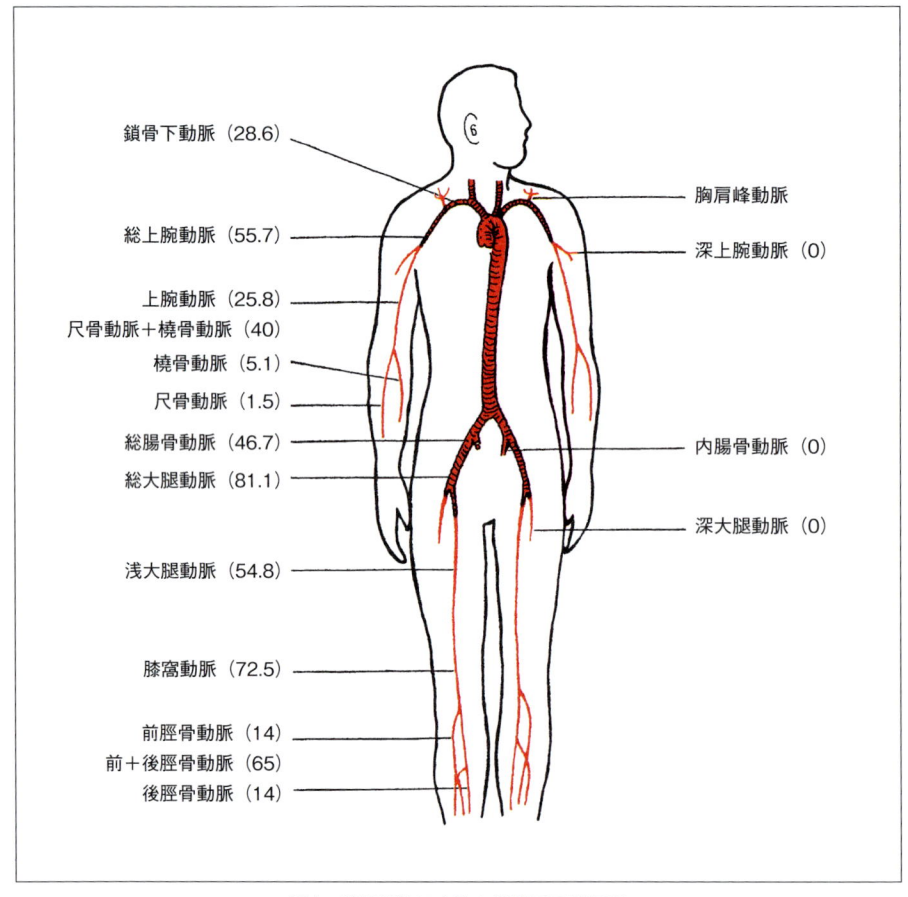

図4　動脈結紮による末梢壊死の出現率
(DeBakey ME, et al：Battle injuries of the arteries in World War II-an analysis of 2471 cases. Ann Surg 133：534-579, 1946より一部改変引用)

4. 下腿開放骨折の再建に用いられる植皮・皮弁

　下腿外傷の再建は中 1/3 以上では皮膚，皮下組織，筋肉の余裕があり，比較的血行が豊富なうえ，用いることのできる皮弁の種類も多く，安全に行うことができる。しかし皮下の軟部組織が少なく，皮膚直下に骨が存在し，血行の乏しい下腿下 1/3 の再建は遊離植皮が用いることができない場合が多く，皮弁の選択にも限りがあり困難となる。

- **遊離植皮**：下腿上 2/3 までの皮下組織，筋肉が温存されている部分に適応，または筋弁，遊離筋弁との組み合わせでも用いられる。
- **局所皮弁**：小さな穿通枝皮弁，random pattern flap で修復できる小欠損に限定される。
- **筋膜皮弁**：Deep fascia 上の筋膜血管網を含むことで，より安定した血行を持つ。筋間穿通動脈との組み合わせで島状皮弁とすることも可能でより広い可動域を得ることもできる。
- **筋弁・筋皮弁**：筋肉の挫滅，欠損を伴い，深い陥凹を呈する欠損部には筋肉を含む筋弁，筋皮弁が用いられる。下肢では代表的なものに腓腹筋皮弁，ヒラメ筋弁＋分層植皮，短趾屈筋皮弁などがある。
- **遠隔皮弁，cross-leg 法**：対側肢からの腓腹皮弁，遠位茎腓腹皮弁[5]などが用いられる。固定には工夫が必要であり患者の年齢などによっては無理な肢位を強いることが欠点である[6]。
- **遊離筋弁・皮弁**：下腿の広範な開放骨折では，周辺組織の高度な挫滅を伴っていることが多く，局所の組織での再建は困難となる。腹直筋皮弁，広背筋皮弁，鼠径皮弁，外側大腿皮弁などのマイクロサージャリーを用いた遊離移植が有用である。特に骨折部を被覆する場合の皮弁生着の確実性を考慮した場合，必要に応じて皮弁の大きさ，筋体の量を調整できる腹直筋皮弁，広背筋皮弁が第 1 選択として考えられる[2]。

5. 合併症

● 圧挫症候群（crush syndrome）

　動脈閉塞解除後に生じる重篤な代謝性合併症である（生命予後は悪い）。四肢が長時間圧迫されることによって生じた骨格筋損傷により，圧迫解除後から reperfusion injury として急速に現れる局所の浮腫，腫脹とショック，腎不全などさまざまな全身症状を呈する疾患で，阪神淡路大震災で注目された。

　圧迫解除後に急な心停止も起こりうる。長時間下半身が圧迫された受傷機転から疑う。

● 脂肪塞栓症

　四肢骨折の数時間後から数日後に低酸素血症，中枢神経症状，皮膚結膜の点状出血などを起こす（直後には発生しない）。骨折部の脂肪滴が血管内に入り，おもに肺の小血管に塞栓するために生じると考えられている。あるいは，本来乳化状態で血液中に存在する脂肪がストレスにより凝集するという説もある。また，全骨折の 90％に生じるが症状がな

い場合が多いだけとも言われる。長管骨単独骨折の0.5〜2.0％に生じるとされるが，多発骨折では10％に合併するともされる。典型的には胸部X線撮影上の特有な所見がみられ，吹雪状陰影（snow storm）と表現される両側性，び慢性の斑状浸潤陰影が出現する。診断が確定した場合には，集中管理を要する。

● ガス壊疽

糖尿病などを合併している患者では，外傷後の感染創からガス壊疽への進展に注意を要する。起因菌は必ずしもガス壊疽菌（Clostridium perfringens）とは限らず，黄色ブドウ球菌，大腸菌などでも見られる。敗血症性ショック，下肢の広範な発赤腫脹，単純X線撮影で筋膜上に広がるガス像を認めたら，病巣を広範囲に切開開放する。広範な皮膚欠損を来たした場合には，形成外科的再建が必要となる。

3 コンパートメント症候群

1. コンパートメント症候群とは

外傷を契機として筋肉内の毛細血管の透過性が亢進して筋肉が腫脹し，強固な筋膜によって区画された筋区画（コンパートメント）（図5）の内圧が上昇する。その結果，静脈うっ滞，毛細血管血流減少，組織低灌流状態が進行する。さらに浮腫が増強するという悪循環状態を呈する。最終的には，神経や筋肉が虚血状態に陥り壊死となる病態をいう。筋壊死に伴いミオグロビンが放出され急性腎不全になりうる。骨折や挫滅，打撲，緊縛した包帯，ギプス固定などが原因となる。通常，下腿・前腕に生じることが多い。

2. 診断

- 進行期の症状（6P）：疼痛，蒼白，脈拍消失，冷感，知覚鈍麻，運動麻痺

    特異的な所見が少なく身体所見から総合的に判断されるが，局所の著しい腫脹・異常感覚，鎮痛剤で改善されない疼痛が持続する時はこれを疑わなければならない。一方，遠位の動脈の脈拍は触知可能のこともあり，除外診断の鍵にはならない。

- 検査所見では，筋細胞由来のCPK，LDH，GOT，GPTの上昇が見られる
- コンパートメント症候群を疑ったらコンパートメントの内圧を測定する
- 内圧が30mmHg以上が4〜6時間続くようなら

    できるだけすみやかに区画を形成する筋膜に達する減張切開を行う。8時間以上の遅れで，コンパートメント内の筋肉の機能回復は悲観的となる。

- 組織内圧の測定法では，Needle manometer法（図6）が有用である。他に針を血圧測定用のトランスデューサーに直接つなぐモニター方法もある。

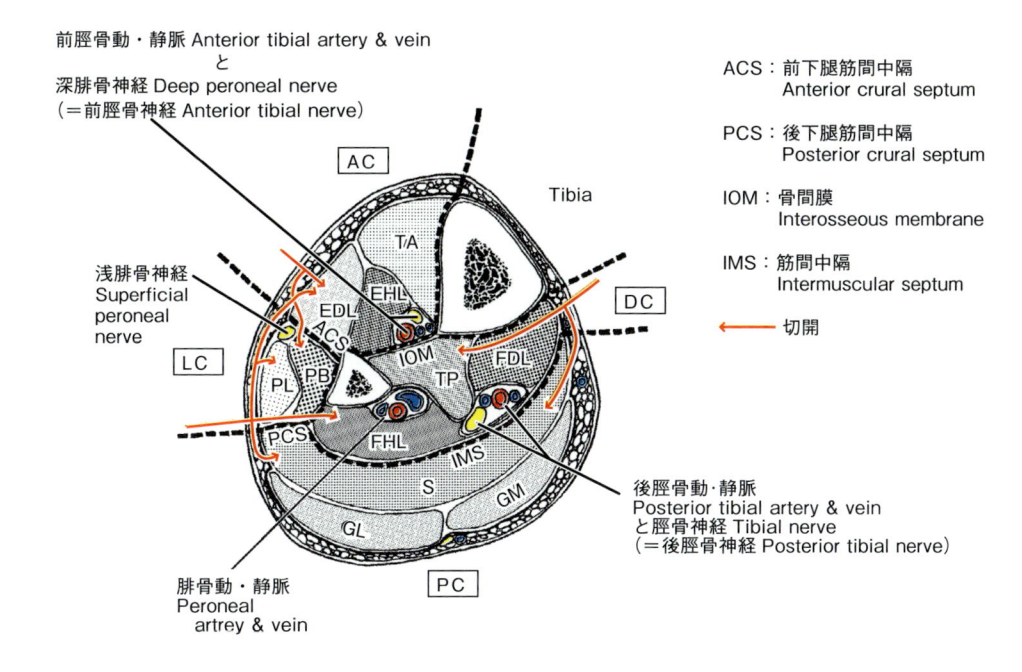

前脛骨動・静脈 Anterior tibial artery & vein
と
深腓骨神経 Deep peroneal nerve
（＝前脛骨神経 Anterior tibial nerve）

ACS：前下腿筋間中隔 Anterior crural septum
PCS：後下腿筋間中隔 Posterior crural septum
IOM：骨間膜 Interosseous membrane
IMS：筋間中隔 Intermuscular septum

← 切開

浅腓骨神経 Superficial peroneal nerve

後脛骨動・静脈 Posterior tibial artery & vein
と脛骨神経 Tibial nerve
（＝後脛骨神経 Posterior tibial nerve）

腓骨動・静脈 Peroneal artrey & vein

AC	anterior compartment
	TA ：前脛骨筋 Tibialis anterior
	EDL ：長指伸筋 Extensor Digitorum Longus
	EHL ：長母指伸筋 Extensor Hallucis Longus

LC	lateral compartment
	PL ：長腓骨筋 Peroneus Longus
	PB ：短腓骨筋 Peroneus Brevis

DC	deep compartment
	TP ：後脛骨筋 Tibialis posterior
	FDL ：長指屈筋 Flexor Digitorum Longus
	FHL ：長母指屈筋 Flexor Hallucis Longus

PC	posterior compartment
	S ：ヒラメ筋 Soleus
	GL ：腓腹筋外側頭 Gastrocnemius, lateral head
	GM ：腓腹筋内側頭 Gastrocnemius, medial head

図5　下腿での減張切開
4つの筋区画から構成されている。下腿のコンパートメント症候群で減張切開の適応となるのは，ACが最も多い。

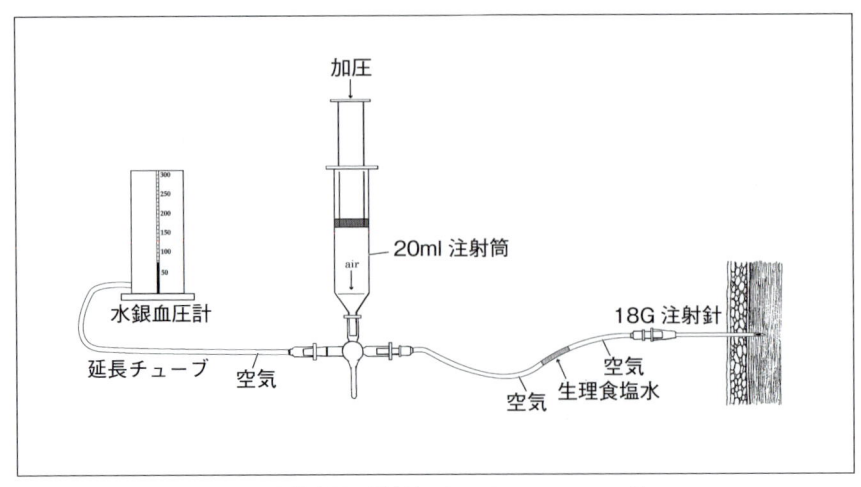

図6 組織内圧の測定法：Needle manometer 法
ゆっくり加圧して，生食水の液面が動いた時の水銀血圧計の値（mmHg）が組織内圧。
(Whitesides TEJr, et al : A simple method for tissue pressure determination. Arch Surg 110 : 1311-1313, 1975 より引用改変)

3. 減張切開

適応：①症状が4～6時間以上継続し，内圧30mmHg以上が6時間以上継続した場合
　　　②血圧の拡張期圧と内圧の差が20mmHg以下になった時

末梢から中枢にかけて広く消毒し，皮膚を切開，十分に各コンパートメントの筋膜を切開する。内圧の高まった筋肉が筋膜より露出・膨隆し，十分に減圧されるのを確認する。

文　献

1) 吉川文雄：人体系統解剖学．pp202-214, pp311-340, p542, p695, 南山堂，東京，1984
2) 大木更一郎，百束比古：フリーフラップによる開放性骨折の治療：四肢新鮮開放骨折治療実践マニュアル．MB Orthop 14：105-115, 2001
3) 山野慶喜，西村典久，中村博亮ほか：骨折と外傷．山野慶喜編，pp44-63, 金原出版，東京，2000
4) 日本救急医学会認定認定委員会編：救命認定医のための診療指針．pp388-399, pp405-412, へるす出版，東京，1994
5) 百束比古，村上正洋：四肢新鮮損傷の処置．形成外科39：209-216, 1996
6) 滝沢康：Closs-leg法の検討．整災外誌37：1261-1272, 1994

29. 剥脱性損傷 (avulsion injury)・轢過損傷 (runover injury)

IV. 下肢・足の損傷

1 どんな病態か

●下肢の軟部組織損傷
- 挫滅創（crush injury）
- 剥脱性損傷（avulsion injury）：車や機械に巻き込まれることによって軟部組織が筋膜上で剥離される損傷である。
- 轢創（runover injury, wheel injury, railway injury）（図1）

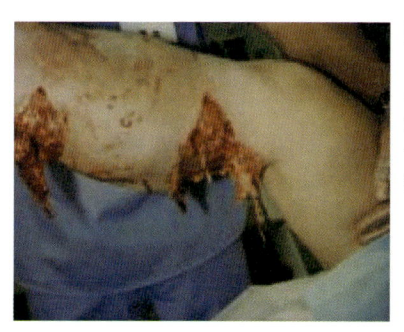

図1 両下肢の轢過損傷
25歳，女性。オートバイ乗車中にトラックと接触しトラックの下敷きとなって受傷した。初診時，右下腿の所見。裂創以外は一見すると健常皮膚のように見えるが，右下肢軟部組織の全体が翌日から暗紫色となり，壊死した。

●併発する疾患
コンパートメント症候群（compartment syndrome）
挫滅症候群（crush syndrome）
出血性ショック

2 解剖

大腿の動脈は，大腿動脈からの枝である大腿深動脈が重要で，ここから内側大腿回旋動脈，外側大腿回旋動脈が分枝する。これらは軟部組織への穿通枝を多数出すため，大腿部の剥脱損傷では，これらの穿通枝が外力で引きちぎられることになる。下腿では，前脛骨・後脛骨・腓骨動脈がそれぞれ皮膚への穿通枝を出すが，剥脱損傷においてこれらの穿通枝が犠牲となり，皮膚および軟部組織が壊死する。

一方，下肢の静脈には深部静脈と表在静脈があり，剥脱損傷では表在静脈である大伏在静脈や小伏在静脈およびその分枝が犠牲となることが多い。これらの損傷は，剥奪されて生じた皮弁のうっ血を助長し，皮膚および軟部組織の壊死を早める結果となる。

また剥脱損傷をはじめとして下肢の軟部組織損傷ではリンパ管や末梢神経の損傷を伴い，リンパ浮腫・末梢神経障害を呈することが多い。末梢神経障害はピンプリックテストで診断可能であり，末梢神経障害を強く認める部位の血流は悪い場合が多く，その部位は壊死する可能性が高いと判断できる（図2）。

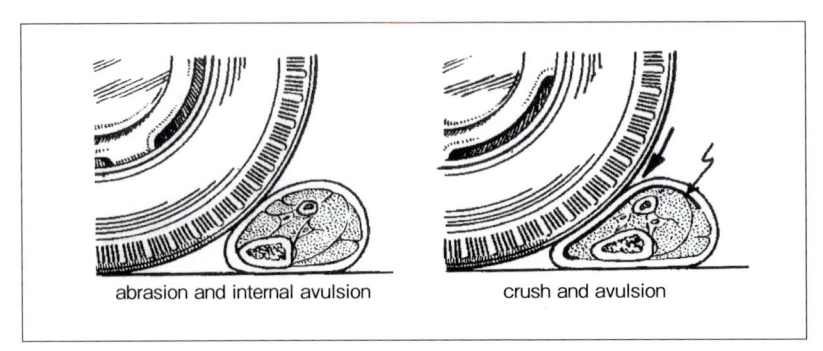

図2　Run-over injury の発生機転
（小林眞司ほか：四肢の run-over injury；21例の治療経験とその問題点．日臨救医誌 4：490–496, 2001 より引用）

3 症状

- 筋膜上での皮膚皮下組織剥脱
- 皮下組織，筋肉の挫滅壊死
- 剥脱組織の進行性壊死
- 出血性ショック

　下肢の末梢側が茎部となって皮弁状に剥脱された際は壊死の可能性が高くなる。初療時から軟部組織が壊死する可能性を念頭におき，後日手術室でデブリードマンできる体制を整えておく必要がある。

4 剥脱された皮弁の血行判定

- ピンプリックテスト[1]
- 真皮下血管網からの出血
- ターニケットテスト：ターニケットを解除した時の血行の戻りを確認する。

> **Pit Fall**　創縁からの出血やピンプリックテストでの出血が新鮮血であれば剥脱された皮弁は生着する可能性が高いが，暗赤色である場合は壊死する可能性が高くなる。しかし暗赤色であっても早期にデブリードマンせず，縫合した創部の緊張を緩めたり，できる限り組織を愛護的に診ていくことで救済できることもある。

5 治療

- **創部の洗浄および異物の除去**：疼痛が強い場合は，範囲が広い場合が多いので 10〜20 倍程度に薄めた局所麻酔剤を使用したり，鎮静剤を使用してもよい．基本的には体温程度に暖めた生理食塩水を用い，砂などの異物をできるかぎり除去する．
- **明らかに挫滅しており壊死を免れない組織は早期にデブリードマンする**：しかし，はっきりしない部分は温存し，経過観察する．
- **創の一次的閉鎖**：緊張がかからない程度に縫合を試みる．その際，血腫の予防目的でドレーンを留置する．
- **創の二次的閉鎖**：縫合で緊張がかかる場合や，創汚染の程度で感染が危惧される場合は，縫合せず，開放したまま治療する．包帯で圧迫し過ぎないよう注意し，足の下に枕などを置き，静脈還流を少しでも改善させる試みも重要である．24時間以後は，創洗浄を主体として治療し，適宜軟膏や被覆材を使用する．壊死するかどうかは，遅くとも 4〜5 日以内にははっきりする場合が多いため，5 日を過ぎても剥脱された皮弁の血行が良好であり，開放創がある場合は，創の閉鎖を試みる．壊死部はデブリードマンする．
- **再建**：植皮，局所皮弁，遠隔皮弁，遊離皮弁など種々の選択肢がある[2〜4]．デブリードマンした下床は通常は血行が良好なため，骨や腱が露出していないかぎり植皮で再建可能である．

> **Pit Fall**　膝下の損傷では，露出部の再建となり，整容的な再建も常に念頭に置かなければならない．皮弁を第 1 選択とした場合には，下腿は体表面積の 10% 前後を有するため大きく薄い皮弁を要することが考えられる．個々の症例にあわせて適応を検討することが重要である．

文献

1) 梶彰吾：下肢の外傷の処置. 形成外科 45：S131-S138, 2005
2) Morain WD：Soft-tissue reconstruction of below-knee defects. Am J Surg 139：495-502, 1980
3) Serafin D, Georgiade NG, Smith DH：Comparison of free flaps with pedicled flaps for coverage of defects of the leg or foot. Plast Reconstr Surg 59：492-499, 1977
4) Epstein LI：Cross-leg flaps in reconstruction of lower extremity injuries. J Am Podiatry Assoc 67：33-37, 1977

30. 腱損傷・神経損傷・切断

30-1. アキレス腱断裂

1 アキレス腱断裂とは

　アキレス腱断裂は日常遭遇する機会の多いスポーツ外傷の一つである。アキレス腱のover use による慢性炎症や脆弱化が基礎にあり，下腿三頭筋の緊張下に急激に足関節背屈外力が働くことでアキレス腱は断裂する。血流に乏しい腱中央部で断裂するのが一般的である。

2 解剖

　アキレス腱は強力な足関節底屈機能を有する下腿三頭筋（腓腹筋とヒラメ筋）の末梢部を構成し踵骨隆起に付着する。その太さは人体最大で，ジャンプ，ダッシュなどの動作では体重の10倍以上の負荷が加わるとされている[1]。

3 症状

- 受傷時アキレス腱を後方から棒でなぐられたような衝撃を自覚
- 疼痛，歩行障害（比較的軽度）
- 断裂部の陥凹，圧痛，腫脹，皮下出血
- 通常足関節自動底屈は可能（長趾屈筋や足底筋の残存による（図1））
- 患肢でのつま先立ちは不能（足関節底屈力の低下のため）

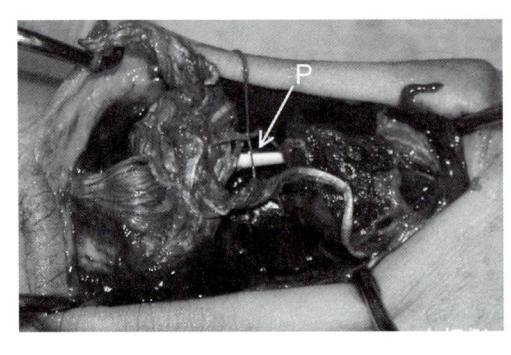

図1　アキレス腱断裂術中所見
　足底筋（P）は温存されている。

> 疼痛が比較的軽度で歩行も何とか可能なため来院が遅れる場合や，断裂部が瘢痕組織に充填され陥凹を触れなくなり損傷が看過される場合がある．陳旧性アキレス腱断裂の治療は決して容易ではないため，急性期に正しく診断することが大切である．

4 検査

●**Thompson's squeezing test** [2)]

　腹臥位で膝関節を90°屈曲位とし，下腿三頭筋を強くつまむと健側では足関節が底屈するが（図2），患側ではほとんど底屈しない．

　アキレス腱断裂の診断は受傷時の特異なエピソードと自他覚症状より可能である．診断に迷う例，陳旧例ではMRI撮影が有用である．

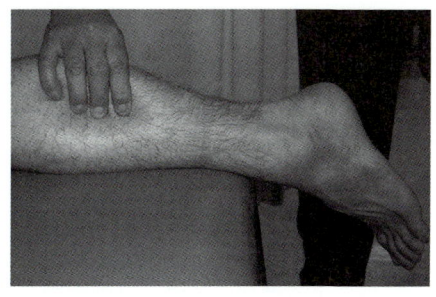

図2　Thompson squeezing test
下腿三頭筋をつまむと正常では足関節が底屈する．

5 治療

1．治療方針

　最大尖足位で皮下の陥凹が触れなくなれば手術は不要である．下腿三頭筋の収縮のため断端間が寄らない場合は手術の適応となる．

2．保存療法

●**ギプス固定**

　ギプス固定を6～8週間行う．足関節の肢位は初め最大尖足位とし，2週程度ごと段階的に中間位に向け再固定する．通常3週ごろよりヒールつきギプスで部分荷重を開始するが，筋萎縮を最小限とするため受傷後数日からの早期荷重を進める意見もある[3)]．

3．手術療法

- 腹臥位でアキレス腱内側より進入（外側には腓腹神経が走行）
- 周囲パラテノン（アキレス腱の栄養血管を有する）を温存
- 縫合法：Bunnel法，Kirchmayer法
- 縫合糸を締めすぎて断端部が塊状とならないようにする
- 後療法は保存療法に準ずる（ギプス装着期間は若干短縮）
- 近年，経皮的縫合法，縫合機器を用いた小切開法が考案されている
- 受傷後早期であれば局所麻酔下での日帰り手術が可能

6 その他，注意すべきこと

保存療法を選択するか手術療法を選択するかは意見の分かれるところである。手術療法では再断裂が少ない，筋力回復が早いなどの利点があるが，多くの例で入院を要する，しばしば肥厚化した創瘢痕が残るといった欠点もある。皮膚の血行不良により創感染や皮膚壊死を生じる例もあるため，高齢者や免疫力の低下した症例（糖尿病やステロイド剤内服など）への手術適応は慎重にすべきである（禁忌とする意見もある）。

30-2. 長母趾伸筋腱断裂

1 長母趾伸筋腱断裂とは

長母趾伸筋腱断裂は，腱直上を通る切創で生じることが多いが，まれにリスフラン関節の骨棘による磨耗，スポーツ動作での自家筋力，スキー靴での圧迫，ステロイド注射などが引き金となり皮下断裂を生じることがある。

2 解剖

長母趾伸筋は下腿骨間膜，腓骨中央部の内側面に起始し，その腱は足関節前面で前脛骨筋腱と長趾伸筋腱の間を走行し，第1中足骨の背側面を経て母趾末節骨に停止する。

3 症状

- 断裂部での疼痛：陳旧例では認めない場合が多い。
- 母趾の自動背屈障害：短母趾伸筋腱が温存されていれば若干の伸展は可能である。
- 長母趾伸筋腱のレリーフの消失：自動背屈を試みる際に明らかとなる。
- 陳旧例では中枢断端を腫瘤状に触知することあり
- 通常知覚障害を伴わない

4 診断

母趾自動背屈が障害され，長母趾伸筋腱直上に切創があり，直視下に腱断裂を認めれば本疾患は容易に診断される。しかし，皮下断裂例，陳旧例では長母趾伸筋の支配神経である深腓骨神経麻痺や腰椎椎間板ヘルニアによる第5腰神経根障害と誤って診断されることが少なくない。深腓骨神経麻痺では通常母趾と第2趾間背側部（固有知覚支配領域）での知覚障害を伴う。腰椎椎間板ヘルニアでは下肢痛，腰痛を認め，下腿外側から足部背内側に至る知覚鈍麻を伴うことが多い。これら疾患との鑑別に迷う場合は，筋電図，MRIが有用である。

5 治療

新鮮例では腱縫合を行う。陳旧例では母趾背屈障害が日常生活動作やスポーツ活動の妨げとなる場合には遊離腱移植術，腱移行術を行う。

30-3. 外傷性腓骨筋腱脱臼

1 外傷性腓骨筋腱脱臼とは

スポーツによる腱脱臼の中で最も頻度が高い。スキーによる捻挫の際に生じることが多い。足部が固定された状態で下腿が外旋強制されると，外果後下方で腓骨筋腱を制動する上腓骨筋支帯が断裂し，腓骨筋腱（おもに長腓骨筋腱）が外果を乗り越え脱臼する[4]。

2 解剖

長腓骨筋は起始が脛骨外側から腓骨頭にあり，短腓骨筋腱の後方を下行し上・下腓骨筋支帯を通過してから，第5中足骨基部で足底へ翻転して内側楔状骨，第1中足骨へ付着する。短腓骨筋は起始が腓骨外側面で，長腓骨筋の前方で上・下腓骨筋支帯を通過して第5中足骨に停止する[5]。長腓骨筋は長大な遊離腱部を有している（図3）。

3 症状および画像所見

- 外果上に索状物を触知
- 脱臼時に疼痛や脱力感を自覚
- 足関節外側靱帯損傷や脱臼骨折，踵骨骨折などに合併することがある
- 単純X線撮影：外果上腓骨筋支帯付近の剥離骨折像（図4）

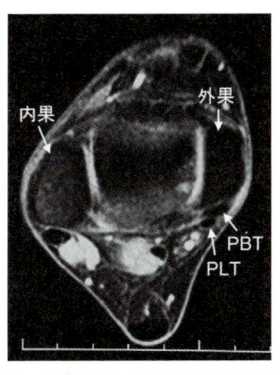

図3　腓骨筋腱の走行（距骨近位端部）
長腓骨筋腱（PLT），短腓骨筋腱（PBT）が外果後方に位置する。

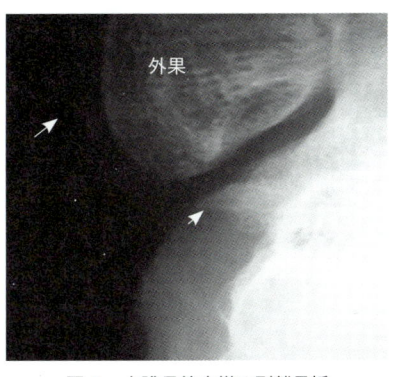

図4　上腓骨筋支帯の剥離骨折
剥離骨片（⇨）を外果外方に認める。距骨外側突起骨折（▷）を合併。

4 治療

1. 治療方針

新鮮例に対して，徒手整復後ギプス固定を行う方法もあるが，再脱臼例も少なくなく，確実で早期復帰の可能な手術法をはじめから選択するとの報告が多い。

2. 手術療法

- 軟部制動法
- 骨性制動法

前者の代表には断裂した支帯を再縫着するDasDe法[6]が，後者の代表に外果後方で短冊状に骨切りした骨片を後外側へ移動させるDu Vries法がある。最近ではDasDe法が広く行われている。

30-4. 足部絞扼性神経障害

1 足部絞扼性神経障害とは

絞扼性神経障害では，末梢神経が走行路中に存在する腫瘍や骨性隆起，索状物によって圧迫や絞扼され，疼痛やしびれ感，筋力低下を来たす。足部では内果後下方部における足根管症候群，足背部の前足根管症候群，足底部のMorton病がある。

2 足部神経の解剖

脛骨神経は下腿後面を下行して踵骨に内側足底枝を出した後，内果後下方で屈筋支帯を通過する。ついで中足部内下方で内側足底神経と外側足底神経に分かれ最後は足底趾神経に分岐する。第3，4中足骨頭間底側では内側足底神経と外側足底神経の枝が合流し1本の総足底趾神経を形成する。深腓骨神経は下伸筋支帯を通過し第1，2中足骨間で皮下に出た後，母趾外側と第2趾内側の知覚をつかさどる[5]（図5）。脛骨神経の屈筋支帯下層での圧迫は足根管症候群の，第3，4趾間の総足底趾神経の圧迫はMorton病の，深腓骨神経の下伸筋支帯出口部での圧迫は前足根管症候群の原因となる[7]。

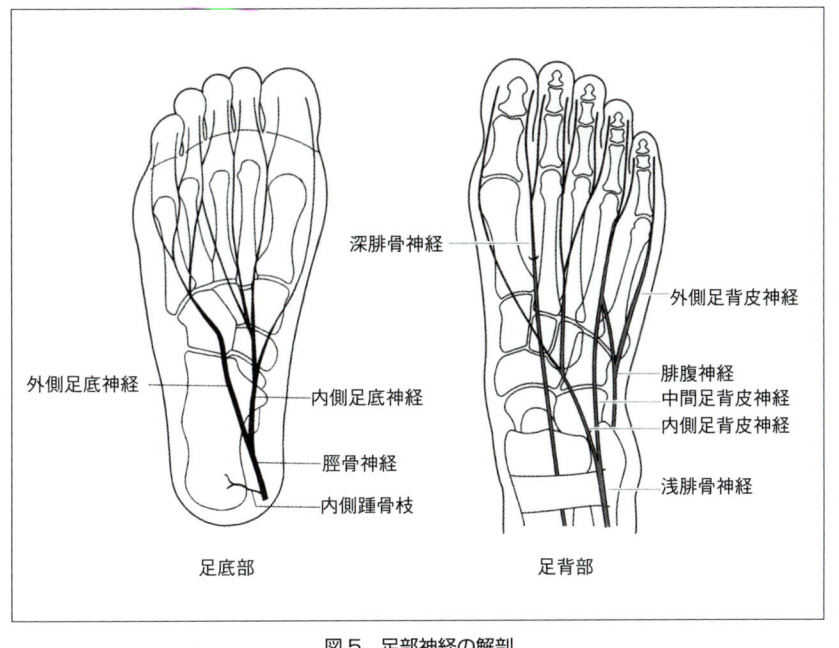

図5 足部神経の解剖
(橋本健史:足関節・足の解剖.よく理解できる整形外科診療の実際,p542,永井書店,大阪,2005より引用)

3 症状および検査

● 足根管症候群

- 足底,足趾への放散痛やしびれ感
- 足底,足趾の筋力低下
- 足根管部の圧痛やTinel様サイン
- 足底部の知覚障害
- 足根管部の腫瘤や骨性隆起の触知(ガングリオン,足根骨癒合症による骨性隆起(図6)はおもな原因の1つ)

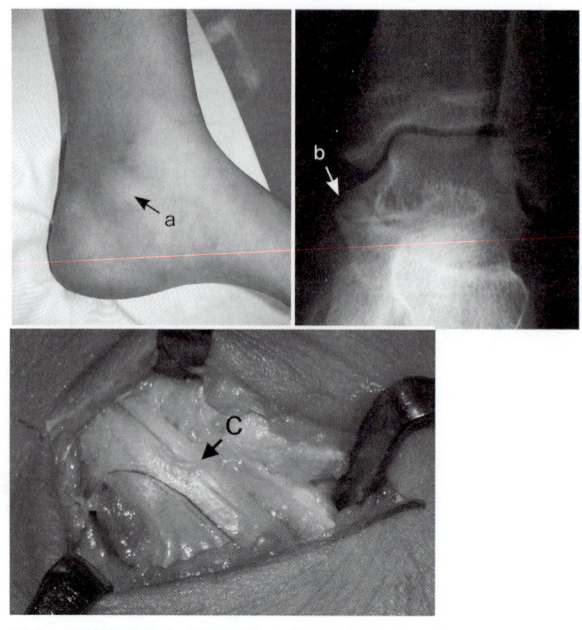

図6 足根骨癒合症(距踵間)に伴う足根管症候群
内果後下方に癒合部骨性隆起を触知する(a, b)。足底神経は骨性隆起により圧迫され扁平化している(c)。

●Morton 病
- 中足趾節間(MTP)関節足底部における荷重時痛,足趾に放散するしびれ感(ときに安静時痛)
- 中年以降の女性,第3, 4趾間に好発
- MTP 関節足底部の圧痛,Tinel 様サイン

●前足根管症候群
- 履物による圧迫,ギプスや包帯による絞めつけなどで発症
- 母趾,第2趾間背側部の知覚障害
- 短趾伸筋の筋力低下,筋萎縮
- 足関節底屈時疼痛,しびれ感の誘発
- 下伸筋支帯部で圧痛や Tinel 様サイン

絞扼性神経障害に対して単純X線撮影,CT 撮影,MRI 撮影は腫瘍性病変,骨性隆起の確認に,筋電図は神経損傷の程度,絞扼(圧迫)部位の確認に有用。

4 治療

1. 治療方針

安静，ブロック注射，装具療法など保存療法が無効例には手術を考慮する。

2. 手術療法

- 支帯切離による神経開放（足根管症候群，前足根管症候群）
- 腫瘍性病変や骨性隆起の切除
- 神経腫切除（Morton 病）

> **Pit Fall** 足部絞扼性神経障害の術後，異常知覚や疼痛の残存する例も少なくない。保存療法を徹底的に行った後，無効例に対して手術療法を選択する。

30-5. 足趾・足部切断

1 足趾・足部切断とは

足趾，足部の高度な挫滅創，重度の感染症，糖尿病，閉塞性動脈硬化症，Burger 病，悪性腫瘍などが原因となり切断術を要する場合，そのレベルが切断後の機能予後に大きく影響することを考慮する[8]。

2 各種切断術と機能予後

●足趾切断
- 術後の機能障害は少ない
- 第 2 趾切断後は外反母趾変形に注意

●中足骨切断
- 母趾〜第 3 趾切断では第 4，5 趾も切断
- 足底の皮膚（血行良好）をできるだけ多く残して背側に縫合
- 術後尖足変形を来たさないよう背屈筋である前脛骨筋，腓骨筋停止部を温存する。

●中足部（Chopart 関節，Lisfranc 関節）切断
- 適応は少ない
- 底屈筋群が背屈筋群に比べて優位となり尖足変形を来たしやすい

●後足部切断
- 断端部荷重ができるため，中足部切断より機能的予後がよい
- 距骨以下を切断する Syme 切断，距骨を摘出し Chopart 関節以下を切断，踵骨と脛骨遠位端を接合する Boyd 法や Pirogff 法が広く行われる（図 7）

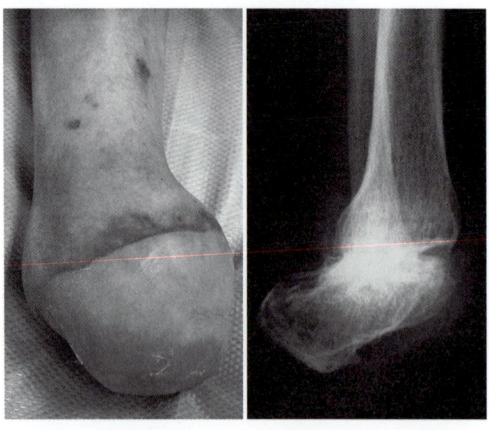

(a) 肉眼所見　　(b) 単純 X 線撮影
図 7　Boyd 切断術後
踵骨と脛骨遠位端は癒合し断端部で荷重ができる。

> **Pit Fall**　外傷性の足趾切断に対しては，通常残る足部により荷重に対する支持性が維持されるため，小児例を除いて再接着の適応となることはない。

文　献

1) 星野達：アキレス腱断裂．よく理解できる整形外科診療の実際，冨士川恭輔ほか編，pp614-616，永井書店，大阪，2005
2) Thompson TC, Doherty JH：Spontaneous rupture of the tendon of Achilles；A new clinical diagnosis test. J Trauma 2：126-129，1962
3) Costa ML, MacMillian K, Haliday D：Randomised controlled trials of immediate weight-bearing mobilization for rupture of the tendon Achilles. J Bone Joint Surg 88B：69-77，2006
4) 宇佐見則夫：腓骨筋腱脱臼の治療．関節外科 23：117-121, 2004
5) 橋本健史：足関節・足の解剖．よく理解できる整形外科診療の実際，冨士川恭輔ほか編，pp533-542，永井書店，大阪，2005
6) Das De S, Balasbramaniam P：A repair operation for recurrent dislocation of the peroneal tendons. J Bone Joint Surg 67B：585-587, 1985
7) 橋本健史：足根管症候群，モートン病．よく理解できる整形外科診療の実際，冨士川恭輔ほか編，pp625-628，永井書店，大阪，2005
8) Richardson EG：Amputations about foot. Campbell's Operative Orthopaedics (10th ed), edited by Canale ST, Vol 2, pp555-573, Mosby, St. Louise, 2003

IV. 下肢・足の損傷

31. 足関節・足部の骨折

31-1. 足関節果部骨折

1 足関節果部骨折とは

　足関節果部骨折は日常遭遇する機会の多い骨折の一つである．スポーツ外傷，高齢者の転倒の際，足部へ回旋力が加わり発生する．しばしば靱帯損傷を合併するので，それを念頭に診断，治療を行う必要がある[1]．

2 足関節（距腿関節）の解剖

　足関節は骨性には脛骨，腓骨，距骨より構成され，距骨外壁を脛骨内果，脛骨遠位端（天蓋，plafond）と腓骨外果が挟み込んでいる．骨性要素に加え，前・後脛腓靱帯，三角靱帯，外側靱帯（前・後距腓靱帯，踵腓靱帯）によって，足関節の安定性と可動性（おもに底背屈運動）が得られている[2]．骨構造は"ほぞ・ほぞ穴"の関係にたとえられ，内果から天蓋，外果にいたる関節面は ankle mortise と呼ばれている（**図1**）．このわずかな乱れが，足関節接触面積の減少を来たし，将来の変形性足関節症の原因となり得るので[2]，ankle mortise を正確に整復することが足関節骨折の治療を行ううえで最も重要なポイントとなる[3]．

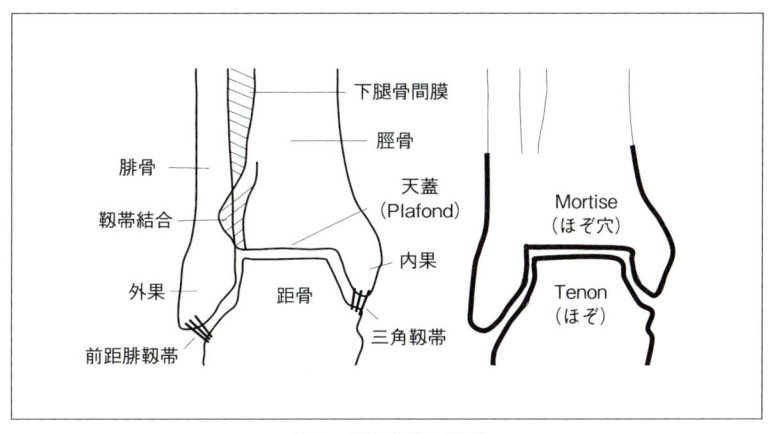

図1　距腿関節の解剖

3 症状

- 足関節部の疼痛，腫脹，皮下出血，変形
- 圧痛，軋音，不安定性
- 運動制限，歩行障害

　通常足趾の運動は保たれ知覚障害はないが，足趾の運動制限，知覚障害を認める場合には下腿コンパートメント症候群の合併を疑う。

4 検査

●単純X線撮影

- 足関節正面像（第2趾先端を基準）
- 足関節側面像
- 距腿関節窩撮影（mortise view）

　骨折線の有無，転位の方向と程度，距腿関節の適合性に注目する（図2，3）。

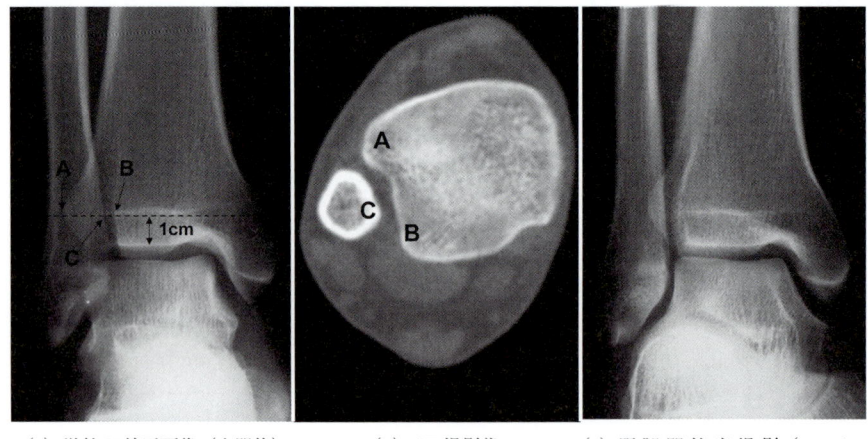

(a) 単純X線正面像（中間位）　　(b) CT撮影像　　(c) 距腿関節窩撮影（mortise view）

図2　単純X線撮影による足関節適合性の評価

　脛骨前方結節（A）が後方結節（B）より外方に位置しているため，足関節単純X線正面像では，脛骨遠位部と腓骨遠位部の間に重なりが見られる（A-C間：脛骨遠位端より1cm中枢で正常10mm以上[2]）。また腓骨内縁と脛骨後方結節との距離（B-C間）は正常では6mm未満[3][4]である。A-C間10mm以内，B-C間6mm以上は，遠位脛腓関節の離開を意味する。足部を20°内旋位で撮影するmortise viewは，3つの関節裂隙の幅（距骨-内果間，距骨-天蓋間，距骨-外果間）を比較するのに有用である。

●CT撮影

　軸射像は関節内骨片の転位の程度を知るのに有用である。3D-CT撮影によって骨折部およびその周辺の骨構造を立体的に把握することが可能である（図3）。

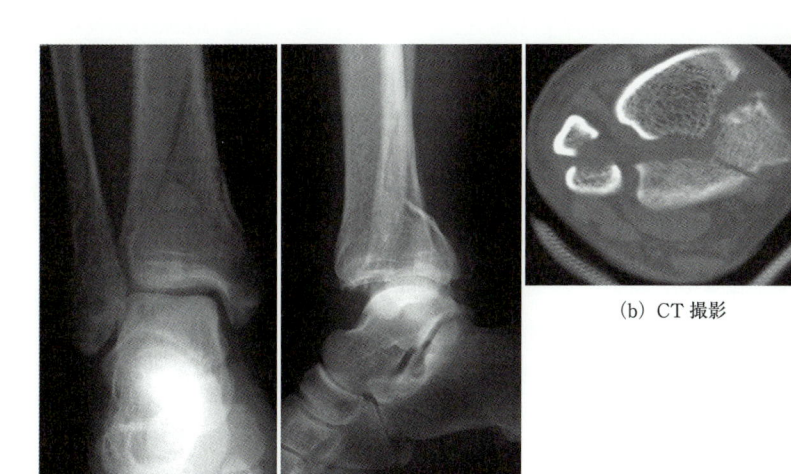

(a) 単純 X 線撮影

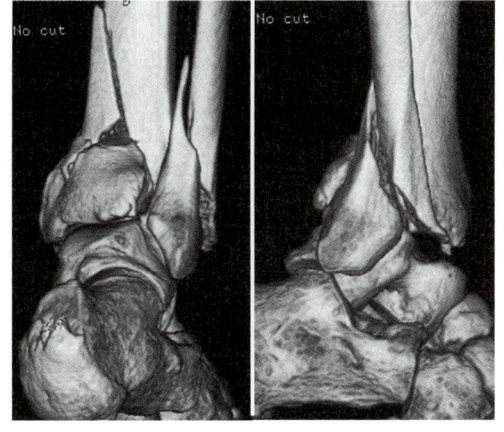

(b) CT 撮影

(c) 3D-CT 撮影

図 3　足関節三果骨折（SE stage Ⅳ）
CT 撮影，3D-CT 撮影で骨折線の方向，転位の程度がより明確となる．

● **Lauge-Hansen 分類**[4]
1）Supination-Eversion（回外―外旋）
2）Supination-Adduction（回外―内転）
3）Pronation-Eversion（回内―外旋）
4）Pronation-Abduction（回内―外転）

　足関節果部骨折の分類法として広く用いられている．受傷時の足部の肢位（回外か回内か）と距骨にかかる力の方向（外旋か内・外転か）により4つのタイプに分類される．外果骨折（または腓骨骨幹部骨折），内果骨折（または三角靱帯損傷），前脛腓靱帯損傷，後脛腓靱帯損傷（または脛骨後果骨折）の組み合わせにより各タイプはⅡ～Ⅳの病期（重症度）に分かれる．

5 治療

1. 治療方針

単純X線撮影において骨片の転位の程度が以下の範囲内に収まり，徒手整復後整復位が維持できる場合，保存療法の適応となる[2]。

- 内果骨折：転位なし
- 外果骨折：転位なし，または2mm以下の後方への転位
- 後果骨折：大きさが距骨天蓋の25～30%以下
- 距骨：距腿関節内に位置し，内果と距骨の距離が2mm以内

2. 保存療法

- 徒手整復
- ギプス固定

徒手整復は受傷後早期で腫脹が軽度の時期に，疼痛や筋緊張を取り除くため全身麻酔や腰椎麻酔下に施行する。ギプス固定は通常4～6週間行う。

> **Pit Fall**　ギプス固定期間中，しばしば単純X線写真を撮影して整復位が保たれているか確認する。腫脹が消退するとギプスと皮膚の間に隙間ができ，固定性が不良となり再転位を来たす恐れがあるため，適宜ギプスの巻き替えを行う必要がある。

3. 手術療法

- 手術の時期：腫脹の少ない受傷後早期か，腫脹が消退する受傷後7～10日ごろがよい。開放骨折の場合は受傷後6時間以内に行う。
- 手術法（図4）
    プレート固定
    スクリュー固定
    tension band wiring法

外果骨折を有する場合，まずその整復，固定を他の部位（内果，後果）に優先して行う。整復に際しては腓骨の短縮転位と回旋転位を取り除くことが重要である[1,3]。腓骨が正しい位置に整復，固定されると内果や後果骨片の整復が容易となる。

脛腓結合部に対しては，外果，内果，後果の整復固定を行っても離開が残存する場合，6～8週間スクリュー固定を行う（図5）。

内果と距骨の間に断裂した三角靱帯や後脛骨筋が陥入する場合には，介在物の整復と三角靱帯の修復を行う。

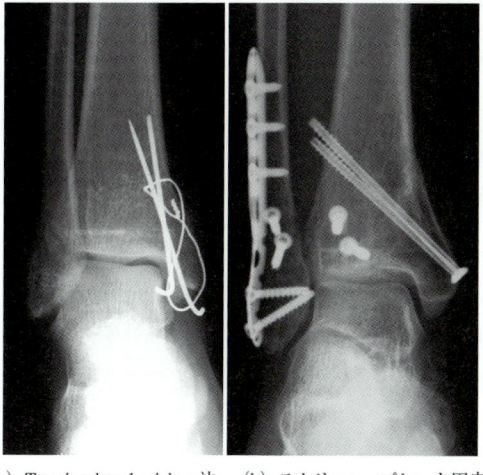

(a) Tension band wiring 法　　(b) スクリュー，プレート固定

図4　足関節骨折に対する手術療法

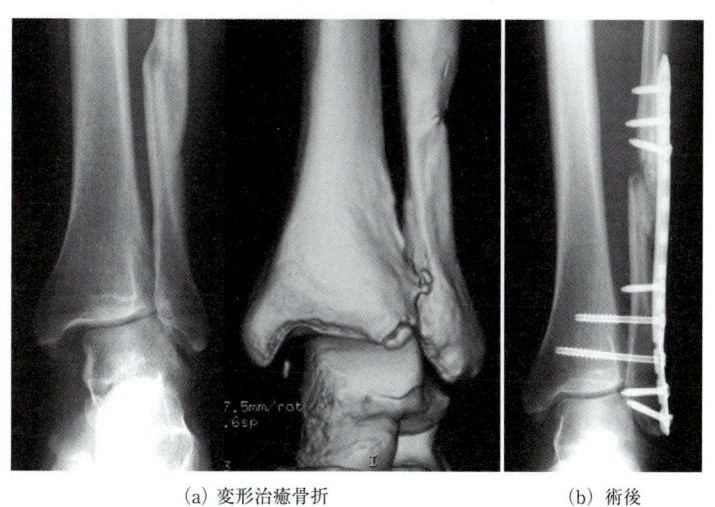

(a) 変形治癒骨折　　　　　　　　　　　　　　(b) 術後

図5　足関節骨折後の変形治癒
保存療法が選択され，内側関節裂隙の開大，遠位脛腓関節の離開が残存した。後に腓骨の骨切りと遠位脛腓関節固定を行い足関節の良好な適合性が得られた。

6 その他，注意すべきこと

● 合併症
- 変形治癒
- 偽関節（まれ）
- 感染
- 関節拘縮
- 下腿コンパートメント症候群

- 変形性足関節症

変形治癒は将来の変形性足関節症の原因となり得る（図5）。

● 脛骨天蓋骨折
- 高所からの転落や交通外傷など高エネルギーの外力で発生する
- 脛骨天蓋への軸圧が原因
- しばしば脛骨天蓋が上方へ転位する
- 軟部組織の広範な損傷と高度の腫脹を伴う例が多い
- 重度の関節軟骨損傷を伴う例では高率に二次性変形性関節症を合併する

　　高度の腫脹を伴う例では，鋼線牽引や創外固定をまず行い，腫脹が消退した後根治手術を施行する。

31-2. 足部骨折

1 足部骨折とは

　足部は多数の骨が互いに支えあうアーチ構造を有している。このため足部の一部の骨の骨折でも，その治療に際しては整復不良によりアーチ構造全体に破綻を来たす恐れがあることを認識しておく必要がある。

2 足部の解剖

　足部には7つの足根骨，5つの中足骨，12〜14個の趾骨が存在し，これらによって構築された縦，横アーチを多数の靱帯や筋・腱組織が支え安定化させている。足部はChopart（ショパール）関節とLisfranc（リスフラン）関節で，後足部，中足部，前足部に分けられる。距骨と踵骨の間には前・中・後の3面より形成される距踵関節（距骨下関節）があり，同関節は足部の内・外がえし運動，底背屈運動に関与する（図6）。
　以下，発生頻度の高い踵骨骨折についてその臨床像を述べる。

3 症状（踵骨骨折）

- 高所から転落し踵部より着地したとの病歴
- 踵部周囲の疼痛，腫脹，皮下出血
- 圧痛，軋音
- 運動制限，歩行障害
- 脊椎骨折など他の部位の骨折を合併することが多い

図6 足部の解剖

(a) 距骨（下方）から
前踵骨関節面／足根洞／外側突起／中踵骨関節面／後踵骨関節面

(b) 踵骨（上方）から
前距骨関節面／中距骨関節面／足根洞／後距骨関節面

(c) Chopart関節・Lisfranc関節
Lisfranc関節／Chopart関節／内側縦アーチ
Lisfranc（足根中足）関節
Chopart（横足根）関節
A：内側楔状骨，B：中間楔状骨，C：外側楔状骨
D：舟状骨，E：立方骨，F：距骨，G：踵骨

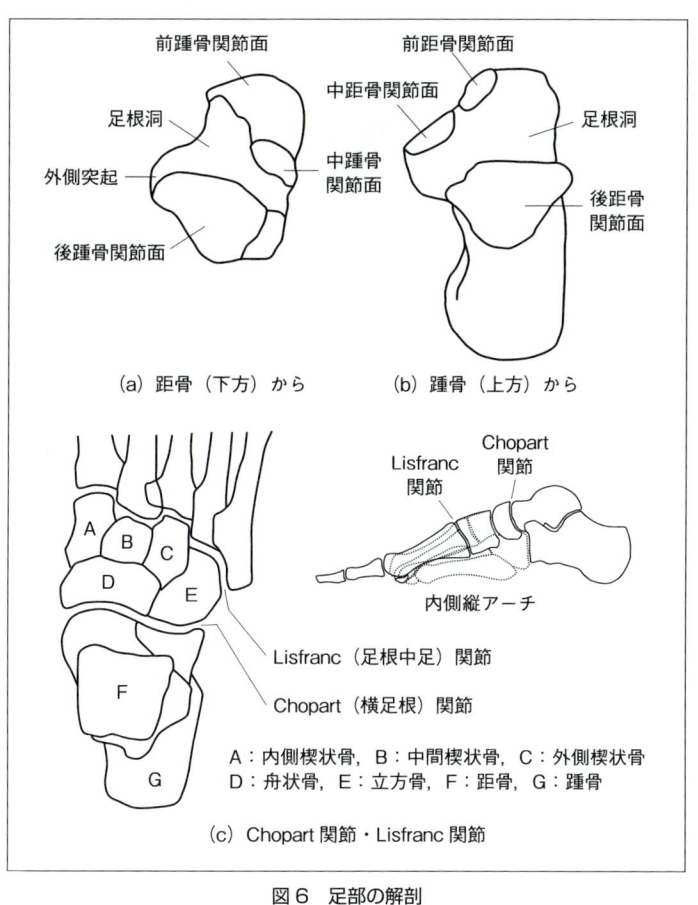

> **Pit Fall**　局所に高度の圧挫を伴う踵骨骨折，Lisfranc関節脱臼骨折，中足骨骨折では足部コンパートメント症候群の発生に注意する。足底部，中足骨間部は計9つのコンパートメントに区切られている[5]。

4 検査（踵骨骨折画像所見）

●単純X線撮影

- 踵骨側面像
- 踵骨軸射像
- Anthonsen（アントンセン）撮影

　側面像で後距踵関節の沈み込みを観察する。その程度はBöhler角で表現される。軸射像では踵骨外壁の突出度，内側の骨折の有無や転位度がわかる。Anthonsen撮影は後距踵関節の適合性を知るのに有用である（**図7**）。

a	c
b	

(a) 側面像
(b) Anthonsen 撮影
(c) 軸射像

図7 踵骨骨折（陥没型）の単純X線撮影
側面像でBöhler角（BA：正常値20〜40°）は10°と低下している。軸射像では踵骨外壁の突出（▷）を認める。

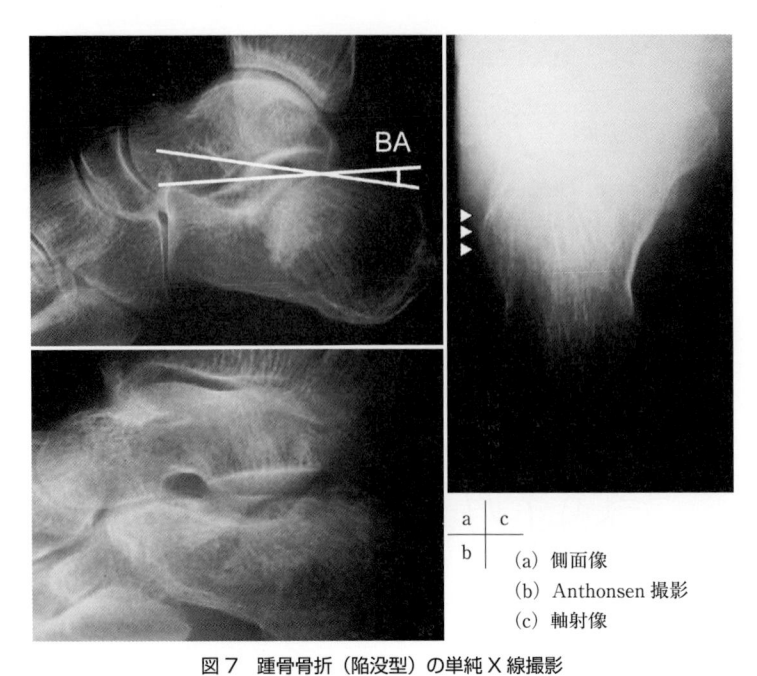

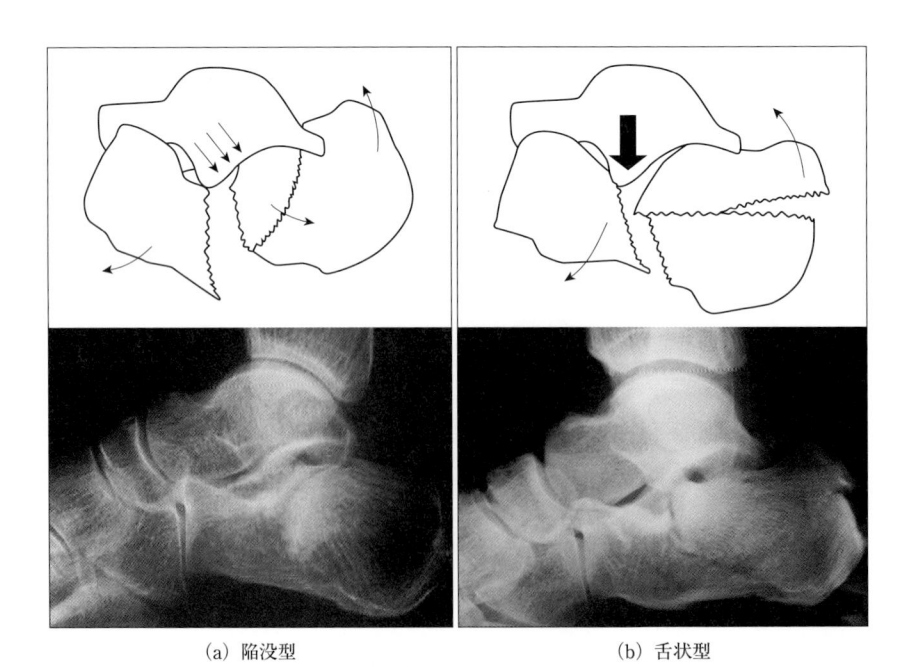

(a) 陥没型　　　　　　　　　　　　　　(b) 舌状型

図8 踵骨関節内骨折の分類

● CT 撮影

関節内骨折に対する骨折部の詳細な評価と術前計画に CT 撮影は必須である。

● Essex-Lopresti 分類[6]

　①骨折が後距踵関節に及ばないもの
　②骨折が後距踵関節に及ぶもの
　　転位のないもの
　　舌状型
　　陥没型
　　載距突起単独骨折
　　粉砕型

受傷機転を考慮した分類で広く用いられている。臨床では舌状型，陥没型に遭遇する機会が多い（図8）。

5 治療（踵骨骨折）

1. 治療方針

　骨片の転位がない場合や徒手整復後整復位が維持できる場合には保存療法が選択される。保存的に整復不能な転位を認める場合手術療法の適応となるが，重度の神経・血管障害や糖尿病合併例にはできる限り保存的治療を選択する。

2. 保存療法

- 徒手整復
- ギプス固定

　関節内骨折に対して中等度の転位を認める場合は麻酔下で徒手整復を行い，外壁突出，内外反方向への転位を矯正する。局所の腫脹が消退してからギプス固定を3～4週間行う。Graffin 型など機能ギプスを用いて，早期より荷重歩行しながら関節面の整復を試みる方法もある。

3. 手術療法（関節内骨折）

- Westheus 法
- 観血的整復固定
- 距踵関節固定

　Westheus 法は舌状型骨折によく用いられる。Westheus 釘や Steinmann 釘を転位する踵骨隆起骨片に挿入して釘を押し下げて整復し，つぎに釘を距骨に刺入し骨片の固定性を得る方法である。

　陥没型骨折に対しては小切開での整復操作が困難な場合には，拡大外側進入により後距

踵関節面を整復し，内外反変形を伴う例にはその整復も行い外側よりプレート固定を行う（必要に応じて骨移植を併用[1]）**(図9)**。粉砕骨折に対しては一期的に関節固定を行うことがある。

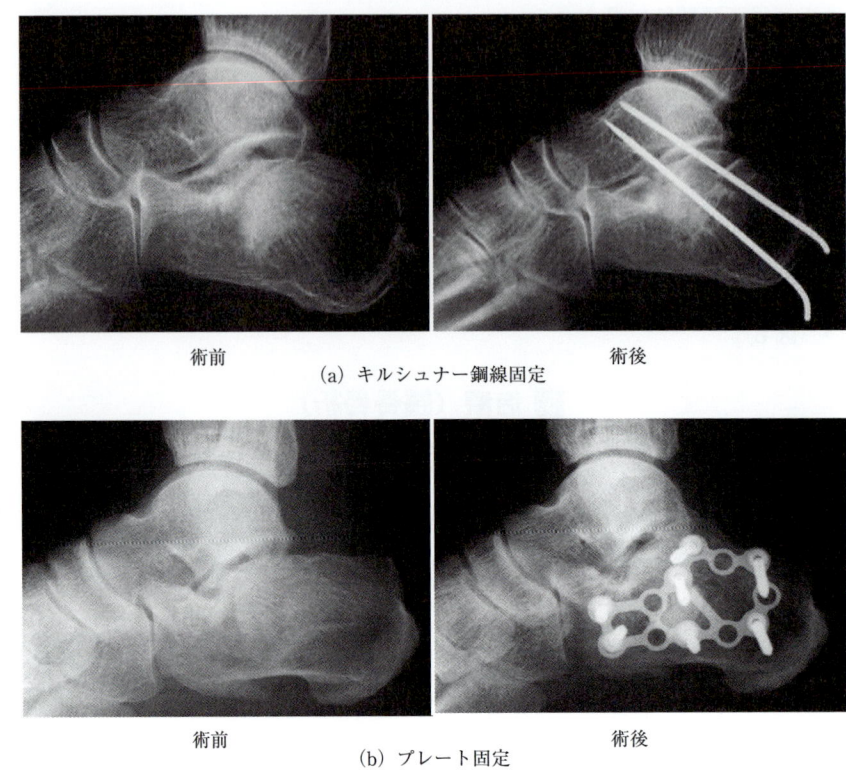

術前　(a) キルシュナー鋼線固定　術後

術前　(b) プレート固定　術後

図9　踵骨骨折（陥没型）に対する手術療法

6 その他，注意すべきこと（踵骨骨折）

合併症[1)7)]

- 変形治癒：扁平足，後距踵関節面の整復不良，足底への骨片の突出。
- Complex regional pain syndrome＝反射性交感神経性ジストロフィー，ズデック骨萎縮
- 腓骨筋腱炎：外壁突出の残存，手術後瘢痕などによる。
- 腓腹神経，脛骨神経損傷：内・外壁損傷や手術操作などによる。
- 創治癒遅延：糖尿病，手術操作などが影響する。
- 感染
- 偽関節：まれにおこる。
- 足部コンパートメント症候群
- 変形性関節症：距踵関節，踵立方関節

> 踵骨関節内骨折に対する手術療法では，術中操作が原因となり術後疼痛や骨萎縮を来たす例が少なくない．手術に際しては，踵骨周囲の軟部組織は薄く，皮膚直下に神経が走行することを念頭に，愛護的に軟部組織を扱う必要がある．

7 その他の足部骨折

●距骨骨折

　距骨はその周囲の約 70％が関節軟骨で覆われているため，骨折により転位を生じると血行障害を来たしやすく無腐性骨壊死にいたる危険性がある．高エネルギーの外力で発生するため開放骨折となる例が多い．転位を認める例では，骨片と周囲軟部組織の連続性をできるだけ温存しながら早期に整復を行い強固な内固定を行う必要がある（図10）．

●Lisfranc 関節脱臼骨折

　尖足位の状態で前足部に軸圧が加わり発生する．Lisfranc 関節は縦，横アーチの要となるため，整復不良，不安定性の残存は荷重時痛の大きな原因となる（図10）．診断に迷う場合は，荷重位単純 X 線撮影を健側と比較する．

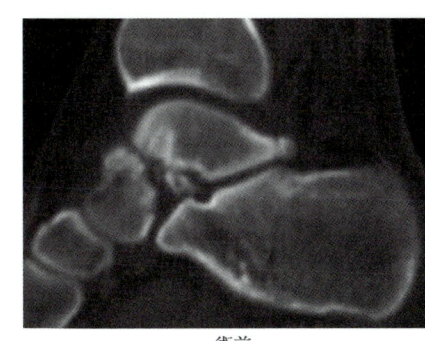

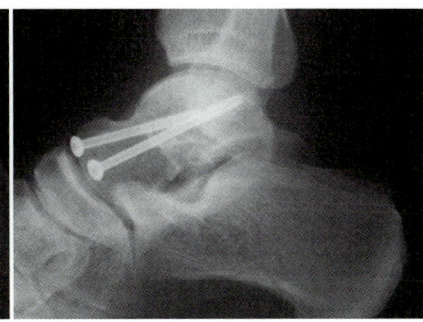

術前　　　　　　　　　　　　　術後
(a) 距骨頚部骨折

(b) Lisfranc 関節脱臼骨折

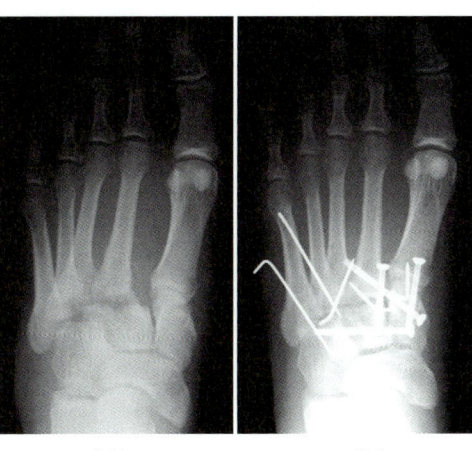

術前　　　　　　　　　　術後
図 10　その他の足部骨折

文　献

1) 早稲田明生：足関節・足　外傷．よく理解できる整形外科診療の実際，冨士川恭輔ほか編，pp569-606，永井書店，大阪，2005
2) 山本晴康：足関節部骨折．骨折・脱臼（第2版），冨士川恭輔ほか編，pp881-911，南江堂，東京，2005
3) Simpson LA, Bray TJ, Weber B : Fibular derotational and lengthening osteotomy. The Foot and Ankle (2nd ed), edited by Kitaoka HB, pp497-512, Lippincott Williams & Wilkins, Philadelphia, 2002
4) Lauge-Hansen N : Fractures of ankle, II. combined experimental-surgical and experimental roentgenologic investigations. Arch Surg 60 : 957-985, 1950
5) Early JS : Fractures and dislocations of the midfoot and forefoot. Fractures in Adult (6th ed), edited by Bucholz RW, et al, Vol 2, pp2337-2399, Lippincott Williams & Wilkins, Philadelphia, 2006
6) Essex-Lopresti P : The mechanism, reduction technique, and results in fractures of the os calcis. J Bone Joint Surg 39B : 395-419, 1952
7) Sanders RW, Clare MP : Fractures of the calcaneus. Fractures in Adult (6th ed), edited by Bucholz RW, et al, Vol 2, pp2293-2336, Lippincott Williams & Wilkins, Philadelphia, 2006

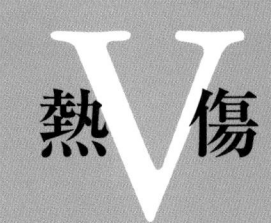

32 評価と初期輸液
33 新鮮熱傷創の初期管理
34 熱傷の手術療法―重症熱傷を中心に
35 特殊部位熱傷の初期治療:手・顔面・陰部
36 気道損(熱)傷
37 小児・老人の熱傷

V 熱傷

32. 評価と初期輸液

1 熱傷の病態

熱による皮膚組織への物理的損傷だけでなく，広範囲に及ぶ重症例となると，全身の各臓器に障害を及ぼし，全身性炎症性疾患症候群（systemic inflammatory response syndrome：SIRS）の一因となる。炎症反応が長期間，持続遷延すると，患者の生命予後を著しく不良におとしめる結果を招く。

- Ⅱ度熱傷以上の熱傷面積が成人で体表面積の 30％以上，幼小児で 10％以上に及んだ場合 → 熱傷ショック（局所の壊死，充血，浮腫）が生じる
- Hypovolemic shock：非熱傷部位（健常部位）にも全身の毛細血管における透過性が亢進する。この変化は熱傷受傷後 1〜2 時間から起こり，7〜8 時間までにピークに達し，36〜48 時間持続する。その結果，血漿成分が血管外へ漏出し，機能的細胞外液量が減少するため，循環血液量が減少する。
- 熱傷ショックに対する治療は，熱傷の深度，面積，受傷部位を正確に判定し，循環血液量の回復を目的とした輸液療法が重要である

2 熱傷の診断

1. 受傷面積の算出法

●9 の法則：Rule of nines

最も有名な方法であり，緊急時における概算用として用いられる。体表面積を 9 の倍数で細分化したもので，全体を 8 部位として，陰部を 1％としたものである（図 1）。

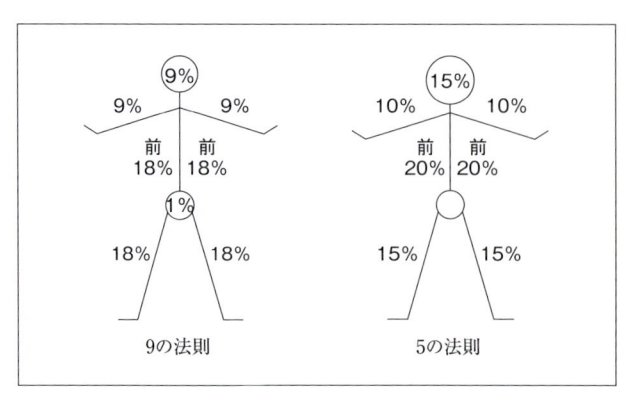

図1　9の法則と5の法則

●**5の法則：Rules of fives（Blockerの法則）**

幼小児の場合。成人と比べて体の各部の比率が異なるため，5の法則を用いる（図1）。

●**手掌法**

患者の片手，手掌と指腹部を合わせた面積がほぼ体表面積の1％に相当する。熱傷部位が散在する場合などに用いると便利な受傷面積算定方法である。

●**Lund and Browderの表**

1924年に，LundとBrowderにより報告された算出方法である。体表面を細分化し，各部位を患者の年齢によって修正するため，幼小児から成人まで正確な熱傷面積が算出される（図2）。

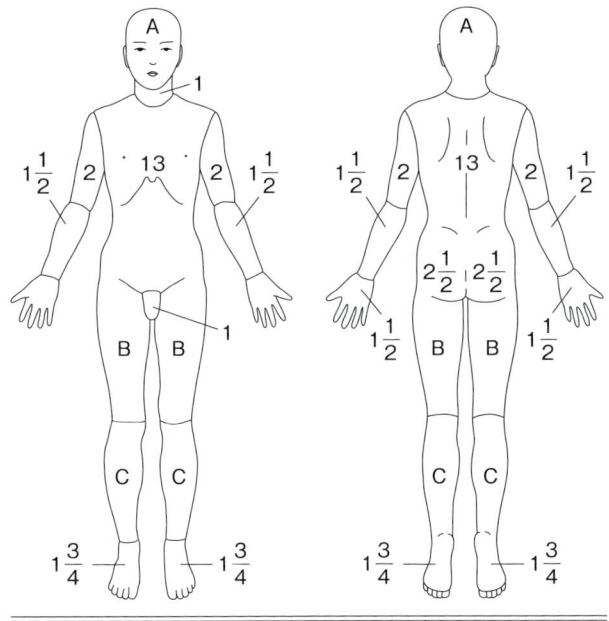

	age in years					
	0	1	5	10	15	adult
A－½ of head	9 ½	8 ½	6 ½	5 ½	4 ½	3 ½
B－½ of one thigh	2 ¾	3 ¼	4	4 ¼	4 ½	3 ¾
C－½ of one leg	2 ½	2 ½	2 ¾	3	3 ¼	3 ½

図2　Lund and Browderの表

> ⚠ **Pit Fall**　手掌法は成人の標準体形の患者にのみ適応できる。

2. 熱傷の深達度

熱傷深度の分類：日本熱傷学会の用語集（1996年版）により，以下のように定義されている。

- **Ⅰ度熱傷（Epidermal Burn；EB）**：表皮熱傷で受傷部皮膚の発赤のみで瘢痕を残さず治癒する。
- **浅達性Ⅱ度熱傷（Superficial Dermal Burn：SDB）**：水泡が形成されるもので，水泡底の真皮が赤色を呈している。通常1～2週間で表皮化し治癒する。一般に肥厚性瘢痕を残さない。
- **深達性Ⅱ度熱傷（Deep Dermal Burn：DDB）**：水泡が形成されるもので，水泡底の真皮が白色で貧血状を呈している。およそ3～8週間を要して表皮化し治癒するが，肥厚性瘢痕ならびに瘢痕ケロイドを残す可能性が大きい。
- **Ⅲ度熱傷（Deep Burn：DB）**：皮膚全層の壊死で白色レザー様，または褐色レザー様となったり完全に皮膚が炭化した熱傷も含む。受傷部位の辺縁からのみ表皮化するので小範囲のものでも治癒に1～3カ月以上を要し，植皮術を施行しないと肥厚性瘢痕，瘢痕拘縮を来たす（図3）。

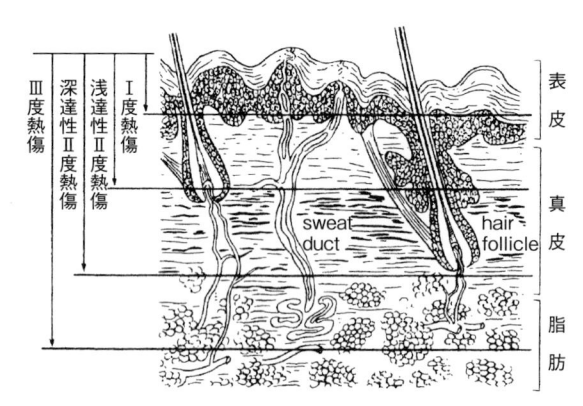

熱傷深達度	損傷組織レベル	臨床症状	治癒までの期間
Ⅰ度熱傷（EB）	表皮基底層，真皮乳頭層の炎症	受傷部皮膚の発赤のみ，浮腫，疼痛を伴う	数日で炎症消退
浅達性Ⅱ度熱傷（SDB）	真皮網状層中層まで	水泡形成，水疱底真皮赤色，浮腫，強い疼痛あり	1～2週間で上皮化，肥厚性瘢痕を残さない
深達性Ⅱ度熱傷（DDB）	真皮網状層下層まで	水泡形成，水疱底真皮白色，貧血状，知覚鈍麻あり	上皮化に3～4週間を要し，肥厚性瘢痕を残す
Ⅲ度熱傷（DB）	真皮全層，皮下組織まで	羊皮紙様，時に炭化 無痛	自然上皮化に1～数カ月を要す。肥厚性瘢痕，瘢痕拘縮を来たす

図3　熱傷深達度分類（日本熱傷学会分類）

3. 熱傷の深達度判定法

●刺針試験：pin prick test

21G 針などの細い針を用いて，熱傷創面に軽く押し当てて痛覚の有無を判定し，「有」ならⅡ度熱傷，「無」ならⅢ度熱傷と診断する。

●視覚法

水泡が形成されている場合にはⅡ度熱傷と見なしてよい。その水泡底が紅色から赤色であればSDB，蒼白あるいは暗褐色であればDDBと診断する。ただし，この方法はある程度の熟練した医師でないとその判別は困難である。

●ビデオマイクロスコープ（Hi-scope）による診断法

ビデオマイクロスコープを用いて熱傷創面を観察し診断する。倍率250倍のレンズを装着したビデオカメラで，熱傷創面を観察しながらビデオテープで記録し，熱傷創面の乳頭内毛細血管，乳頭下血管，真皮内血管の血流の有無，状態を評価し，深度判定を行う方法である。本法は，従来困難であったSDBとDDBの診断が比較的容易にできるのが特長である（表1）[1]。

表1　Hi-SCOPE 分類

タイプ	表面構造	血管	血流
タイプ1	皮丘，皮溝が残存 角化組織の残存	乳頭内毛細血管＋ 乳頭下血管＋ 真皮内血管＋	良好
タイプ2	多少凹凸のある 不明瞭	乳頭内毛細血管± 乳頭下血管＋ 真皮内血管＋	良好
タイプ3	多少凹凸のある 不明瞭	乳頭内毛細血管± 乳頭下血管＋ 真皮内血管＋	うっ滞 停滞
タイプ4	平坦	乳頭内毛細血管－ 乳頭下血管－ 真皮内血管±	なし

（磯野伸雄ほか：Hi-SCOPE を用いた熱傷深度判定法．熱傷 24：21-28, 1998 より引用）

4. 重症度の判定

熱傷の重症度は，受傷面積と深達度によりおおよそ決定されるが，その他の因子として，患者の年齢，合併症の有無，既往歴，受傷部位も考慮しなければならない。

●熱傷指数：Burn index

Ⅱ度熱傷，Ⅲ度熱傷の面積から算出する。

Burn index ＝ Ⅱ度熱傷面積 × 1/2（％）＋ Ⅲ度熱傷面積（％）

このindexが10〜15以上であれば重症と判断し，ただちに全身管理を行う必要がある。

●熱傷予後指数：Prognostic burn index（PBI）

熱傷指数に患者の年齢を加えたものである。

$$PBI = Burn\ index + Age$$

一般的に，100以上となると，生命予後は極めて不良とされてきたが，最近では100以上の重症例でも救命された症例の報告が増加しつつある。

●Artzの基準

1957年，Artzによって発表された基準で，熱傷面積と深度の他に受傷部位と合併損傷などを考慮されており，おのおのの重症度により治療すべき医療施設が選択される。広範囲熱傷においては，気道熱傷（損傷）合併は患者の生命予後を著しく不良にするため注意が必要である。

3 輸液療法

1．初期輸液法

初期輸液は乳酸加リンゲル液で開始する。現在までに，熱傷ショックに対する輸液の公式は数多く報告されている（表2）が，実際の適応にあたっては，1つの公式にとらわれ

表2 熱傷輸液公式

Evans Formula
　1ml×（％TBSA）×（Bw kg）colloid＋1ml×（％TBSA）×（Bw kg）saline
　＋2000ml of 5％ glucose
　（初めの8時間に1/2，次の16時間に1/2，次の24時間に1/2，50％以上の熱傷面積は50％として計算する）

Brooke Formula
　1.5ml×（％TBSA）×（Bw kg）乳酸加リンゲル液＋0.5ml×（％TBSA）×（Bw kg）saline＋2000ml of 5％ glucose
　（初めの8時間に1/2，次の16時間に1/2，次の24時間に1/2）

Parkland Formula（Baxter Formula）
　4ml×（％TBSA）×（Bw kg）乳酸加リンゲル液
　（初めの8時間に1/2，次の16時間に1/2）

Galveston Formula：小児熱傷
　5000ml×（％TBSA）×（BSA m^2）＋2000ml×（BSA m^2）
　乳酸加リンゲル液950ml＋25％アルブミン液50ml
　（初めの8時間に1/2，次の16時間に1/2）

Michgan Burn Center：小児熱傷
　2ml×（％TBSA）×（Bw kg）5％ dextrose in Lac-Ringer
　＋1500～2000ml×（BSA m^2）5％ dextrose in Lac-Ringer
　＋1.5～80mEq $NaHCO_3$＋1.0～40mEq KCl

HLS（Hypertonic Lactated Saline Solution）
　Monafo　HLS250を尿量30ml/hourに保つように輸液
　Fox　　 HLS225を尿量30ml/hourに保つように輸液
　阪大方式　HLS300（2L），250（1L），200（1L），150（1L）の順に尿量30～50ml/hourに保つように輸液

Moore's Budget
　100ml×（Bw kg）colloid（dextran 1：plasma 3）＋1000ml of dextrose in water in＋1500ml of dextrose in saline
　（初めの12時間に1/2，次の12時間に1/4，次の24時間に1/4）

TBSA：熱傷面積　　Bw：体重

ることなく，その施設の方式で輸液を開始し，時間尿量などの循環動態を参考にして適宜調整していくことが重要である（**表3**）。

表3　適正輸液の判断指標

①尿量：	成人；0.5ml/kg/hr　　2ml/kg/hr 以上は過剰輸液
	2～10歳；1ml/kg/hr
	2歳以下；2ml/kg/hr
②血圧：	収縮期血圧　100mmHg 以上
③脈拍：	100/min 以下
④中心静脈圧：	3～10mmH₂O　　15mmH₂O 以上は右心不全，過剰輸液
⑤肺動脈楔入圧：8～12mmHg	12mmHg 以上は左心不全の徴候
	18mmHg 以上は左心不全
⑥血液ガス所見：BE＞0	＜0は循環不全による代謝性アシドーシスの持続

　高齢者の重症熱傷例，重篤な気道熱傷を合併した重症熱傷例，重篤な合併症を有する患者には，Swan-Ganz カテーテルによる心拍出量のモニタリングによる輸液投与量の調整が有用である。受傷後24時間以後の輸液量は，多くの公式では第1日目の半量を目標にしている。

2. 体温の保持

　熱傷ショック期においては，広範囲重症熱傷になるほど大量の輸液量が必要となり，1時間当たり1,000ml を超えることもまれではない。体温より低い室温で保存された輸液製剤を投与すると患者の体温はさらに低温となり，振戦を招来し，患者のストレスをさらに増大させる結果となる。そのため，室内の温度を高めるだけでなく，温風装置などを用いて積極的に患者の体温の維持に注意が必要である。さらに，大量輸液に対応できる加温装置を用いた加温輸液は，体温の低下を予防するだけでなく，熱傷ショック期の循環動態を早期に改善する[2]。

文　献

1) 磯野伸雄，仲沢弘明，野崎幹弘ほか：Hi-SCOPE を用いた熱傷深度判定法. 熱傷 24：21-28, 1998
2) Nakazawa H, Nozaki M：Usefulness of warm in acute burn resuscitation：An experimental study in dogs. Tohoku J Exp Med 207：149-155, 2005

33. 新鮮熱傷創の初期管理

1 新鮮熱傷創の初期管理のポイント

1. 冷却

- 熱傷を受傷したらまず創面を冷却する
- 小児・高齢者では冷やしすぎによる低体温に注意する

　熱傷直後の冷却：神経の伝導速度を低下させ疼痛を緩和するのみでなく，代謝や炎症反応を抑え，浮腫を軽減させることによって熱傷の範囲，深度の進行を抑える効果がある。

- 冷却の方法：受傷後できるだけ早く，約10〜15℃の水を用いて冷却する。水道水を用いて直接冷やすのがよいが，顔面・体幹などの流水をかけにくい部位は冷たいタオルで冷やす。冷却時間については，最低30分は必要とされている。

> **Pit Fall**
> - 0℃に近い過度の低温で長時間冷却するとかえって低温による組織障害を大きくする。
> - 小児や高齢者の場合は，過冷却のため低体温による心停止や中枢神経障害を起こすことがあるので，直腸温が35℃台になればただちに中止する。

2. 水疱の処置

- 水疱はⅡ度熱傷に特徴的な症状である
- 破れていない水疱被膜は温存する
- 破損や汚染した水疱被膜は除去する

●破損していない水疱

　水疱が破れていなければ温存する。無菌下に水疱液のみを注射器で吸引・除去したのち，水疱被膜を温存・圧着させⅡ度創面に対する被覆材として使用する。小水疱では水疱被膜とともに水疱液を温存してもよい。

●破損・汚染された水疱

　破損したり，内容液が凝固した水疱は感染の原因となるので，剪刀などを用いて水疱被膜と水疱内容を除去する。このような創面は軟膏療法を行うか，創傷被覆材を使用する[1]。

3. 減張切開

減張切開は初期処置の一環として患者搬入後，早期に行う。

●減張切開の適応

- 指・四肢全周にわたる深達性Ⅱ度熱傷，Ⅲ度熱傷

 浮腫により組織内圧が上昇し末梢循環障害や神経障害が生じることを防止するために行う。熱傷深度に加え，疼痛，しびれなどの自覚症状，爪の色や痛覚鈍麻などの他覚所見から適応を判断する。この際，ドップラー血流計を用いて血行を確認することも有用である。

- 前胸部から側胸部にかけてのⅢ度熱傷

 胸部の広範なⅢ度熱傷では，呼吸に伴う胸郭運動が制限されて換気不全を起こす。このような場合も減張切開の適応である。

●手技

手指では指の側正中線より手背の中手骨間へ連続した切開を行う（図1）。胸壁では前胸部と側胸部に縦切開を行う（図2）。切開の深さは手指では皮膚のみ，手背や四肢，胸壁では筋膜上まで切開する。症状の改善が見られない場合は，筋膜の切開を追加する。手関節の重度熱傷では手根管開放術も行う。

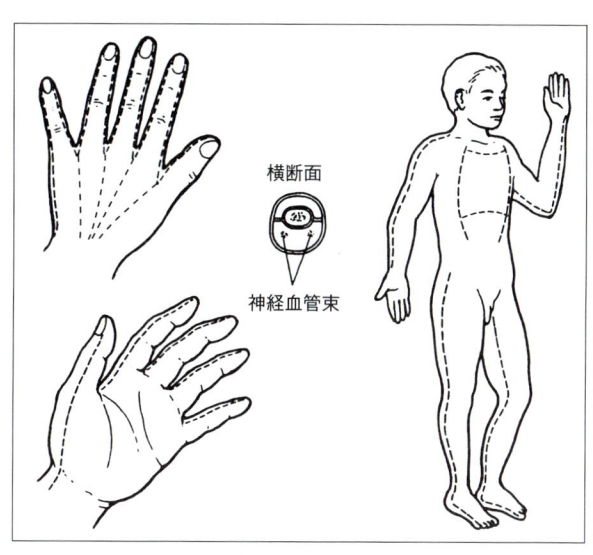

図1 減張切開を入れる部位
(Lynch JB：Plastic Surgery. 3rd ed. p453, Little Brown & Con, New York, 1979より引用改変)

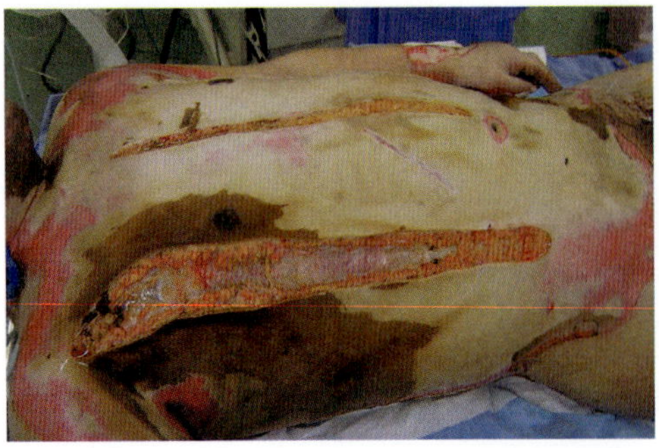

図2　胸部Ⅲ度熱傷に対する減張切開
　減張は筋膜上まで行う。切開時には止血を考慮し電気メスを用いるとよい。

> **Pit Fall**　腹部を含む広範囲熱傷患者に大量輸液をすると，腹水の貯留，腸管の浮腫などから腹圧が異常に亢進し（膀胱内圧で＞25mmHg），循環不全を起こすことがある（abdominal compartment syndrome）。このような場合は側腹部に減張切開を行う。

2 局所外用剤[2)3)]

熱傷深達度により局所外用剤を使い分ける。

- Ⅰ度熱傷（EB）：疼痛に対する局所外用剤を用いる。
- 浅達性Ⅱ度熱傷（SDB）：消炎，上皮化促進を目的とした局所外用剤を用いる。
- 深達性Ⅱ度熱傷（DDB）：上皮化促進，壊死組織除去，感染予防を目的とした局所外用剤を選択する。広範囲な深達性Ⅱ度熱傷の場合は，手術治療を行う。
- Ⅲ度熱傷（DB）：感染予防，壊死組織除去，肉芽形成を主体とした局所外用剤を用いる。外科的治療（デブリードマン，植皮）を前提とした局所治療を行う。

1．Ⅰ度熱傷（EB）

- 受傷直後の疼痛は強いが数日で瘢痕を形成せずに治癒する

　　疼痛と浮腫の軽減のために抗炎症作用のある副腎皮質ホルモン剤（リンデロンⅤ軟膏®，エキザルベ軟膏®など）の外用が効果的である。疼痛・発赤は数日で消退するので，ステロイド剤の外用は短期にとどめる。

2．浅達性Ⅱ度熱傷（SDB）

- 1～2週間で上皮化し瘢痕形成もほとんどない
- 軟膏により創面を保護することが基本治療である
- 熱傷の部位，範囲，患者の年齢により創傷被覆材を用いた方が管理しやすい場合もある
　　方法：ワセリン基材の軟膏（バラマイシン軟膏®やアズノール軟膏®など）を用い

てドレッシングを行う．水疱被膜を除去せず，その上から軟膏を外用すると患者の疼痛も少ない．軟膏ガーゼを直接創面にあてると，次回の処置の時にガーゼが創面に固着し疼痛を伴うばかりか上皮化した皮膚がいっしょにはがれることもあるので，非固着性シリコンガーゼ（トレックス®，アダプティック®，キュティセリン®）あるいは抗生剤含有メッシュガーゼ（ソフラチュール®）などを使用する．

3. 深達性Ⅱ度熱傷（DDB）

- 保存的治療では治癒までに3～4週を要する
- 創部に感染を起こすと容易にⅢ度熱傷に進行する
- 上皮化後に肥厚性瘢痕を形成する
- 壊死組織が厚い場合は壊死組織除去作用のある外用剤を選択する
- 感染が生じた創面は抗菌性の強い外用剤を選択する
- 広範な深達性Ⅱ度熱傷は早期手術を行う（表1）

表1 深達性Ⅱ度熱傷に用いられる外用剤

壊死組織除去：	塩化リゾチーム軟膏（リフラップ軟膏®）
肉芽形成・上皮化促進：	アルプロスタジル（プロスタンディン軟膏®）
	ブクラデシンナトリウム（アクトシン軟膏®）
	トレチノイントコフェリル（オルセノン軟膏®）
	トラフェルミン（フィブラストスプレー®）
緑膿菌感染：	スルファジアジン銀（ゲーベンクリーム®），硫酸ゲンタマイシン（ゲンタシン軟膏®），硫酸ポリミキシンB（テラマイシン軟膏®）
MRSA感染：	ヨウ素製剤（イソジンゲル®，ヨードコート®，カデックス®），フシジン酸ナトリウム（フシジンレオ軟膏®）

> **Pit Fall** 受傷後早期，浅達性熱傷か深達性熱傷かの区別が難しい場合には，浅達性Ⅱ度熱傷創に準じ上皮化を目的とした局所療法を行う．1週間ほど経過すると，深達性Ⅱ度熱傷創では白黄色あるいは暗赤色の壊死組織が見られるようになり，両者の区別がはっきりしてくる．

> **Pit Fall** まれではあるが，比較的浅いⅡ度熱傷でMRSA感染によるtoxic shock syndromeが発症することがあるので注意する．

> **Pit Fall** 深達性Ⅱ度熱傷において，保存的治療開始後3～4週経過しても上皮化が不良な創面は，肉芽創に至ることが多い．このような創面は手術的治療に方針を変更すべきである．

4. Ⅲ度熱傷（DB）

- 皮膚全層の壊死であるため創面の中には上皮化の起点となる皮膚付属器がない
- 保存的治療は外科的治療の準備段階として行われるか，ごく小範囲の場合に限られる
- 広範囲熱傷では焼痂を切除した創面に対して適切な外用剤を選択する

●小範囲Ⅲ度熱傷

壊死組織除去作用のある外用剤を使用する．メスや剪刀を用いて壊死組織切除を繰り返しながら治療を進めることが重要である．壊死組織が除去されるとともに肉芽形成促進，ついで上皮化促進作用のある薬剤に変更する（外用剤の選択は深達性Ⅱ度熱傷の項を参照）．

●広範囲Ⅲ度熱傷

早期手術までの感染が成立していない創面は，ワセリン基材の軟膏を用いる．植皮後の創面も同様である．植皮前に感染が成立してしまった場合は起炎菌に感受性のある外用剤を選択する．この場合，焼痂に浸透性が高いクリーム基材の外用剤（スルファジアジン銀など）が有利である．

3 創傷被覆材 [4)5)]

軟膏療法に比べ使用法が簡便で疼痛も少なく，包帯交換の手間が省ける．浅達性Ⅱ度熱傷，肉芽創に有効であるが，壊死組織のある創面に用いると感染を招来するので注意が必要である．

被覆剤の種類

保険上の適応となる創面が製品により異なるので使用前に確認する（**表2**）．また，使用期間は3週間までに限定されている．

表2 厚生省告示による損傷の深さによる適応皮膚欠損用創傷被覆材

		主な製品名
真皮に至る創傷用 （分層皮膚損傷）		アブソキュアサージカル®，テガソーブライト®，デュオアクティブET®，デュオアクティブETスポット®，ニュージェル®，ベスキチンW®，ベスキチンWサポートプラス®
皮下組織に至る創傷用 （全層皮膚損傷）	標準型	アクアセル®，アブソキュアウンド®，アルゴダーム®，カルトスタット®，クラビオAG®，クリアサイト®，ジェリパームウェットシート®，ソープサン®，ティエール®，テガソーブ®，デュオアクティブ®，デュオアクティブCGF®，ハイドロサイト®，ベスキチンW-A®
	異形型	グラニュゲル®，デュオアクティブ顆粒®，ジェリパーム®
筋・骨に至る創傷用		ハイドロサイトキャビティー®，ベスキチンF®

● 生体組織を材料とする生体材料被覆材
- キチン膜： カニの甲羅から抽出したキチンを微細な繊維として不織布に加工し，膜状の製品としたものである．貼付後初期には滲出液が多く，しかも黄緑色で緑膿菌感染と見誤りやすいが，いったん貼付すれば，上皮化するまでそのまま貼りつけておくことが可能である（商品名：ベスキチン®）．
- アルギン酸塩被覆材： 海草から抽出したアルギン酸塩を繊維状にして不織布にしたもので，滲出液を吸収してゲル化し，創面を湿潤状態に保ち創傷治癒を促進する（商品名：カルトスタット®，クラビオ AG® など）．

● 化学的に合成された合成材料被覆材
- ハイドロコロイド： 密着性のある疎水性ポリマーが親水性コロイド粒子を包んだ形となっており，この親水性コロイドであるカルボキシメチルセルロース-Na が水分を吸収し，ゲル化し，創面を保護する（商品名：デュオアクティブ®，テガソーブ® など）．
- ハイドロジェル： 親水性ポリマー（ポリビニルピロリドン）が強い保湿力をもち，透明であるため創面を透視できる特徴をもっているが，密着性はやや弱い（商品名：クリアサイト®，ジェリパーム® など）．
- ポリウレタンフォーム： スポンジ状になっており高い吸収性をもつが，固着性がなく絆創膏による固定が必要である（商品名：ハイドロサイト®）．
- ハイドロポリマー： 空洞部と壁部からなる多孔構造を有したハイドロポリマーが過剰な滲出液を吸収する．（商品名：ティエール®）

> **Pit Fall** 創傷被覆材の使用上の注意
> ・浅達性Ⅱ度熱傷に用いる場合，破れたり創面と密着していない水疱膜は切除してから使用する．
> ・壊死組織の残存する創面への使用は避ける．
> ・感染徴候が生じた場合は使用を中止する．

4 人工真皮

　人工真皮は，牛や豚由来のアテロコラーゲンスポンジとシリコン膜から構成される．アテロコラーゲンスポンジが生体にとどまり真皮様構造を形成するところから人工真皮 dermal substitute or artificial dermis あるいは真皮欠損用グラフトと呼ばれる．テルダー

ミス®,ペルナック®が臨床応用されている。

　適用は,熱傷焼痂(熱死組織)切除後の骨,腱,筋肉などが露出した重度の真皮・軟部組織欠損創である。人工真皮が肉芽化する2〜3週間後をめどに,その上に自家植皮を行う。

　広範囲Ⅲ度熱傷のデブリードマン後の創面に被覆材として使用する試みもあるが,わが国においては評価がいまだ確立していない。

文　献

1) 菅又章:熱傷治療の基本　新鮮熱傷創の初療.形成外科 47:S77-S81, 2004
2) 吉田哲憲:熱傷局所の管理.熱傷ハンドブック,島崎修次編,pp333-377,中外医学社,東京, 1985
3) 吉田哲憲:熱傷患者の感染症対策.外科診療 37:21-28, 1995
4) 吉田哲憲:外用剤,創傷被覆材の正しい使い方.臨床スポーツ医学 18:625-639, 2001
5) 小川豊:熱傷の局所療法　創傷被覆材.救急医学 27:74-76, 2003

34. 熱傷の手術療法—重症熱傷を中心に

最近では，広範囲重症熱傷に対し，受傷後早期に壊死組織を切除し創閉鎖する超早期手術が試みられ，その有用性が認識されつつある

熱傷創面の閉鎖が完了するまで高度の炎症反応が遷延し，全身性炎症症候群（SIRS）の状態が持続する。その結果，熱傷患者の生命予後は著しく不良になることが多い。これを避けるため，超早期手術が試みられている。

1 広範囲熱傷の手術時期と超早期手術

- 従来，手術時期は，熱傷ショック離脱後，十分に血行動態が安定した時期，すなわち，受傷後1週間前後に初回手術を施行することを推奨するものが多かった（表）。しかし，この時期はすでに感染期であり，手術操作により容易に全身的感染を発症し，敗血症や多臓器不全に陥り，その後の治療に難渋することも多い。

表 手術時期による分類（日本熱傷学会用語集1996より引用）

① immediate excision　超早期（即時）切除（術）
② early excision　早期切除（術）
③ late excision　晩期切除（術）

DB（ときにDDBを含む）に対して早期創閉鎖のために外科的壊死組織除去と植皮術が適応となる。特に広範囲熱傷患者に対して，熱傷創に感染が起こる前に可及的早期に熱傷壊死組織除去を行うことを早期切除術という。時期については一般的に受傷後48時間以内に行うのを超早期切除術といい，5〜7日以内を早期切除術，それ以降を晩期切除術という。

- 米国では1980〜1990年代にかけて，受傷後できるだけ早期に壊死組織を切除し創閉鎖を行う，いわゆる超早期手術の有用性が主張され，熱傷治療施設におけるスタンダードな治療法となった。わが国では，1990年代後半よりこの方法がいくつかの施設で試みられるようになった。
- 米国では，受傷後1週以内にすべての壊死組織を切除し，創閉鎖を行うことを超早期手術と定義している：著者らの行っている超早期手術も，米国の熱傷施設と同様に，受傷後1週以内に数回の手術ですべての壊死組織を切除することを目標としている。このためには，初回手術として，受傷後24時間以内にできるだけ広範囲の壊死切除を行う必要がある。初回手術では，条件が整えば最大40% TBSAまでの手術が可能である[1]。

2 外科的壊死切除の方法

●接線切除術（Tangential excision）

できるかぎり健常組織を温存しながら植皮片を完全に生着させることを目的とする

深達性Ⅱ度熱傷とⅢ度熱傷創面に対してフリーハンドダーマトームや軽便カミソリを用いて，文字通り「接線方向」にそって，熱傷創面を薄く切除し，点状の出血点が認められるところまで，何回か繰り返し行う。手背の深達性Ⅱ度熱傷創面によい適応となる。

●連続切除術（Sequential excision）

DDBやDBの創面に対し，フリーハンドダーマトームを用いて，tangential excisionよりもやや厚めに壊死組織を切除し，良好な出血点まで達するまでその操作を繰り返す

通常，2～3回の操作で大部分の壊死組織が切除でき，短時間に広範囲の熱傷面積をデブリードマンすることが可能である。出血量に関しても，筋膜上切除術に比べると著明に増加することはない。さらに，sequentialに行うことで，皮下のliving tissueを温存することが可能となり，侵襲の軽減と整容的改善が図れる結果を得られる。部位としては，四肢および背部がよい適応となるが，胸腹部や臀部は組織の緊張がなく本法は若干やり難い（図1）[2]。

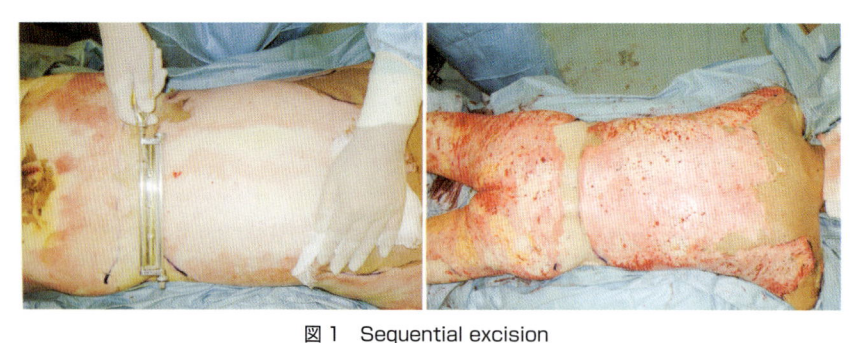

図1 Sequential excision
フリーハンドダーマトームで，壊死組織を薄く連続して切除し，健常部位に達するまで行う。

●筋膜上切除術（Fascial excision）

- 熱傷創面が炭化したような明らかなⅢ度熱傷創が適応となる
- 筋膜上で切除するため，壊死組織の切除が容易であること，移植床が血行がよい筋膜となるため植皮片の生着が良好であること，切除に際し皮膚への穿通枝を結紮することで確実な止血ができることなどが利点

電気メスを用いて，皮下脂肪層を含め筋膜上で切離するが，部位としては，体幹部が適応となる（図2）。本法を四肢に施行すると，皮下の静脈やリンパ管を合併切除してしまうことから，術後に著明なリンパ浮腫や，機能的障害を認めることが少なくないので注意を要する。また本法を行った部位は，周囲組織に比べ著しい陥凹変形となり整容的にも問

題となるため，幼小児や女性には本法の適応に十分な配慮が必要である。

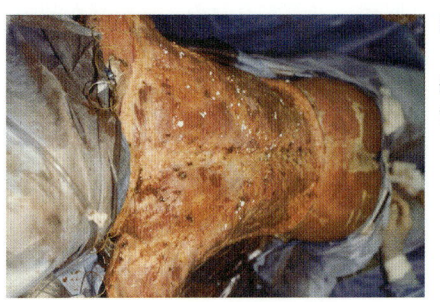

図2　Fascial excision 筋膜上切除
筋膜上で壊死組織を切除する。電気メスで壊死組織を切開していくが，途中，皮膚への穿通枝血管を認めたら，鉗子などで挟んで結紮切離していく。

3 植皮の方法

●シート状分層植皮術

採取した皮膚をシート状に移植する方法である。比較的大きな植皮を行う場合や，術後移植片下の血腫が危惧される場合には，ドレナージ用にNo.11メスなどを用いて小さなスリットを多数作成する。植皮の生着後，スリットによる瘢痕が目立つことはない。

●網状植皮術（Mesh skin graft）

分層植皮片をメッシュダーマトーム（メッシュ植皮片を作るための専用の器具を用いて，細かい切開を入れ網のように広げて移植する方法

網目の倍率が大きくなればなる程，小さな植皮片で大きな面積を植皮することが可能となるが，網目の部分が広くなるため上皮化は遅れる結果となる。市販のメッシュダーマトームには，網目の倍率として，1対1，1対1.5，1対3，1対4，1対6など数種類用意されている。症例によって使い分けるとよい。

●パッチ植皮（Patch skin graft, Postage stamp graft）

分層植皮片を約2×2cm大（約切手大）の大きさに細分して熱傷創面に植皮する方法

各植皮片の間隔をあけることにより，少ない採皮片で大きな面積の創閉鎖を図ることができる（図3）。本法には，全身麻酔による植皮が困難な症例に，ベッドサイドにて局所麻酔下で行える利点がある。タイオーバーなどの特殊な固定法も必要とせず，生着率も良好なため，重症例における積極的な創閉鎖方法として極めて有用である。

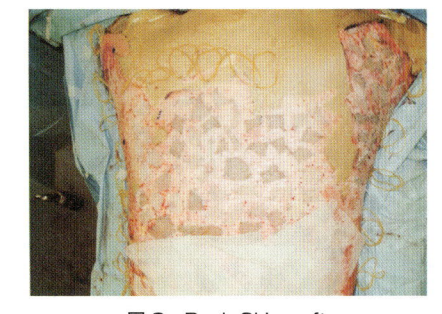

図3　Pach Skingraft
適度な間隔をあけて創面に貼っていく。少ない植皮片で大きな創面を被覆することができる。

●凍結同種皮膚移植

2005年，関西スキンバンクと東京スキンバンクネットワークが合併し，日本スキンバ

ンクネットワークが設立された。ネットワーク参加施設に対し，同種植皮の提供を行っている。

同種植皮は，一次的ではあるが，自己皮膚と同様に生着するため，採皮部が制限される広範囲重症熱傷や幼小児の重症例に極めて有効である。

● **混合植皮（Intermingled skin graft）**

広範囲熱傷例で少量の採皮しかできない症例において，同種植皮と併用する方法

通常，自家植皮片を patch graft として植皮した上に網状（通常1対3）にした同種皮膚を移植する（図4）。同種植皮が脱落した後も，自家植皮片からの表皮再生が速やかに起こるため，比較的早期の創閉鎖が可能となる。

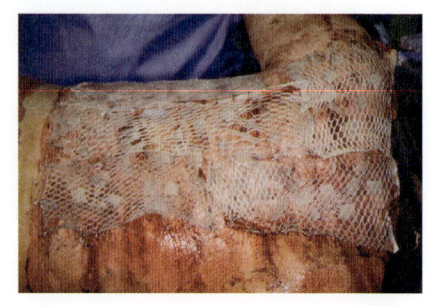

図4 Intermingled skin graft（混合植皮）
自家の patch graft を創面に貼った上に，スキンバンクからの同種皮膚を3倍メッシュに重ねて貼る。

> **Pit Fall** 植皮片の固定法として，通常は絹糸を用いたタイオーバー法が用いられるが，この操作は煩雑で手間がかかるため，絹糸の変わりに輪ゴムをステープラで皮膚に固定し，おのおのの輪ゴムをクリップでつなぐことにより簡便にタイオーバーが行える（図5）

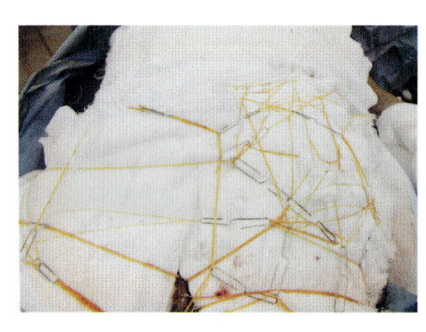

図5 輪ゴムと事務用クリップを使用したタイオーバー法

4 超早期手術の実際

1. 周術期管理

周術期管理の注意点
- ベースラインの 40％以上の血圧変動
- 不整脈の発生
- P/F 比　200 以下
- PaCO2 が 60Torr 以上
- ヘモグロビン値が 8g/dl 以下または 12g/dl 以上
- ヘマトクリット値が 24％以下または 48％以上
- 尿量が 0.75ml/kg/hr 以下
- 肺水腫
- 神経学的欠損

　以上のような症状が生じないように周術期を管理する。これらの防止には，水分の出納管理が重要であり，Swan-Ganz カテーテルにより心拍出量を計測しながら綿密な輸液管理を行う。

2. 低体温の防止

- 低体温の防止法
- 病室の温度を上げる
- 保温機器の使用
- 加温輸液

　広範囲熱傷では 35℃台の低体温を来たすことが多い。低体温は血液凝固系の異常[3]，薬剤の代謝遅延，酸素消費量増加[4]，感染症の増加[5]などを招来する。われわれは加温装置で輸液を 41℃程度に暖めて投与することで低体温を防止している。

3. 手術時間

　手術侵襲をできるだけ軽減するために，手術時間を制限しなければならない。原則として手術時間を 2 時間以内とし，できるだけ効率よく多くの熱傷面積の壊死組織切除と創閉鎖を行うようにする。

4. 出血量

　受傷後 24 時間以内での超早期手術の利点として出血量の減少が報告されている[6]。しかし，出血量の増加が手術侵襲に大きな影響を与えるため，止血操作は確実に行うことが重要であり，電気メスによる凝固止血だけでなく，適宜結紮による止血も行う。術後の

oozing予防には,止血剤のスプレーが効果があり,採皮部位やsequential excisionを行った部位などに散布する。

文　献

1) 仲沢弘明,野崎幹弘,佐々木健司：当科における超早期手術の実際と周術期管理.形成外科 43：1073-1079, 2000
2) 仲沢弘明,野崎幹弘：広範囲重症例を中心としたデブリードマンと植皮法.熱傷の治療 最近の進歩,百束比古編,pp131-138,克誠堂出版,東京,2003
3) Schmied H, Kurz A, Sessler DI, et al：Mild hypothemia increases blood loss and transfusion requirements during total hip arthroplasty. Lancet 347：289-292, 1993
4) Frank SM, Beattie C, Christopherson R, et al：Unintentional hypothermia is associated with postoperative myocardial ischemia. Anesthesiology 78：468-476, 1993
5) Kurz A, Sessler DI, Lenhardt RL：Perioperative normothermia to reduce the incidence of surgical wound infection and shorted hospitalization. N Engl J Med 334：1209-1215, 1996
6) Desai MH, Herndon DN, Broemeling L, et al：Early burn wound excision significantly reduces blood loss. Ann Surg 211：753-759, 1990

35. 特殊部位熱傷の初期治療：手・顔面・陰部

特殊部位として，手部，顔面，陰部などが挙げられる。

35-1. 手部熱傷

1 解剖学的・部位的特徴

●**手背部**
- 皮膚は比較的薄く伸展性があり，下層との移動性に富み，十分なゆとりがある。
- 皮膚直下の伸筋腱・腱膜，関節など指の伸展機構に損傷が及ぶと，高度の機能障害を残す。

●**手掌部**
- 皮膚は角層が厚く下層との可動性も少ない。外力に強い特殊な性質を持つ。
- 皮下には手掌腱膜があり皮下組織も厚く，深部の屈筋腱，神経，関節に損傷の及ぶことは少ない。
- 皮膚付属器が多数あり上皮化しやすい。

2 初診時に注意すること

- **手指の血行障害の評価を必ず行い，必要であれば減張切開を行う**
    適応：手指部の全周に及ぶⅢ度熱傷，深達性Ⅱ度熱傷において，末梢循環不全，知覚障害を起こした場合。
    手技：切開は長軸方向に沿って行い，手背では各伸筋腱間，指部では側切開とする。手関節周囲では，前腕よりの尺側の縦切開から尺骨神経管を開放し正中に切開を進め正中神経を開放する[1]（図1）。
- **初期より積極的に上肢を挙上する**：熱傷受傷による浮腫の進行は熱傷創の深達化，関節の可動域制限につながるため，上肢は挙上位とする。

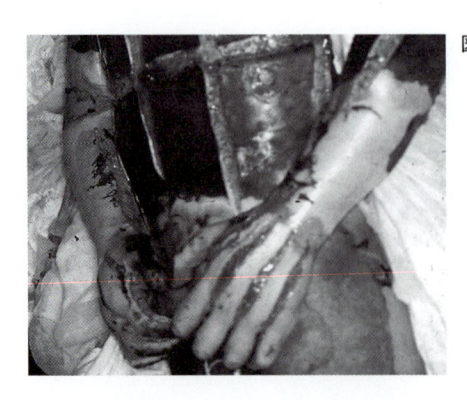

図1　上肢・手指の減張切開を施行した広範囲熱傷

> **Pit Fall**　四肢の全周性熱傷では末梢部に熱傷がなくても，末梢部の循環不全，知覚・運動障害を起こす可能性がある．手部においても十分な血行障害の評価を行い，必要ならば前腕，上腕を含めた減張切開を行う

3 治療

1．手の肢位

- 手部の dressing は，良肢位をとる

　さばいたガーゼを十分に指間にいれて bulky dressing とし，intrinsic plus position，または functional position とする[2]。特に，母指を対立位とし，近位指節関節が過屈曲にならないように注意する．近位指節関節が過屈曲になると，近位伸筋腱中心索の損傷が起こりやすく，植皮による創閉鎖が難しくなり後に難治性のボタンホール変形となる．

- 初期より dressing 内で指の自動運動を十分に行う

　手部の皮下組織には，腱，関節，神経，血管などの極めて複雑な解剖学的構造が存在し，それぞれが微細な運動に関与する．瘢痕拘縮を来たせば，手指の機能障害を生じるために早期から適切な理学療法が不可欠である．

2．手背部の手術

- 適応：深達性Ⅱ度熱傷は tangential excision の適応
  　　　Ⅲ度熱傷も，早期切除，植皮術の適応である

　手背部のⅡ度深達性熱傷では，そのまま上皮化させると，瘢痕拘縮により，背屈位の拘縮を来たし機能障害となることが多い．その予防には，tangential excision がよい適応である[3]．受傷後3〜5日の間に，壊死に陥った真皮上層の凝固帯を切除し，薄い分層植皮を行うことで，静止帯が壊死に陥ることを防ぎ，機能的に良好な手背皮膚を再建することができる．

Ⅲ度熱傷では，感染の併発により伸筋腱，関節に損傷が及びやすく，高度の機能障害を遺しやすい．受傷後5日以内に焼痂の切除と厚めの分層植皮を行う．

- デブリードマンと植皮の方法
    ①駆血帯を使用し，出血量の減少に努める．デブリードマンの深さは，非駆血下に小範囲を切除して，小出血点が見られる深さを指標とするのがよい（図2）．連続的に切除していき，うっ血に陥った組織を含めて切除することを基本とする．
    ②新鮮熱傷での植皮は分層植皮とする．深達性Ⅱ度熱傷に対する tangential excision では，中間層より薄めの分層植皮がよく，Ⅲ度熱傷による全層欠損に対しては中間層より厚めの分層植皮を行う．
    ③植皮においては，指間の直線的な marginal scar による拘縮を予防するために，植皮辺縁が zigzag となるように指間にも植皮片が入るように心がける．

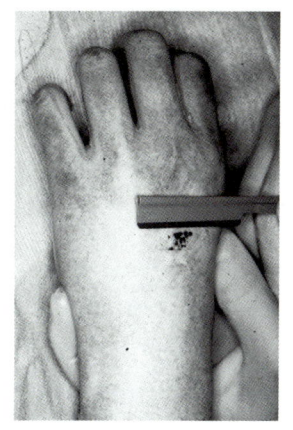

図2　手背Ⅱ度深達性熱傷でのデブリードマン

> **Pit Fall**　伸筋腱，指関節の露出する深達性熱傷手術では植皮術では創閉鎖は期待できない．各種皮弁により，早期に被覆することが必要である．近位に皮弁を作成できない時は，腹壁皮弁や crane method などの遠隔皮弁が適応となる場合が多い[4)5)]．

3. 手掌部の手術

- 治療の原則：手掌部熱傷は，一般的に保存的療法を基本とする

    これは，手掌皮膚は豊富なエクリン汗腺が存在するため，一見植皮が必要であるかに見えても上皮化が得られることが多いためである．また，手掌部は厚い角質層，真皮に豊富な弾性線維や膠原線維があり伸展性に乏しいが，外的刺激に強いという特殊性を有する皮膚で，この特性は植皮によっては再現できないため，できる限り保存的治療をする．厚い皮下脂肪織のため損傷が深部組織に及びにくく，自然上皮化しても比較的瘢痕は目立たない．

- 広範なⅢ度熱傷は手術を選択：駆血下の sequential excision を行う

    植皮の厚さに関しては，全層植皮の方が，分層植皮に比して，手術後の機能・拘縮の発生が少なく有利である．全層植皮の術後安静にはタイオーバードレッシングは必須であり，必要に応じて指のピンニングによる安静固定を追加するのがよい．

4. 術後管理

- 術前と同じような良肢位で挙上し，植皮の生着が確認されしだい自動運動を開始する。
- 指間の水かき変形，瘢痕拘縮を予防して圧迫テーピング療法や手袋型の圧迫療法を施行する。
- 関節の拘縮を来たしているものはスプリントなどの装具を装着する。

35-2. 顔面熱傷

1 解剖学的・部位的特徴

- 血行がよく，皮脂腺に富み，熱傷創は比較的上皮化しやすい。
- 眼瞼は，遊離縁のため，容易に瘢痕による変形や拘縮を来たす。高度となると兎眼を来たし，角膜の損傷により視機能に重大な機能障害を残す。
- 口唇も，遊離縁をもち，瘢痕による変形や拘縮（特に小口症）を来たすと摂食障害や構語障害をもたらす。
- 耳介は薄い皮膚の直下に軟骨があり，容易に軟骨炎を起こして変形や欠損を来たす。

2 初診時に注意すること

- 気道熱傷の迅速で適切な診断と，上気道の確保が最も大切

  高頻度に気道熱傷を伴うことがある。特に火炎熱傷や爆発の場合，または，乳幼児や小児において加熱液体が顔にかかる場合は，その熱傷範囲が小さく，軽症であるからといっても油断してはならない。

- 爆発による顔面熱傷では眼球損傷や外耳道損傷などの合併の有無も十分に注意する

  眼科専門医とともに眼球自体の損傷や角膜熱傷の有無についての診断，眼内異物，コンタクトレンズの除去を早期に行うことが必要である（図3）。

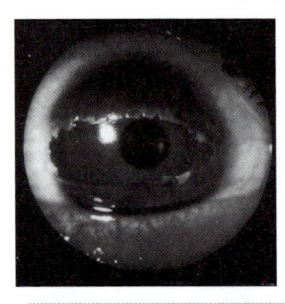

図3　顔面熱傷に伴った角膜熱傷

> **Pit Fall**　顔面熱傷では気道の確保と眼科的診察が不可欠である。時期を逸すると浮腫により挿管が困難となる。また，眼瞼の腫脹が高度となると，開瞼困難となり眼科的精査が難しくなる。

3 治療

1. 局所療法

●開放療法

　開放療法は比較的浅い熱傷においてよい適応があり，創面が直接観察可能であること，包帯交換が省け患者の苦痛も少ないなどの利点がある．創面の洗浄・消毒の後にワセリン基材抗生剤軟膏を，創面が乾かないように頻回に塗布し開放創とする．また，眼部には同様の眼軟膏を塗布する．

●閉鎖療法：深達性の熱傷において有効である

　スルファジアジン銀クリーム（または，ワセリン基材抗生剤含有軟膏）を塗ったガーゼに眼瞼部と口唇部に穴を開けて顔面に貼布し，包帯で閉鎖する．刺激性が強いので，眼裂や外耳道に局所療法剤が流れこまないような注意が必要である．

●Biological dressing [6]

　湿らせたガーゼを用いた熱傷部のデブリードマンの後に，アルギン酸塩などの生体由来創傷被覆剤を貼布することで良好な上皮化と疼痛軽減が得られる．

> **Pit Fall**　眼瞼では浮腫・腫脹で眼瞼の外反を来たし角膜が露出する場合は，十分な眼軟膏の塗布，または一時的な瞼板縫合（tarsorrhaphy）を行う．

> **Pit Fall**　耳介の熱傷においては，熱傷が深達性となって感染を併発すると容易に軟骨炎を生じ，最終的には耳介の変形や欠損をもたらす．これを防止するために，周囲の頭髪を除毛して清浄化を図り，包帯や枕などによる圧迫を避ける．

2. 手術

早期手術の適応
- Ⅲ度熱傷
- 深達性Ⅱ度熱傷で感染の影響で上皮化が遅れる場合
- 上眼瞼の瘢痕性外反や兎眼がある場合，またはその発生が予想される場合

手術法
- 深達性Ⅱ度熱傷

　Tangential excision の概念に基づき7日以内に真皮層を残し連続的に壊死層を切除し分層植皮を行う．これによりよい整容的結果を得ることができる．この時には真皮成分が残存するので，Ⅲ度熱傷の項で言及されるエステティックユニットに従うなどの植皮縁の形状にはあまりこだわる必要はない[7]．

- III 度熱傷

広範囲な場合，エステティックユニット[8]に従い，その1つのユニットを1枚のシート状植皮で移植すれば，植皮縁が目立たず整容的によい。小範囲の場合には，より小さなサブユニットを用いる場合もある。また，眼瞼縁，口唇縁，鼻孔底などは，軽度の熱傷があっても，できる限り温存すべきという意見もある[9]。植皮片の厚さは，採皮量の制限からIII度熱傷に対しても厚めの分層植皮で十分である。

> ⚠️ **Pit Fall** 眼瞼は面積も比較的小さいので，全層植皮を行う。採取部も，耳介後部，鎖骨上窩などが適当である。

> ⚠️ **Pit Fall** 顔面熱傷手術では，下床の血行が豊富なこと，駆血帯が使用できないことなどの理由から，予想以上の出血を見ることがある。エピネフリン添加生理食塩水の局所注入，エピネフリン添加ガーゼによる圧迫を用いること，および短時間で手術を終了させることが重要である。

> ⚠️ **Pit Fall** 頰部では，口腔内にガーゼパッキングを行うとデブリードマンを行いやすい。

3. 術後管理

- 植皮直後の管理では，血腫による植皮の生着不良を防ぐ

血腫防止にはタイオーバードレッシングを用いる。しかし，植皮部の観察が必要な場合は，開放療法に準じて管理し，連日植皮下の血腫を綿棒で押し出し，完全に止血したところで閉鎖療法にもっていく。

35-3. 陰部熱傷

1 解剖学的・部位的特徴

- 排尿・排泄により創の汚染，感染が起こりやすい。
- 瘢痕拘縮を来たせば，排尿・排便障害，性交障害，分娩障害などの機能障害につながる。

2 初診時に注意すべきこと

- 尿管理：尿道バルーンカテーテルを挿入する

長期の留置は尿路感染の原因となるため適宜交換，膀胱洗浄などが必要である。外陰

部の深達性熱傷で尿道バルーンカテーテルの設置が困難な症例では，膀胱皮膚瘻設置が必要な場合もある。

- 排便管理：症例によって選択する
  - 排便そのものを少なくする方法…経静脈的栄養法，低残渣食
  - 排便を止める方法……　　　　　アヘンチンキ，リン酸コデイン，整腸剤，止痢剤の投与
  - 排便を誘導する方法……　　　　肛門にチューブ類を挿入する，人工肛門を増設する

3 治療

1. 局所管理

汚染の洗浄がしやすいように，開放療法を基本とする

開放療法とともに，両下肢を開外，挙上した砕石位での skeletal suspension も 1 つの有効な方法である（図 4）[10]。

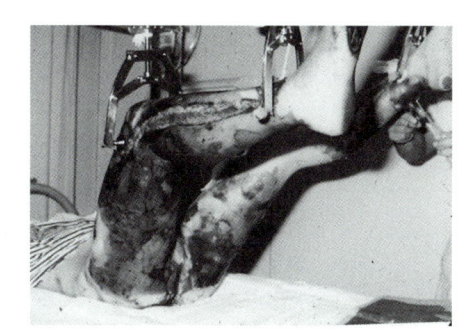

図 4　陰部熱傷での skeletal suspension
（図 1～4 は，松村一：特殊領域の熱傷の早期処置．顔面，手部，足部，会陰部，肛門部．形成外科 ADVANCE シリーズ II-10　熱傷の治療最近の進歩，百束比古編，pp141-152，克誠堂出版，東京，2003 より引用）

> **Pit Fall**
> Skeletal suspension では，腓骨神経麻痺，尖足変形，下肢の高挙による循環動態の変化，脳浮腫，下肢の血流減少に注意が必要である．最も大きな合併症は，体動制限による呼吸器合併症で，高齢者は適応外とする．

2. 手術

適応

会陰部深達性 II 度熱傷，III 度熱傷に対する治療法の選択は積極的に早期手術を行うところもあれば，保存的治療を行うところもあり，施設によりさまざまである．著者らは，まず比較的早期にデブリードマンのみを行い，その後，軟膏療法で肉芽形成を待ち，肉芽の上に植皮をすることで，感染の制御，植皮生着率の向上を図っている．

手術法

創閉鎖目的の植皮は，分層のパッチ状またはメッシュ状植皮を原則にする．Skeletal

suspensionを施行する場合を除いて，タイオーバードレッシングを行い，植皮のずれ，汚染を避ける。

3. 術後管理

植皮が生着したら排便は普通にさせてよい。植皮部が便で汚染された場合は生食ガーゼで軽くふき取るか，生食水で洗い流すようにする。

文　献

1) 松村一；減張切開. 救急医学 25：1481-1488, 2001
2) 松村一；特殊領域の熱傷の早期処置　顔面，手部，足部，会陰部，肛門部. 形成外科ADVANCEシリーズ　熱傷の治療最近の進歩，百束比古編，pp141-152, 克誠堂出版，東京，2003
3) Janzekovic JZ：A new concept in the early excision and immediate grafting of burns. J Trauma 10：1103-1108, 1970
4) Barillo DJ, Arabitg R, Cancio LC, et al；Distant pedicle flaps for soft tissue coverage of severely burned hands；An old idea revisited. Burns 27：613-619, 2001
5) Matsumura H, Engrav LH, Nakamura DY, et al；The use of the Millard "crane" flap for deep hand burns with exposed tendons and joints. J Burn Care Rehabil 20：316-319, 1999
6) Demling RH, DeSanti L：Management of partial thickness facial burns（comparison of topical antibiotics and bio-engineered skin substitutes). Burns 25：256-261, 1999
7) 菅又章，松村一，田中祝ほか；Tangential excisionと頭部からの植皮を行った顔面熱傷の2例. 救急医学 25：1885-1889, 2001
8) Gonzalez-Ulloa M：Restoration of the face covering by means of selected skin in regional aesthetic unit. Br J Plast Surg 9：212-221, 1956
9) Warpeha RL：Resurfacing the burned face. Clin Plast Surg 8：255-267, 1981
10) 牧野惟男，小池真，伊藤寿男ほか：熱傷治療における skeletal suspension の応用について. 熱傷 1：84-89, 1976

36. 気道損（熱）傷

V. 熱傷

1 気道損（熱）傷とは

火災や爆発の際に生じる煙や有毒ガス，高温水蒸気などを吸入することによって惹起される種々の呼吸障害を総称して気道熱傷（smoke inhalation injury）という

1942年ボストンのナイトクラブ Cocoanut Grove での火災が契機で本症の重要性がはじめて認識された。気道熱傷を意味する英語は，今日では（smoke）inhalation injury が一般的である。

2 病態

分類：3つに分類される

  上気道型…咽頭・喉頭の浮腫
  気管支型…気管・気管支が障害される
  末梢型 …肺実質（肺胞）障害

多くの症例では末梢気管支の障害を主体に，気道と肺実質（肺胞）の障害が混在している。

原因

  熱による障害 …気体の熱容量は非常に小さいため，咽頭・喉頭までにとどまる。
  化学物質による障害…煙に含まれる刺激性ガスにより生体で一連の炎症反応が惹起され，時間の経過とともに悪化する。

病態

時間の流れに添って細気管支収縮，微小血管収縮，血管透過性亢進などが連続的に起こるためと考えられている[4]。

刺激性ガスによって肺胞面に多く存在するマクロファージが刺激されると白血球遊走因子である TNFα, IL-1, IL-8 などのサイトカインが産生遊離される[1]。サイトカインにより活性化された多核白血球はちょうど酵素反応のように内皮細胞の突起と接合し，肺の微小血管に多くの多核白血球が接着する。これらの多核白血球が，さらなるメディエーターの産生に関与したり，直接，活性酸素や顆粒球エラスターゼといった強力な破壊物質を産生し，肺微小血管を障害することにより血管透過性亢進を来たすと考えられる[2]。

3 診断

1. 気道損傷の臨床的診断

- 以下のうち，2つ以上の条件を満たせば気道損傷の可能性が高い。早期診断のための精査と適切な処置を必要とする

    閉鎖された空間での受傷機転
    顔面の火焔による熱傷
    鼻口腔粘膜の熱傷

- 焦げた鼻毛，鼻腔口腔内の煤，煤を含んだ喀痰，喘鳴，チアノーゼなどを認める場合には，気道損傷の合併を疑う
- 気管支鏡により気道粘膜の煤，発赤，腫脹，水疱や潰瘍，蒼白化を認めた場合は，気道損傷の確定診断となる（図1）。

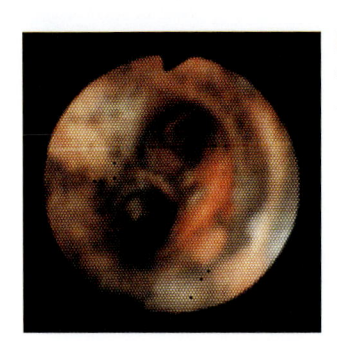

図1 気道熱傷のファイバースコープ所見
来院時の気管分岐部。
ススの付着と発赤を認め、軟骨間陥凹の減弱も認める。

2. 胸部単純X線撮影・動脈血液ガス検査

- 受傷直後の胸部単純X線撮影では異常を認めないのが普通である。しかし，時間経過とともに肺野に斑状陰影や無気肺が出現し，24～48時間後には肺水腫や肺炎像も認められるようになる。
- 動脈血液ガス検査でも気道損傷に特異的な変化はない。動脈血酸素分圧（PaO_2）は受傷直後には必ずしも低下しておらず，$PaCO_2$は正常かやや低下していることが多い。
- 血中の一酸化炭素ヘモグロビン（CO-Hb）濃度が上昇している場合には，気道損傷の可能性がある。
- 一酸化炭素は煙中に必ず含まれているため，煙をある程度以上吸入したことの客観的な証拠となる。しかし，実際の火災では煙の組成や暴露条件がまったく異なるうえ，病院までの搬送時間や酸素投与の有無などによっても病院到着時のCO-Hb濃度は左右されるため，来院時のCO-Hb濃度と気道損傷の重症度は必ずしも相関しない。

3. 気管支鏡検査と気道熱傷スコア

- 気道熱傷スコアとは
    ① 初診時における血液検査と動脈血ガス分析検査結果から
        白血球数／ヘマトクリット値（WBC/Ht）
        base excess（BE）
        respiratory index（RI）の３項目（表１）と，

表１　血液検査・動脈血ガス分析検査によるスコア基準

	0	1	2	3
WBC/Ht	<200 WBC/Ht	<300 WBC/Ht 200≦	<400 WBC/Ht 300≦	WBC/Ht 400≦
BE	BE>0	0≧BE>-2	-2≧BE>-4	-4≧BE
RI	RI<0.5	0.5≦RI<1.5	1.5≦RI<2.5	2.5≦RI

WBC/Ht：白血球数／ヘマトクリック値，BE：base excass, RI：respiratoryex index

　② 入院後初回の気管支鏡検査の所見から
        すす　または　分泌物
        発赤
        腫脹　の３項目（表２）　合計６項目
とを，スコア化し，各項目の合計点で気道損傷の重症度判定を行うものである

表２　気管支鏡所見によるスコア基準

	0	1	2	3
スス 分泌物	所見なし	軽度のスス 分泌物	スス 分泌物	全視野に及ぶスス 分泌物による内腔閉塞
発赤	所見なし	軽度の発赤	発赤	出血を伴う発赤
腫脹	所見なし	分岐部の鈍化	気道壁軟骨間陥凹の減弱	内腔狭窄

- 気道損傷スコアによる重症度の分類
    1, 2, 3点… 軽症（入院による経過観察）
    4, 5, 6点… 中等症（要注意で，必要があればただちに呼吸管理を行う）
    7点以上……… 重症（挿管し呼吸管理が必要）

　気道損傷受傷早期における気道熱傷スコアと受傷後１カ月以内の治療経過から，retrospective にみた重症度との比較では，重症群，中等症群，軽症群の３群間において気道熱傷スコアに有意な差を認め，重症度判定法としての有用性を示している[3]（図２）。

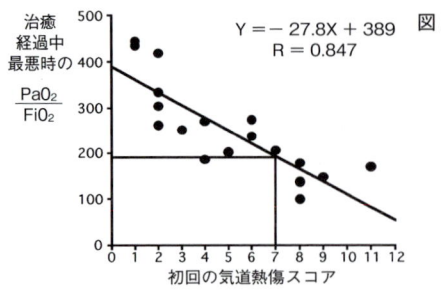

図2 気道熱傷スコアとその後の治療過程における最悪事のPaO₂/FiO₂との相関関係

$Y = -27.8X + 389$
$R = 0.847$

(縦軸：治癒経過中最悪時のPaO₂/FiO₂、横軸：初回の気道熱傷スコア)

4 治療

1. 気道の確保

気道損傷の主たる病態は気道の炎症，浮腫，分泌物の増加と，これに伴う気道の狭窄や閉塞であり，気道の確保は不可欠の処置である。

- 挿管するかしないか迷う場合は，救命という観点から，タイミングを失することなく挿管を選択する
- 意識障害や呼吸機能低下，気道内分泌物が多く喀出困難な場合は，気管内挿管を行い人工呼吸を行う
- 咽頭や喉頭のすすの存在，嗄声には注意し，咽頭・喉頭浮腫が認められた場合には，早期に気管内挿管による気道確保を行う

2. 呼吸管理法

- 挿管の有無にかかわらずネブライザーによる加湿を行い，頻回の吸引と理学療法を行い無気肺の予防に努める：特に受傷より1週間位までは粘膜の剥離片や粘稠な分泌物の固着により気道閉塞を来たしやすいので，通常の気管内吸引に加えて気管支ファイバースコープを用い直視下にこれらの異物を除去し，併せて気道粘膜の洗浄と治癒過程を観察する。
- 人工呼吸器の使用における原則：吸入気酸素濃度（FIO_2）と気道内圧をできるだけ低く維持する
- 低酸素血症のある場合：機械式換気とともに10 cmH₂O程度のPEEP（呼気終末陽圧呼吸）を用いることが多いが，偽膜などによる気道狭窄が強い状態では，PEEPによる酸素化能の改善効果よりもむしろ気道内圧の上昇を来たし，気胸などのbarotraumaを生じやすいので注意する。
- 具体的には，全身への酸素供給量を保つ程度の動脈血酸素飽和度（$SaO_2>93\%$，$PaO_2>70$ mmHg）に維持できればよく，pH>7.25であれば$PaCO_2$の上昇も辞さない：1回換気量6 ml/kg，呼吸回数を15～20/min程度に抑えて，ピーク吸入期圧を下

げ，無気肺予防のため 5cmH$_2$O 程度の PEEP を負荷して barotrauma を予防する[4]。

- 近年，気道損傷に対して，高頻度換気の一種である HFPV（high frequency percussive ventilation）と呼ばれる換気モードが用いられている[5]：HFPV では，酸素化能が改善し気道内圧が低く保たれるとともに喀痰の排泄も促進されるため，barotrauma が軽減し肺炎の合併率や死亡率の減少が得られる。また，呼吸器による管理が不能となった症例に対して，ECMO（extracorporeal membrane oxygenation）の使用により救命可能であったという報告が散見される[6]。

3. 輸液療法と感染対策

- 気道損傷に対する最も適当な輸液方法：Swan-Ganz カテーテルなどにより呼吸循環動態を把握し，1ml/kg/hr 程度の尿量を保ちつつ循環動態が維持できる必要最小限度の輸液を行うこと

  気道損傷は炎症に伴って肺毛細血管の透過性亢進により肺血管外水分量が増加し，浮腫を形成している状態であり，広範囲熱傷に対し大量の輸液が必要だとしても，呼吸機能の面からみると過剰輸液は，肺血管外水分量を増加させ浮腫を増大させるばかりと考えられる。

- 肺感染の起炎菌は，緑膿菌をはじめとするグラム陰性桿菌が大部分である。抗生物質の使用に際しては，これらグラム陰性桿菌に対処できる薬剤を使用する

  気道の洗浄，敗血症とならないための熱傷創に対する局所管理や CVP カテーテルなどの血管内留置針からの感染の予防などの一般的管理も重要である。

> **Pit Fall**　ステロイド剤の使用は，炎症性サイトカインをはじめ種々のメディエイターの産生を抑制するが，感染率，死亡率の増加に関与する可能性もあり，気道熱傷に対しては禁忌と考えられている。

文　献

1) Traber DL, Herndon DN Soejima K：The pathophysiology of inhalation injury. Total Burn Care（2nd Ed.）, edited by Herndon DN, pp221-231, WB Saunders, London, 2002
2) Isago T, Noshima S, Traber LD, et al：Analysis of pulmonary microvascular permeability after smoke inhalation. J Appl Physiol 71：1403-1408, 1991
3) 井砂　司, 大重賢治, 中村清一ほか：気道熱傷のスコア化による早期重症度判定の試み. 熱傷 20：238-248, 1994
4) Fitzpatrick JC, Cioffi WG：Diagnosis and treatment of inhalation injury. Total Burn Care（2nd ed.）, edited by Herndon DN, pp232-241, WB Saunders, London, 2002
5) Cortiella J, Mlcak R, Herndon D：High frequency percussive ventilation in pediatric patients with inhalation injury. J Burn Care Rehabil 20：232-235, 1999
6) McCunn M, Reynolds HN, Cottingham CA, et al：Extracorporeal support in an adult with severe carbon monoxide poisoning and shock following smoke inhalation；A case report. Perfusion 15：169-173, 2000

37. 小児・老人の熱傷

小児，老人の熱傷を診療する場合には，その解剖学的・生理学的特徴をよく理解する

小児，老人においては，単に年齢だけを指標とするのではなく，小児では成長発達の程度，老人では暦年齢に対する身体的機能・予備力に個人差が大きいことを十分念頭に置き，画一的な治療で対応することを避ける必要がある[1]。

37-1. 小児の熱傷

1 疫学

1～2歳が最も多く，7～11カ月がこれに続き，この年代で全体の半分を占める。熱傷の原因では scald burn が圧倒的に多く約3/4を占める。受傷様式の多くが小児の知的，肉体的成長と密接な関連を持ち，年代に特徴的な受傷パターンを呈する[2]。

代表的な受傷パターン例
- 0～6カ月　：大人が加熱液体をひっくり返す，自分で床にあるポットを倒す
- 7～11カ月：手を伸ばしてテーブル上のものをひっくり返す，床のポットを倒す，炊飯器の蒸気に手を伸ばす
- 1～2歳　　：手を伸ばしてテーブル上のものをひっくり返す，熱固体に触れる
- 3～5歳　　：手を伸ばしてテーブル上のものをひっくり返す，熱固体に触れる，風呂への転落
- 6～12歳　：誤ってテーブルの上の加熱物をひっくり返す，風呂への転落

2 解剖学的・生理学的特徴

- 特に乳幼児は成人に比べ体液のうち細胞外液の占める割合が多く，水分所要量も多い
- 腎機能の未熟さも手伝って，輸液量の不足で容易にショックに陥る
- 1歳以上では心機能は極めてよく，水分負荷に強いため，蘇生輸液時には輸液不足よりもやや多めの管理が望ましい[1]
- 皮膚が薄いため熱傷は深達化しやすいが，創傷治癒は良好である：多くの熱傷では，適切な管理がなされれば上皮化しやすい。
- 小児においては，その初期治療においては，創閉鎖を優先させ，瘢痕に関しては，十分なインフォームドコンセントのうえ，二次的に対応することもよい：深達性Ⅱ度熱傷

より深くて肥厚性瘢痕が形成されると，その程度は強く，かつ，瘢痕が成熟するのに時間がかかる．分層植皮で創閉鎖を行った場合でも植皮部が肥厚性となることもしばしば経験される．また，成長に伴って瘢痕拘縮が起きる可能性も多い[1]．

> ⚠ Pit Fall　何度も反復する受傷や，左右揃った両下肢熱傷では，虐待を考慮する．

3 治療

- 浅達性Ⅱ度熱傷およびⅢ度熱傷：基本的に成人と同様の治療法，手術適応と考えてよい．
- 感染を起こせば生命予後に影響を及ぼす可能性のある15〜20％程度以上の深達性Ⅱ度熱傷は，早期手術を前提に行う．それ以下の範囲のものに対しては，まず10日〜2週間のあいだ保存的に治療する

  混在性Ⅱ度熱傷に関しては，小範囲では保存的治療が優先されるが，比較的広範囲の小児混在性Ⅱ度熱傷における手術の適応を決めるのは難しい．小児の混在性Ⅱ度熱傷の多くはscald burnであり，flame burnに比べて，深度判定に時間を要すること，早期に手術を行う場合には，上皮化が遅れるだろうと判断する部位を手術範囲とするため，結果的には上皮化するかもしれない部位を含めた過剰なデブリードマンを行う可能性がある．これに対して，手術範囲を十分見極めてから手術をすれば，感染の危険性が増え，植皮後の瘢痕が肥厚性となることも多い．上皮化が望めないと判断した時点で，創面に対してはできるだけ早期に手術とする[2]．

- 小児における採皮部の第1選択は，頭皮である

  肥厚性瘢痕となりうる採皮部は極力避ける必要がある．また，成長に伴って生じる拘縮に対して二次再建が必要と思われれば，鼠径部などの全層皮膚採取部は極力避けることが必要である．頭皮は肥厚性瘢痕も作りにくく，瘢痕も毛髪に隠れるため，外観上のデメリットはない．さらに，小児では，体表面積に対する頭部の割合が多いため，かなりの面積の創閉鎖が可能である[1]（図1）．

4 その他，注意すべきこと

- 入院に伴う生活環境の変化，処置に対する恐怖感に対する十分な配慮が必要である：状況によってはテレビ，ビデオなどの制限も緩和し，日ごろ慣れ親しんだ玩具の持ち込みも許可するといった工夫が必要である．
- 創閉鎖後も定期的な外来通院を行う：瘢痕の管理，就学上の問題点，患児の精神的問題，家庭環境，社会適応の問題点を検討する．この中で，瘢痕拘縮形成術や整容的問題に対しての外科的治療を行っていく[3]．

図1 4歳，男児，左側胸腹部の熱傷
　頭部より 8〜10/1000inch の分層植皮を採皮して，約8%の熱傷面積を閉鎖した。

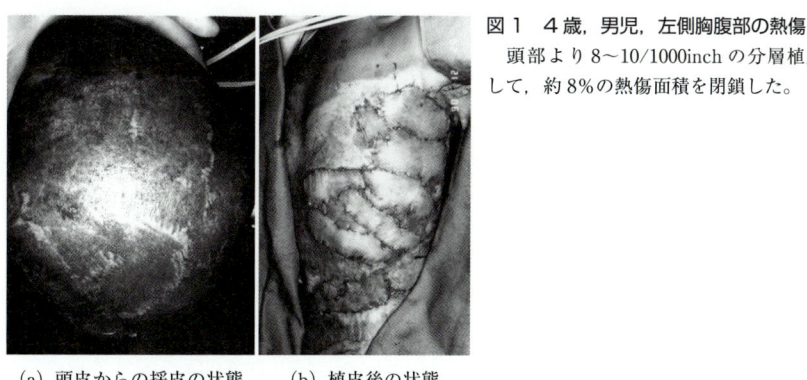

(a) 頭皮からの採皮の状態　(b) 植皮後の状態

37-2. 老人の熱傷

1 疫学

　社会の高齢化に伴い，熱傷症例の中でも老人の受傷は増加傾向にある。老人における受傷機序では，flame burn が比較的多く，動作の鈍さや身体の不自由さから，広範囲の致死的熱傷になりやすい。さらに，老人の1人住まいの増加，核家族化に伴い，受傷の発見が遅れることもしばしば見受けられる[4]。

2 解剖学的・生理学的特徴

- さまざまな既往症を持っていることが多い
- 初期の全身集中管理中に併発症を来たす可能性が高い
- 各臓器機能の個人差が大きく，臓器不全にならないような安全域が非常に狭い（図2）

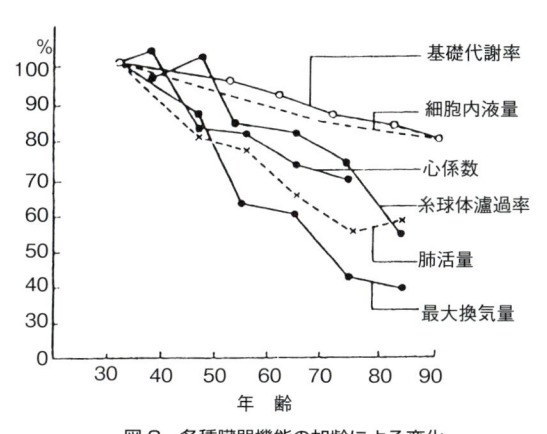

図2　各種臓器機能の加齢による変化
（松村一ほか：高齢者熱傷の治療．熱傷 18：225-231, 1992 より引用）

過剰な輸液では心不全や肺うっ血を来たしやすいため，dry side の初期輸液が推奨されてきた．しかし，高齢者では容易に急性腎不全などの各種臓器不全に進展するため，輸液不足は避けなければならない．

- 真皮は薄く，皮膚付属器の萎縮，血管床の減少，局所免疫細胞の減少により，熱傷は深達化しやすく，創の上皮化も遷延する
- 瘢痕が肥厚性となる傾向は一般に少ないが，瘢痕拘縮により容易に関節拘縮を来たす

> **Pit Fall** 他の年代に比べ，予後は悪い．年齢と Burn Index の和で表される prognostic burn index（PBI）を指標にすることが多いが，PBI が 100 を超える場合には，平均的な救命率が 50%程度と考えなくてはならない[5]．

3 治療

- 循環動態が安定して，既往症などのスクリーニングができれば，できるだけ早期に手術を行うことが望ましい

受傷当初に II 度熱傷と思われていたものも，時間とともに III 度熱傷となってしまうことが多い．手術部位の決定は比較的容易である．手術時期が遅くなれば創感染や肺炎のリスクが高くなり，また，臥床期間の長期化に伴う身体的，精神的諸問題も生じる．現在では，老人においても成人と同様の超早期手術を勧める報告もあるが[5]，実際には受傷後 3～5 日の早期切除が現実的である．

- 延命のためには，小範囲の手術を重ねるといったような工夫も重要である

老人の広範囲熱傷においては，一般的に時間経過とともに各臓器の予備力が低下してくるため，手術侵襲が大きな問題となってくる．侵襲の大きい手術はできるだけ全身状態の良好な時期に行うこととし，後期は全身状態を見ながら小範囲の手術を重ねていく．

- 皮膚の採取にあたっては，腹部や大腿部の皮膚のたるみを皮下脂肪ごと切除して，皮膚のみを分層植皮片として利用するのも有効である

しばしば分層植皮採皮部の上皮化が遅れ，全体的な創閉鎖の妨げになる場合も多い．このトラブルを避けるために，老人特有の腹部や大腿部の皮膚のたるみを皮下脂肪ごと切除して，皮膚のみを利用し，採皮部は一次縫合する方法も有効である．最大 15～20%の採皮が採皮創なしに可能である（図 3，4）．

- 切断も考慮に入れる

下肢の深達性熱傷においては，創閉鎖したとしても機能の廃絶した，歩行，荷重のできない下肢となってしまうと考えられる場合は，積極的に考慮する．老人においては切断により，褥瘡を作ることも少なく，車椅子の使用も容易となり，介護も容易で，かえって ADL が改善される症例も多い[6]．

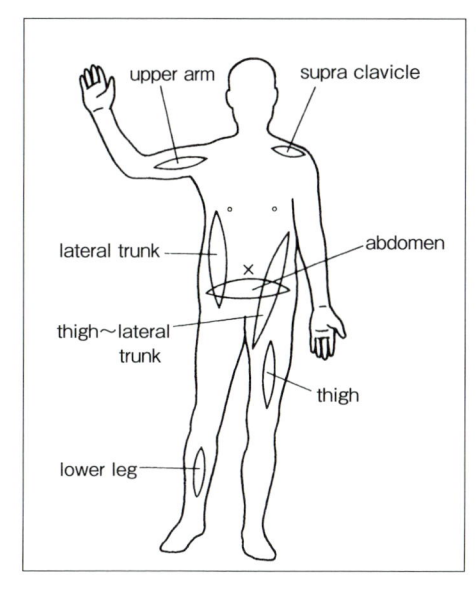

図3 高齢者での一次縫縮可能な採皮部
(松村一ほか：熱傷―時間経過に即した治療の実際 V その他の熱傷治療における問題点；小児および老人熱傷の問題点. 救急医学 9：1070-1073, 1991 より引用)

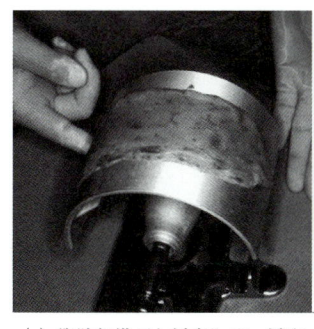

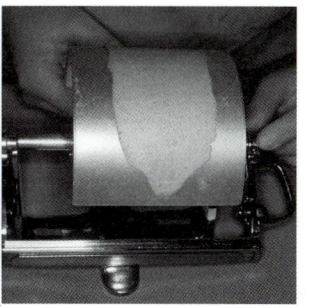

(a) 脂肪組織ごと採皮して，採取部は一次縫縮する。
(b) パジェットダーマトームで分層植皮片を作成する。

図4 老人での弛緩した皮膚を利用しての採皮

4 その他，注意すべきこと

早期の創閉鎖とリハビリテーションが不可欠である

　長期の臥床や集中治療により精神的な刺激が変化したりすることにより，日常生活動作の低下や，痴呆症状が出現することもしばしばである。このため，極力家族と会話させるようにしたり，ラジオ，テレビ，新聞などにより精神的な刺激を与えることもよい工夫である。

文　献

1) 松村一, 菅又章, 牧野惟男：特集　熱傷―時間経過に即した治療の実際　Ⅴ　その他の熱傷治療における問題点　小児および老人熱傷の問題点. 救急医学 9：1070-1073, 1991
1) 菅又章, 茂原健, 松村　一ほか：東京医科大学病院熱傷ユニット入院症例の5年間の臨床統計. 東京医科大学雑誌 59：299-301, 2001
2) 菅又章：小児熱傷. 救急医学 27：98-100, 2003
3) 菅又章：小児熱傷の特殊性と対応. 形成外科 ADVANCE シリーズ熱傷の治療　最近の進歩, 百束比古編, pp 163-169, 克誠堂出版, 東京, 2003
4) 松村一, 牧野惟男：高齢者熱傷の治療. 熱傷 18：225-231, 1992
5) 仲沢弘明, 寺田伸一, 片桐順和ほか：当科における高齢者熱傷の治療経験；超早期手術をふまえて. 日熱傷会誌 29：193, 2003
6) 松村一, 鳴海篤志, 菅又章ほか：熱傷治療における下肢 Amputation；特にその有効性, 適応について. 熱傷 18：130-136, 1992

38 電撃傷
39 凍傷
40 化学損傷
41 杙創・外傷性異物・咬傷・点滴漏れ

VI 物理的損傷・化学損傷・特殊な損傷

I 創傷処置総論
II 顔面外傷
III 上肢・手の外傷
IV 下肢・足の外傷
V 熱傷
VI 物理的損傷・化学損傷ほか

38. 電撃傷

1 電撃傷とは

電撃傷は生体内に電流が流れ，それにより生じる熱で組織が損傷されたり，放電によって皮膚損傷を受傷するなど電流が原因となる傷害の総称

大部分が生体自身から発生した熱による損傷である．接触部や接地部となる皮膚は電気抵抗が高く高熱を生じやすいため凝固壊死，炭化などを生じるばかりではなく，通電経路にあたる血管，神経，皮下組織などの深部組織の損傷も伴うことが問題となる．発生する熱はジュール熱（J）とよばれ，以下で計算される．

$$J = I^2RT = V^2T/R$$

I：電流（アンペア）　　V：電圧（ボルト）　　T：通電時間（秒）
R：生体の電気抵抗（オーム）

- 生体の損傷程度は電流の大きさ，電圧，通電時間によって異なる．
- 生体の電気抵抗は通電した組織により異なり，一般的に組織抵抗（**表1**）は、

    骨＞脂肪＞腱＞皮膚＞筋肉＞血管＞神経

    の順に大きい
- 皮膚から流入した電流は皮膚，脂肪などで熱を発生し，血管，神経を通過し，脂肪などの皮下組織や皮膚を通り流出される．

表1　人体の電気抵抗

組織	電気抵抗値
血液	$185\,\Omega\,cm$
内部組織	$80\,\Omega\,cm$
脳	$2000\,\Omega\,cm$
肝臓	$900\,\Omega\,cm$
筋肉	$1500\,\Omega\,cm$
神経	$3000\sim4500\,\Omega\,cm$
骨	$900000\,\Omega\,cm$
皮膚	$2\times10^4\sim10^5\,\Omega\,cm$

（田中隆二ほか：産業安全研究所安全資料．電撃危険性と危険限界，労働省産業研究所，1970より引用）

2 電撃傷の分類

電撃傷の分類としてArtzによる分類がある。Artzは電流の作用の違いにより分類している[1]。

- True electrical injury：電流が生体内に流れることにより生じる損傷
- Arc burn：高圧電流に近づくことにより生じるフラッシュオーバー現象により生じるアーク放電による損傷
- Flame burn：電気火花やアーク放電などにより発生した炎が着衣に引火することにより生じる熱傷

大橋らは直接通電，すなわちtrue electrical injuryのみが電撃傷に特異なものとし，それ以外のアーク放電やそれにより生じた炎によるものは電気火傷とよび区別している。また，臨床症状からも重症度の判定を示している（表2）。

表2 電撃傷，電気火傷の臨床診断

1. 電撃傷
   1）重症
      ①高電圧による明らかな通電
      ②1肢の半分以上に相当する体積の損傷，壊死
      ③手首，足首を含む中枢2関節以上の自他動の制限，患肢を持つと重い
      ④ショック症状（欠くことがある）
      ⑤茶褐色尿（乏尿，無尿）
   2）中等度，軽症
      ①瞬間的通電，低電圧による通電
      ②両手掌までに相当する体積の損傷，壊死
      ③手首，足首を含む中枢2関節以上の自他動は可能，患肢を持っても重くない
      ④ショック症状はない
      ⑤肉眼的には正常尿。乏尿，無尿なし
2. 電気火傷
   大部分が問診で診断可能。2万V以上では電気火傷となることが多く，肉眼的な電流斑はまれ，一般の熱傷と同様に軽症から重症まであり
3. 即死（心室細動）
   低電圧では電流斑が不明のことがあり，DOA（dead on arrival）もある

（大橋正次郎ほか：電撃傷とその対応．救急医学13：1546-1550, 1989 より引用）

3 急性期の症状と検査法

1．搬送直後の検査，診察：問診，身体所見

- バイタルサイン：脈拍（頻脈，不整脈の有無），血圧，体温，呼吸状態
- 電気の流入，流出部の確認，電紋，皮膚熱傷の程度
- 作用した電気の電流，電圧，種類の確認
- 受傷した時の現場の状況
- 他の損傷の有無
- 既往歴

2. 必要となる検査

- 血液一般検査：白血球，赤血球，血小板，ヘモグロビン，ヘマトクリット
- 生化学検査：GOT，GPT，CPK（MB，MM），LDH，BUN，クレアチニン，電解質
- 血液ガス検査
- 尿検査
- 胸部単純X線撮影
- 心電図

3. 患者が搬送された場合

- まず流入部，流出部を確認する

  多くの症例では上肢から流入し，下肢へと流出するが，頭部より流入した場合，脳，脊髄，心臓への通電経路が生じる。この場合，神経系の障害，呼吸停止，不整脈，心室細動など，生命の危険を伴う症状が発症する。

- 局所所見として，体表面に放射状や樹枝状に赤色の紋様が認められることがある

  これは電紋と呼ばれ高電圧で受傷した際に放電の火花が体表面に這っていった結果生じたI度熱傷である。

- 受傷時の状況，通電した電流の種類を確認

  皮膚の電気抵抗は皮膚表面が乾燥している時に比べ，湿潤時では電気抵抗が小さくなる。そのため，発汗時や雨に濡れている時など，体表面が湿潤時の方がより高い電流が体内に流れ，重症の電撃傷を発症しやすい。電圧との関係では，一般的には高電圧が作用した方が重症となる。これは，筋肉などの深部組織で高いジュール熱が発生し，広範囲の組織壊死を引き起こすためである。血管に高電圧が通電することで，血管内皮の損傷や血栓の形成を生じ，末梢側の進行性の組織壊死を生じることもある。

- 交流電流は直流電流よりも危険性が高いと言われている

  これは交流電流が筋肉の攣縮を起こし，接触部が電導体から離れにくくなり，そのため接触時間が延びるためである。また，心臓や呼吸中枢は交流電流に対する感受性がより強いため，心室細動など致死的な不整脈による心停止，呼吸停止を生じやすい。実験的には0.035mAの交流電流が流れると心室細動が発症する。さらに，100mA以上が体に流れると心室細動から心停止を生じるとの報告もある[2]。

> **Pit Fall**
> 受傷時に意識を消失し，もしくはアーク放電によりはね飛ばされ，思わぬ合併損傷を受傷していることがある。特に高所での作業中に受傷した場合，転落による骨折，脱臼，頭部外傷，脊髄損傷などを合併していることもあるため，注意する。

4 治療

1. 全身管理

- 基本的には乳酸リンゲル液による維持輸液が基本である

　　しかし，電撃傷の場合，皮膚熱傷に加え，深部組織の熱傷も認められるため，単純に熱傷面積から輸液量を算定できない。

- 輸液量の目安：尿量で行う。時間尿量1.0〜1.5ml/kg/hとなるよう，輸液量をこまめに調整する

　　血圧，心拍数などのバイタルサインや，重症例ではSwan-Gantzカテーテルを使用し評価することも必要な場合も起こり得る。

- 筋肉などの深達部熱傷では，筋肉の壊死が生じ血中にミオグロビンが遊離し，急性尿細管壊死を来たすことがある

　　血中に遊離したミオグロビンを急速に排泄するためには，尿のアルカリ化と尿量増加による排泄促進が重要である。そのためには，一般の熱傷輸液より多量の輸液が必要となり，マニトールなどの浸透圧利尿剤を使用して利尿を図ることもある。目標として成人の場合尿量が1.5〜2ml/kg/hとなるように輸液を調節する。

- 尿にミオグロビンが認められれば，炭酸水素ナトリウムの静脈投与を行い，尿をアルカリ化させることも有効である

　　これらの処置を行っても腎不全が進行すると判断された場合は，速やかに血液濾過，血液透析，血漿交換などの血液浄化法を選択する。

- ヘモグロビン血症に有効なハプトグロビン製剤はミオグロビン血症には無効である

　　ヘモグロビン血症とミオグロビン血症は臨床的には鑑別が難しいが，電撃傷ではミオグロビン血症を念頭において治療を進めるべきである。

2. その他の治療

●神経系の障害

　　受傷直後の一過性の症状として，意識消失が認められることがあるが，一般的に数分で回復する。他にも一時的な呼吸停止，痙攣，健忘症状が認められることがある。受傷後数日経過した後も記銘力の低下，頭痛，痙攣，癲癇発作などの中枢神経系の症状と四肢の知覚異常や運動障害や，自律神経の異常によると思われる浮腫，チアノーゼ，冷感，発汗異常が認められることがある。これらの症状は長期間持続し，また，数カ月の時間を経て発症するとの報告もある[3]。

●不整脈，心停止

　　心室細動をはじめとする心臓への通電による症状は受傷直後に最も多く，電撃傷の急性死の一因となっている。

●消化器系症状

電撃傷における腹腔内臓器損傷は，まれではあるが胆嚢，肝臓，膵臓，小腸，結腸，膀胱などの報告があり，損傷は流入部と流出部のいずれでも生じ得る。受傷早期の腹部症状に乏しく診断が困難なため死亡率は37.5％と非常に高率である[4]。受傷直後からの腹腔内臓器の損傷の有無と損傷状態の正確な把握が重要である。

●眼球損傷

- アーク放電など，瞬目反射が間に合わないケースもある：瞬目反射と手による防御反応があるため，眼球の損傷は受けにくいとされている。しかし，間に合わないケースもある。

- 眼球熱傷では60℃で角膜上皮，70℃で角膜実質，80℃で角膜全層に障害を来たす：矢野ら[5]によると角膜上皮の幹細胞は角膜と結膜の境界部である角膜輪部に存在すると考えられており，急性期の同部の傷害が予後に大きく左右する。有色人種では角膜輪部に茶色の色素を持ったひだ構造が認められることが多く，POV（Palisades of Vogt）と呼ばれている。小泉らはこのPOVの消失程度により，眼球熱傷を分類している（表3）。

表3 眼外傷の急性期重症度分類

傷害度	電気抵抗値
Grade 1	結膜充血，角膜上皮欠損（―）
Grade 2	結膜充血，角膜上皮部分欠損
Grade 3a	結膜充血あるいは部分壊死，全角膜上皮欠損，POV一部残存
Grade 3b	結膜充血あるいは部分壊死，全角膜上皮欠損，POV完全消失
Grade 4	半周以上の輪部結膜壊死，全角膜上皮欠損，POV完全消失

（小泉範子ほか：眼・耳鼻・泌尿器の救急 Ⅰ眼科領域 眼部化学外傷．救急医学22：1747-1750，1998 より引用）

5 遅発期の症状と治療

●進行性壊死

- 外見上の皮膚損傷が軽度でも，受傷後1〜3週間の経過中に流入部もしくは流出部，それに電紋形成部に予想以上に広範な進行性の壊死を生じることがある

- 進行性壊死が予想される場合でも，初期はデブリードマンのみでとどめ，2〜3週間経過し，壊死範囲がはっきりした時に，再建手術を考える

- 進行性の壊死の範囲に大血管を含んだり感染兆候が見られるなどのリスクが予想される場合は，早期に対応する

- 筋肉，脂肪など広範な組織欠損が生じた場合の再建には，皮弁などを考慮する：皮膚のみの壊死の場合は植皮で対応できる。

- 進行性壊死の評価方法として，MRI撮影が有用である：筋肉の描出に加え，MRAを用

いれば主要血管の評価も行うことができる。これにより，深部壊死組織の評価に加え，事前に主要血管との位置関係の評価や，血管自体のダメージの評価も無侵襲に繰り返し施行することができる。これは筋肉の広範なダメージなどによりミオグロビン血症を発症して腎機能の低下している症例でも行うことができるため，非常に有用な検査と言える。小泉ら[6]は家兎を利用した実験で，電撃傷受傷直後にMRI撮影し，その損傷を2タイプに分類している。他の検査では困難な受傷直後の重症度を即座に判定できることより，有用な分類と思われる。

●眼球損傷

- 通電による白内障の発症が最も多く認められる：発生率は0.7〜27％である。その成因としてはHannaらが唱えた説が有力であり水晶体上皮細胞の異常増殖によるものである。

- 混濁発症の時期は感電直後で，最も多いのは受傷後2カ月：最長2年と報告されている。

●血管障害

- 受傷後4週経過時に動脈瘤を形成した報告がある：これは血液を含む動脈の電気抵抗が周囲組織より低いため，より多くの電流が流れ，その結果周囲組織に比べ大きなジュール熱が発生し，中膜壊死を発症，動脈瘤を形成したためと思われる。動脈瘤の破裂はミオグロビン血症による急性腎不全，感染症など，電撃傷による遷延死の原因の1つに数えられる[3]。

●神経障害

- 後期では四肢麻痺や対麻痺などの運動系の障害が多く認められる：その部位は損傷された脊椎のレベルにより異なる。発症時期も受傷後数日から，数カ月までさまざまで，進行性に認められるものもある。一般検査所見も特異的なものはなく，理学所見，筋電図や，髄液検査など神経学的検査を行う必要がある。

6 その他，注意すべきこと

1. 口唇部の電撃症

　特殊な電撃傷で，乳幼児が受傷する最も一般的な電撃傷である。大部分は電気コードや延長コードのプラグを噛んで受傷する。受傷早期に損傷範囲を診断するのは困難なことから，保存的治療を原則とし口腔内洗浄を頻回に行うよう家族に指示する。

　最も重大な合併症は，受傷後10〜14日頃に起こる口唇動脈からの大量出血である。家族には，出血が認められた場合には口唇の動脈を指で圧迫して救急来院するか，あらかじめ入院し経過観察するように指示する。また，小口症の予防のためストレッチングやスプリントの作成も有用である。重度の小口症に対しては，手術による形成術も必要となる。

2. 雷撃傷

雷撃傷とは落雷の雷電流による電撃傷である。電流および電圧が，一般の電撃傷に比べてきわめて大きく，通電時間が極めて短いことが特徴である

電撃傷と雷撃傷の違い

- 死亡の大部分は即死で，遷延死はまれ。
- 生存者の大部分は速やかに回復し，後遺症はまれ。
- 頭部通電による一過性意識障害がしばしば発生する。
- 電紋はしばしば認めるが，電流斑，筋肉損傷，進行性壊死はまれで，局所損傷の多くは浅達性Ⅱ度熱傷まで。
- 受傷時早期の低K血症が遷延することがある。
- ときに神経痛が遷延する。
- 年齢・性には無関係に受傷し，まれに一落雷で多数が受傷する。

落雷地点近傍にいた人で，医療機関で診療を受ける時まで何らかの症状が残存している場合には，24時間の入院・検査・経過観察を行う必要があると考える。

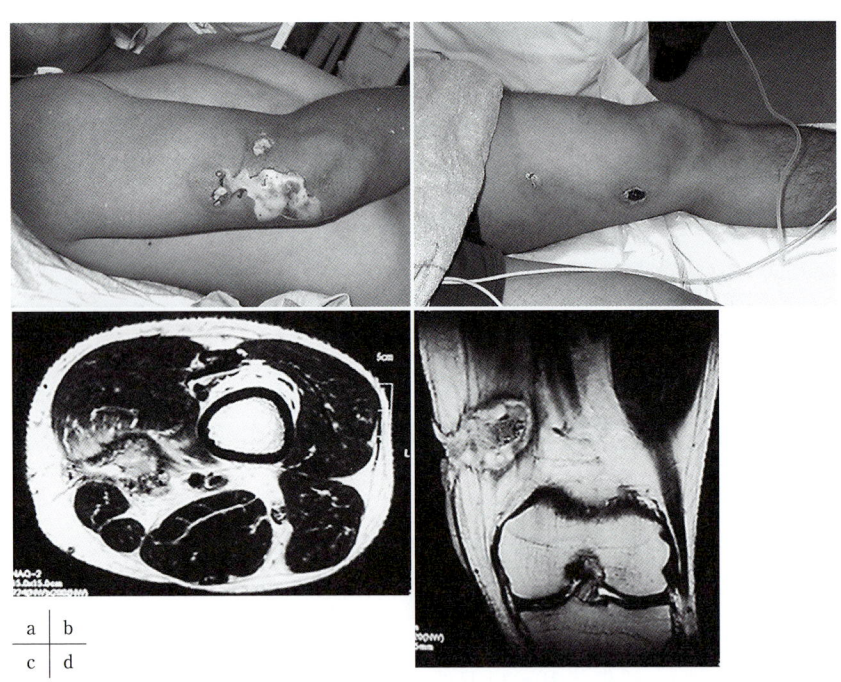

a	b
c	d

(a) 右上腕に流入部を中心にⅢ度熱傷を認める。
(b) 左大腿部内側に流出部と思われるⅢ度熱傷を認める。
(c) 左大腿部MRI撮影。内側広筋と縫工筋の間より，膝窩動静脈に向かう低信号領域と，その周囲に線維化と炎症と思われる高信号領域を認める。
(d) 左大腿部MRI撮影。膝窩動静脈に向かい中央に低信号領域を伴う高信号領域を認める。

図1　症例1：作業中に配電盤（6600V）交流に右上肢が接触し受傷した例

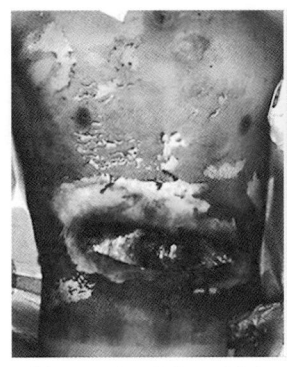

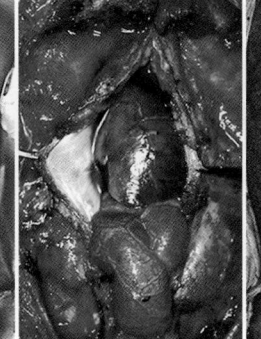

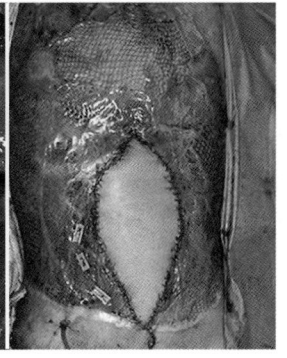

(a) 搬入時の状態。灰白色を呈した腹直筋後鞘が露出し,漿液性の腹水の漏出を認めた。
(b) 腹腔内所見。肝臓の一部が灰白色を呈していた。
(c) 腹壁再建。遊離広背筋皮弁で前腹壁を再建した。

図2 症例2:腹壁・腹腔内臓器損傷を伴った重症電撃傷
(山本有祐ほか:腹壁・腹腔内臓器損傷を伴った重症電撃傷の1例. 熱傷 26:36-44, 2000と同一症例)

文 献

1) Artz CP:Electrical injury. Burns;A team approach, edited by Artz CP, et al, pp351-362, WB Saunders, Philadelphia, 1979
2) 本田康生,上石弘:電撃症. 小児内科 31:744-747, 1999
3) Grube BJ, Heimbach DM, Engrav LH, et al:Neurological consequence of electrical burns. J Trauma 30:254-258, 1990
4) Yang JY, Tsai YC, Noordhoff MS:Electrical burn with visceral injury. Burns 11:207-212, 1985
5) 矢野健二,秦維郎,松賀一訓ほか:眼球熱傷に関する実験的研究(2)種々温度の熱湯による眼球変化について. 熱傷 17:241-246, 1991
6) 小泉淳:電撃傷におけるMRI撮影診断:実験的研究. 慶応医学 72:121-130, 1995

39. 凍傷

Ⅵ. 物理的損傷・化学損傷・特殊な損傷

1 凍傷とは

0℃以下の強い寒冷暴露による組織の凍結により生じる損傷で，四肢末梢，耳介，鼻尖などに好発する。

> **Pit Fall** 凍瘡，いわゆる"しもやけ"は，遺伝的素因を基盤に，5℃前後の寒冷刺激で生じる皮膚の局所的血行障害であり，凍傷とは異なる。

2 発生の状況・要因

- 冬山登山，冬季スポーツ，寒冷環境下での泥酔や向精神薬による酩酊の際に発生することが多い
- 液体酸素（沸点－183℃），液化プロパンガス（沸点－42.1℃），液化フロン-22（沸点－40.8℃）などの液化ガスを浴びた時や，コールドスプレーの誤使用によっても生じる
- 外気温，湿度，風力などの環境因子のほかに，年齢や体形，手袋や靴などの防寒具の不備など患者側の防御因子によっても影響を受ける

3 病態

凍傷の発生には，組織凍結，末梢循環障害，復温時の虚血―再還流障害が関与する[1]

寒冷環境下で緩徐に組織が凍結する場合は末梢循環障害の果たす役割が大きく，超低温である液化ガスを浴びた場合には急速に起こる組織凍結が大きく関与する。熱傷に似た組織障害が起こる。

●組織凍結

組織が－2℃以下になると，細胞外に氷の結晶が出現し，細胞外液の濃縮を招き，細胞内外に生じた浸透圧勾配により細胞内脱水を来たし，細胞を障害する。－6℃以下になると，冷却速度と最低温度に依存して細胞内にも氷の結晶が出現し，細胞を破壊する。

●末梢循環障害

局所の寒冷刺激で末梢血管が収縮することにより，組織の低酸素によるアシドーシス，血管透過性亢進，血液粘度の増大から，血流はうっ滞し，血栓が形成され，血管内皮細胞が障害される。また，血管内でも血漿中に氷の結晶が出現し，血流は停止する。

● 虚血-再灌流障害

凍結組織を加温した場合には，虚血-再灌流障害に似た病態が生じる．障害された組織からプロスタグランディン F_{2a}，トロンボキサン A_2，ブラジキニン，ヒスタミンなどの炎症性メディエーターの放出と誘導が起こり，血小板凝集，血栓形成，血管収縮を引き起こし，血管内皮細胞を障害する．したがって，障害を軽減する意味からも，下記に述べる急速解凍が推奨される．

4 症状

- 視診と受傷状況の把握により診断は容易である：しかし，受傷初期には深度や予後の正確な予測は困難である．また，経過とともに受傷深度・範囲が悪化する．
- 解凍前は知覚低下と組織硬化を認め，解凍に伴って強い刺すような疼痛と発赤が出現する
- 深度により I～IV 度に分類される（表）：受傷後 3 週間までの治療に差がないため，障害の程度が皮膚に留まる表在性凍傷か，筋肉や骨などの皮下組織にまで及ぶ深部凍傷に 2 分して重症度を判定する方が実践的である．

表　凍傷の分類

分類	深度	症状	
表在性	第 I 度	表皮	発赤、軽度の腫脹
	第 II 度	真皮	水泡、著明な発赤・浮腫
深部	第 III 度	脂肪・筋肉	皮下組織に及ぶ壊死・潰瘍
	第 IV 度	骨・軟骨	切断を要する完全壊疽・ミイラ化

5 検査

従来末梢循環を評価するためドップラー検査や血管造影が行われていたが，MRI 撮影や MRA により組織の viavility の早期評価が可能になってきた．

6 治療 [2]

温浴急速解凍，破傷風の予防，局所外用療法，血管拡張剤・抗凝固剤・血栓溶解剤の投与，交感神経ブロック，外科的治療の順に治療を進める

1. 初期治療

● 急速解凍

濡れている衣服や手袋・靴を脱がせ，ただちに急速解凍を行う

患部が紫紅色を呈し柔軟になり完全に解凍するまで，40～42℃で，15～30 分の温浴

を行う[3]。徐々に温めるよりは急速に温める方が，組織内の氷の結晶が速やかに溶け，血管が拡張して回復を促進させ，組織障害を最小限にくい止めることができる。温浴中緩徐な自動運動はよいが，マッサージは禁忌である。

●全身管理

- 低体温症に準じた呼吸・循環・体温管理を行う
- 脱水があれば，乳酸化リンゲル液を輸液する
- 破傷風予防のためテタノトキソイド，ヒト抗テタヌス免疫グロブリンの投与を，また感染予防のため抗生物質の投与を行う

> **Pit Fall** 局所を火にかざしたり，暖房などで暖めるのは局所の復温にむらを生じるのでよくない。マッサージは機械的刺激により組織障害を増長させるので行ってはならない。喫煙は禁止する。

> **Pit Fall** 中途半端な解凍や再凍結はかえって組織障害を増悪させる。

2. 解凍後の治療（図）

凍傷の深度，重症度のいかんにかかわらず，局所の障害部位に対しては，少なくとも受傷後3週は保存的治療を行い，組織障害の進行阻止と回復促進に努める。外科的治療を急ぐ必要はなく，受傷後3週以降壊死範囲が確定してから行う。

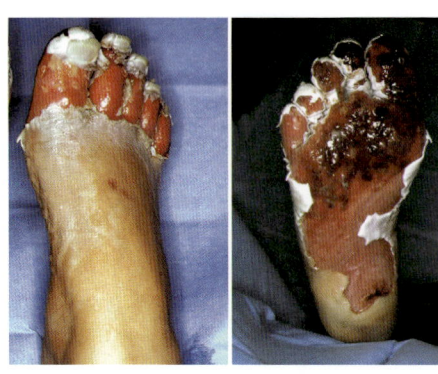

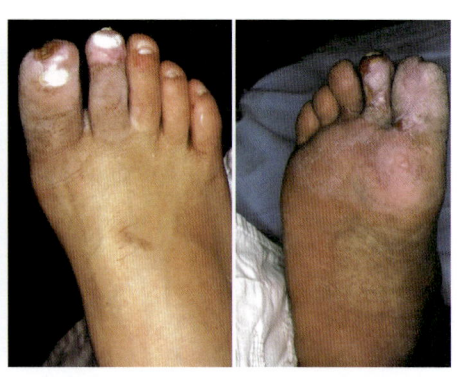

(a) 受傷後1週。発赤，腫脹，足底に潰瘍を認める。
(b) 受傷後4週。母趾，第2趾末梢に潰瘍を残す（第III度）が，他の部位は保存的に治癒した。

図 症例：45歳，男性，凍傷
冬山登山で受傷した。温浴急速解凍後，バラマイシン軟膏を塗布し，低分子デキストランの投与，プロスタグランディンE_1の静注を行った。水泡形成を認め，第II度凍傷と診断した。

● **局所処置**

水疱は内容物を吸引後，被膜を残し，バラマイシン軟膏などの油性基材軟膏を塗布し，ゆるく被覆して，機械的損傷や乾燥を防ぐ。浮腫軽減のため患肢は挙上する。

● **末梢循環改善**

低分子デキストランやプロスタグランディン E_1，レセルピン，ペントキシフィリンなどの血管拡張剤の投与，硬膜外ブロックや交感神経節ブロックなどがある。プロスタグランディン E_1 軟膏や，プロスタグランディン E_1 の静注・動注も有効である。硬膜外ブロックでは除痛下での急速解凍が可能となる。

● **外科的治療**

デブリードマンや植皮，皮弁，切断などの外科的治療は，少なくも受傷後3週以降，壊死範囲が明らかとなってから行う。第Ⅳ度凍傷の四肢末梢は，受傷後1カ月前後でミイラ化し黒色の乾燥壊疽に陥る。

7 その他，注意すべきこと

- 低体温を併発している場合は，凍傷の局所処置よりも，生命に直接かかわる低体温の治療を優先させる。
- 横紋筋融解症やガス壊疽などの感染症，DIC などを併発することがあるので注意を要する。
- 後遺症として，血管炎，慢性疼痛，しびれなどがある。

文 献

1) Murphy JV, Banwell PE, Roberts AHN, et al : Frostbite : pathogenesis and treatment. J Trauma 48 : 171-178, 2000
2) McCauley RL, Hing DN, Robson MC, et al : Frostbite injury : a rational approach based on pathophysiology. J Trauma 23 : 143-147, 1983
3) Fuhrmann F, Crismon JN : Studies on gangrene following cold injury : rapid rewarming after injury. J Clin Invest 26 : 476, 1947

40. 化学損傷

1 化学損傷とは

化学物質との接触によって皮膚や粘膜が損傷を受けた状態をいう。

2 原因

原因となる化学物質は，酸，アルカリ，有機化合物，金属，非金属など多種多岐にわたる（表）。

表　化学損傷の原因物質

1. 酸
    塩酸，硫酸，硝酸，石炭酸，フッ化水素酸，シュウ酸，クロム酸，リン酸など
2. アルカリ
    水酸化ナトリウム，水酸化カリウム，水酸化カルシウム，アンモニア，生石灰など
3. 腐食性芳香族
    フェノール，フェニルヒドロキシアミン，フェニルヒドラジン，ピクリン酸など
4. 脂肪族化合物
    ホルムアルデヒド，イソシアネート，パラコート，酸化エチレン，エチレンイミン，三塩化酢酸など
5. 金属およびその化合物
    ナトリウム，酸化カルシウム，塩化亜鉛，昇汞，四塩化チタニウム，炭酸ナトリウム，次亜塩素酸ナトリウム，マグネシウム，水銀など
6. 非金属およびその化合物
    リン，硫化水素，塩化硫黄，二酸化硫黄，過塩素酸，フッ素化合物，四塩化炭素，臭素など
7. 毒ガス
    イペリット，マスタード，催涙ガスなど

（井川浩晴ほか：いわゆる化学損傷の処置と治療方針．形成外科 47：S102–S106, 2004 より引用）

化学物質を取り扱う作業に関連した労働災害や，家庭内（消毒剤，漂白剤，洗浄剤，錆落としなど），実験室などでの誤使用で発生することが多い。まれに傷害事件や自損行為として起こることもある。

3 病態と症状

- 基本的な作用機序は，化学物質による局所の蛋白の凝固変性である
- 障害の程度は，化学物質の種類，濃度，量，温度，作用時間，接触状況などによって異なる：紅斑，水疱，びらん，潰瘍，壊死など，熱傷で見られる症状を呈する。
- 化学損傷では，原因となる化学物質が除去されても，組織内に浸透したその物質が不活

化されるまで化学反応が進行する[1]ため，熱傷よりも障害が広範となり重症化することが少なくない

1. 酸

蛋白質と結合することにより酸アルブミンを形成し，組織の凝固壊死を来たす。吸水性が強く，固い乾性の壊死組織となる。創面は灰白色，黒褐色など酸によりさまざまな色調を呈する。

- 塩酸では漂白作用が加わり灰白色を，硝酸ではキサントプロテイン反応により黄褐色を，硫酸では脱水作用が強く，組織の炭化により黒褐色を呈する
- クロム酸は猛毒性であり，皮膚から速やかに吸収され臓器不全を引き起こし，血液透析が必要となることがある

2. アルカリ

蛋白質と結合してアルカリ蛋白を形成することにより，さらに，細胞内脱水，脂肪の鹸化により組織を腐食させる。

可溶性OH-イオンを含み，酸に比べ障害は深達性であり，壊死組織は軟化，融解しやすい（**図1**）。

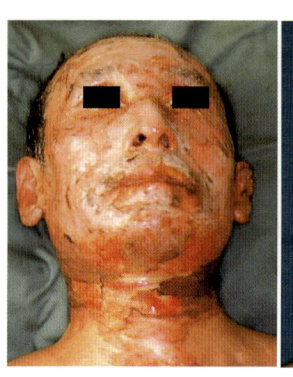

(a) 受傷後4日。頭部，顔面にⅡ度，頚部にⅢ度の化学損傷を認める。
(b) 受傷後16日。頭部，顔面の上皮化を待ち，頚部の壊死組織除去と分層植皮を施行。
(c) 受傷後9ヵ月。移植皮膚は拘縮なく，良好な質感を示す。

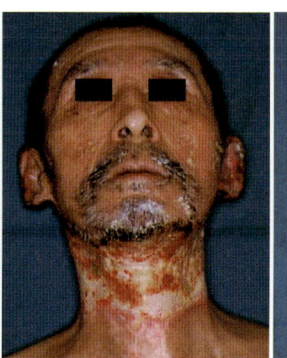

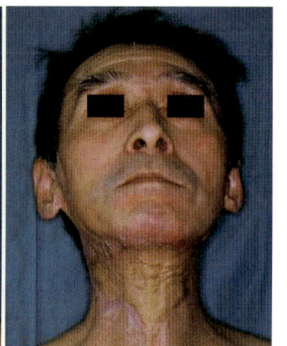

図1 症例1：74歳，男性，水酸化ナトリウムによる化学熱傷
仕事中に誤って水酸化ナトリウムを頭部，顔面，頚部に被り受傷した。Baxter法に準拠した全身輸液管理を行いつつ，局所の持続洗浄を行った。眼および気道の損傷はなかった。
（井川浩晴，宗内巌：いわゆる化学損傷の処置と治療方針．形成外科 47：S102-S106, 2004より引用）

3. 腐食性芳香族，脂肪族化合物

組織の蛋白質を変性，高濃度で凝固させる。

4. 金属，非金属およびそれらの化合物

昇汞や塩化亜鉛などの金属では，皮膚や粘膜に対し強い腐食作用を引き起こす。黄リンやマグネシウムでは，強い還元作用に加えて自然発火による熱作用により，障害は深部組織にまで及ぶ。

> ⚠️ **Pit Fall** 毒性を有する物質（フェノール，ピクリン酸，ホルムアルデヒド，リンなど）では，体内に吸収された場合全身性に障害を及ぼす。

4 治療

1. 基本的な治療

損傷部位の流水洗浄，中和剤使用の検討，熱傷に準じた局所外用療法，壊死組織除去や植皮などの外科治療の順に治療を進める

①流水洗浄： まず，化学物質で汚染された着衣を脱がせ，ただちに大量の流水による長時間洗浄を開始する。化学損傷においては，原因となる化学物質が皮膚や粘膜に接触している限り組織損傷が続き重症化するので，原因物質を速やかに除去するか不活化することが重要である。流水による洗浄の目的は，熱傷では局所の冷却であるが，化学損傷では原因物質の除去と希釈である。洗浄時間に関しては確定した見解はないものの，酸では 1〜2 時間，アルカリでは 12 時間とも言われる[2]。流水による洗浄をいったん中止した後，局所の熱感や疼痛が再燃する場合には，再度洗浄を行う[3]。

②重症度の判定： 流水による洗浄を行いながら，熱傷に準じて損傷面積・損傷深度の算定と重症度の判定を行う。原因となった化学物質の種類や受傷状況なども考慮し，重症化が想定される場合には対応可能な施設への搬送が望ましい。

③中和剤使用の検討： 大量かつ長時間の流水による洗浄に勝る中和剤はないと考えてよく，下記に述べる特殊な化学物質以外では，多くの場合中和剤の使用は原則的に不要である。中和反応により熱が発生する危険性があり，また，中和剤に比べ流水による洗浄の方が実用的かつ効果的であるという理由による。

④局所外用療法： 流水による洗浄後の局所治療として，まず熱傷に準じた外用療法を行う。

⑤外科的治療： 受傷深度が進行性に悪化し，深達性 II 度ないし III 度熱傷に相当すると診断された場合には，躊躇することなく，局所に深く浸潤した原因物質を除去する意味も含めて壊死組織除去を行い，進行

の鎮静化を見届けた後，植皮ないし皮弁で欠損部の上皮化を図る。

　壊死の範囲と深度が確定した時点で，欠損部が深い場合や重要な神経血管束が露出している場合には，手術侵襲を軽減する意味でも，デブリードマンの後，人工真皮とbFGF（フィブラスト®）との併用療法が推奨される[3,4]。人工真皮と周囲皮膚との縫合部の隙間より，27G針を用いて人工真皮のコラーゲン層にbFGF（フィブラスト®）を0.1ml（10μg）/day注入する。2週間後に人工真皮のシリコンシートを除去し，損傷範囲が広いか早期の上皮化を期待する場合には植皮を行う。

> **Pit Fall**　皮膚だけに限局した損傷であるのか，眼や上部消化管，気管・肺など他の臓器にも損傷が及んでいるのかを診断する。

> **Pit Fall**　熱傷の場合と同様に，安易な経過の予想は慎むべきである。全身，局所ともに経過の急変があり得ること，機能障害が残る可能性があることなどは，あらかじめ患者および家族に十分に納得させておく。

2. 特殊な化学物質による化学損傷

●フッ化水素酸

　漂白溶剤などに広く使われるフッ化水素酸は弱酸であるが，フッ化イオンを放出して深部組織まで損傷が波及するので注意を要する（図2）。多量の流水による洗浄とともに，グルクロン酸カルシウムを受傷部皮下に注射する。グルクロン酸カルシウムの静注，動注も推奨されている。

●生石灰

　生石灰など水と反応する化学物質では，反応熱が問題となるため，ブラシでできるだけ除去した後に大量の流水で洗浄する。

●フェノール

　水に溶けにくいため，流水による洗浄は重要であるがポリエチレングリコールで拭き取るのが望ましい。

●タール

　有機溶媒やワセリンなどで除去する。

> **Pit Fall**　フッ化水素酸による広範な化学損傷では，重篤な低カルシウム血症を来たすことがある。

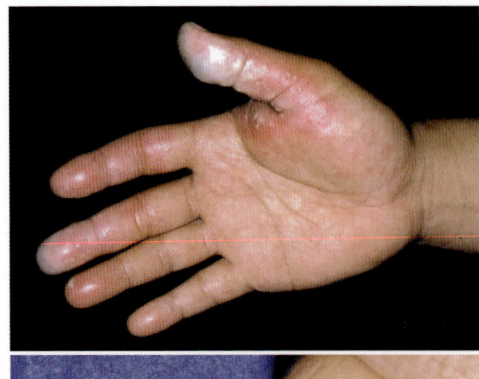

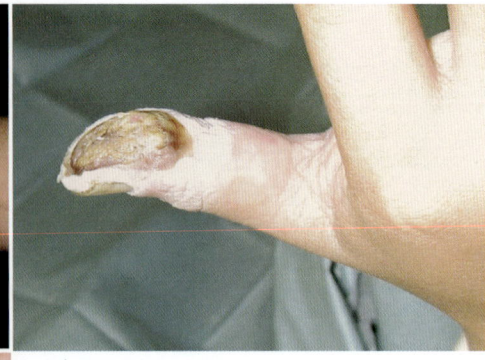

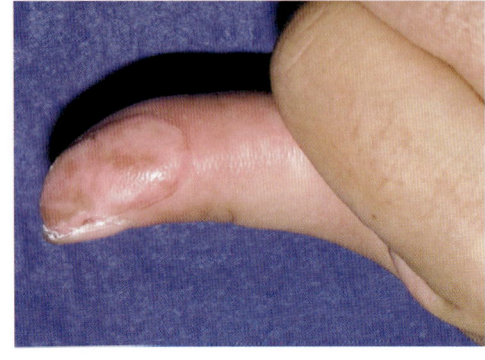

図2 症例2：32歳，男性，フッ化水素酸による化学熱傷
作業中に誤って9.5%フッ化水素酸を右手に浴び受傷した。

a	b
c	

(a) 受傷時。皮膚は白色〜暗紫色に変色，浸軟し，水疱形成を認めた。流水による持続洗浄，グルコン酸カルシウムの局所注射と湿布による初期治療の後，適宜壊死組織除去を行った。
(b) 受傷後2週。壊死組織除去後，人工真皮を貼付しbFGFとの併用療法を開始した。
(c) 受傷後10週の状態。植皮は完全に生着している。（受傷後5週に良好な肉芽組織の上に全層植皮を行った。）

（井川浩晴，宗内巌：いわゆる化学損傷の処置と治療方針．形成外科 47：S102-S106, 2004 より引用）

5 その他，注意すべきこと

特殊な部位における化学損傷として，眼，上部消化管，気管・肺が挙げられる

●眼
顔の化学損傷では，眼への障害の波及の有無を常に念頭におく。流涙がある場合には眼の損傷を疑い，ただちに持続洗眼し，速やかに眼科医による診断と治療を受ける。

●上部消化管
多くは自殺企図による。催吐は逆流により障害を増強するため行うべきではない。全身管理の下に，胃洗浄を何よりも優先する。原因物質名が不明のことが多く，蛋白質の緩衝作用を有することから，洗浄剤として牛乳を使う。急性期合併症として，ショック，喉頭浮腫，縦隔炎，食道穿孔，胃穿孔などがあり，救命救急センターなどの専門施設へただちに搬送すべきである。

●気管・肺
化学物質を誤って吸入した疑いがある場合には，胸部X線撮影，動脈血ガス分析を行う。気管穿孔，肺炎，肺水腫などを合併することがある。

文　献

1) Leonard LG, Scheulen JJ, Munster AM：Chemical burns：Effect of prompt first aid. J Trauma 22：420-423, 1982
2) 大浦武彦, 大岩彰：化学（的）損傷. 図説　潰瘍の診断と治療. 大浦武彦監修, pp173-180, 羊土社, 東京, 1987
3) 井川浩晴, 宗内巌：いわゆる化学損傷の処置と治療方針. 形成外科 47：S102-S106, 2004
4) Muneuchi G, Suzuki S, Moriue T, et al：Combined treatment using artificial dermis and basic fibroblast growth factor（bFGF）for intractable fingertip ulcers caused by atypical burn injuries. Burns 31：514-517, 2005

Ⅵ. 物理的損傷・化学損傷・特殊な損傷

41. 杙創・外傷性異物・咬傷・点滴漏れ

41-1. 杙創

杭など先端が鈍的なものが体に突き刺さったり，会陰部や肛門などから体内に深く刺入した場合に生じる損傷

- 転落の際に起こりやすい。スカイダイビング，ハンググライダーなどのスカイスポーツが盛んな今日，改めて見直されるべき損傷である。
- 生命にかかわる深部臓器の損傷を伴うことが多く，関連外科領域とのチーム医療が大切である。

41-2. 外傷性異物

1 外傷性異物とは

ガラス片，砂利，土砂などが典型的である。子供では鉛筆の芯なども見られる

- 体表の擦過創，挫滅創などに際して皮膚や皮下に埋入する。
- 組織刺激性の強い異物は蜂窩織炎，膿瘍などの急性炎症を引き起こす。組織刺激性の低い異物では急性炎症は軽度で，慢性化し異物肉芽腫や肥厚性瘢痕を形成する。
- 細かい砂やごみをそのまま放置すると，青い刺青状の瘢痕である外傷性刺青（traumatic tattoo）となる。

> **Pit Fall** 植物性の異物では単純Ｘ線撮影でも発見しにくく，感染の核となり，慢性の膿瘍を形成することがある。

2 治療

- ガラス片，砂利，土砂などによる汚染を伴った新鮮創に対しては，局所麻酔下に十分な洗浄とブラッシング，必要ならデブリードマンを行い，異物を完全に除去する
- 損傷が表在性であれば軟膏治療などにより保存的に上皮化を図る：深部にまで及んでいる場合は，汚染の程度や感染のリスクを考慮し，一次的ないし二次的に創を閉鎖する。
- 遺残した異物は肉芽腫や瘢痕を含めて外科的に切除する：外傷性刺青にはＱスイッチNd：YAGやＱスイッチアレキサンドライトなどによるレーザー治療も有効である。

41-3. ヒト・動物咬傷

1 ヒト・動物咬傷とは

咬傷はヒトを含むさまざまな動物によって引き起こされる

人や物流の国際化・ボーダレス化，野生動物生息域の縮小化，空前のペットブームなどにより，咬傷の機会，原因動物の種類は，近年増加傾向にある。

●イヌ

ヒトを含む動物咬傷の80〜90％がイヌによる。小児に多く，顔面，頭部，頚部に好発する。成人では四肢に多い。また，男性に多い。イヌの咬力は強いが歯牙は鋭くないため，イヌによる咬傷は大きく，比較的表在性の挫滅創となる。また，創部感染率は低い。

●ネコ

女性に多い。ネコではイヌのように咬力は強くないものの，細く鋭い歯牙により深い刺傷となり，創部感染の併発が多い。

●ヒト

人咬傷の70％は男性で，大部分が手に好発する[1]。他には上肢，顔面に見られる。患者が受傷機転を秘匿し，治療が遅れる場合がある。

> **Pit Fall** 幼児の頭部へのイヌ咬傷は，頭蓋骨を貫通し，脳挫傷，頭蓋内膿瘍，髄膜炎を併発する可能性がある。

2 治療

1. 創部観察

- 局所麻酔下に，創部を慎重に観察し，歯牙などの異物の迷入，神経・血管・腱・関節などの深部重要組織の損傷を見逃がさない
- 特に小児では，場合により全身麻酔下に，全身をチェックする。幼児の頭部への咬傷では，頭部X線撮影に加えてCT撮影も考慮する。損傷を見逃さないようにする

2. 創洗浄とデブリードマン

観察後は生理食塩水による入念な加圧洗浄を行う。挫滅・壊死組織はデブリードマンを行うが，必要最小限に留める。

3. 創閉鎖

- 血流が豊富で感染に強い顔面では，必要最小限のデブリードマン後，一次的創閉鎖が可能である

- 血行が悪く，神経，血管，腱などが皮下の浅層を走る手・足では，感染のリスクが高いため，一次的創閉鎖は控える方が賢明である[2]：ネコ咬傷などでの刺傷でも，顔面以外は一次的創閉鎖を控えた方がよい。
- 3～5日経過した時点で感染徴候がなければ創閉鎖を行う：挫滅や汚染の程度がひどい場合は開放創としていったん治癒させ，欠損や変形は二次的に植皮や皮弁で再建する。
- 咬み切られた組織は複合移植を試みる

4. 抗菌剤の投与

- 手・足の咬傷，深い刺傷，デブリードマンが必要な咬傷，人工埋入物付近の咬傷，免疫不全患者，高齢者，受傷後12時間以上経過した咬傷などでは抗菌剤の予防的投与を行う。
- 細菌培養により起炎菌が同定され次第，抗菌剤を変更し，感染の収まるまで開放創のまま管理する。

5. 破傷風予防

破傷風予防接種歴を聴取し，免疫状態に合わせて，破傷風トキソイドや破傷風免疫グロブリンの投与を行う。

3 その他，注意すべきこと

●狂犬病

わが国では狂犬病が絶えてから50年近く経過しているが，輸入動物による狂犬病の発症には注意が必要である。

> **Pit Fall** 輸入犬による咬傷や海外での受傷では，狂犬病予防が必須である。

●心的外傷後ストレス障害（post-traumatic stress disorder；PTSD）

小児ではイヌ咬傷によるPTSDが過半数に見られると言われている。フォローアップではこれを念頭におく。

●ネコ引っ掻き病

Bartonella henselaeによって起こる感染症である。咬傷，搔傷の数日後に丘疹が現れ，1～3週後有痛性の所属リンパ節腫大を認める。6～12週で自然緩解するが，まれに視神経網膜炎，脳炎，髄膜炎などを合併することがある。

●手拳外傷（clenched fist injury）

握りこぶしが歯にあたり，直下の腱や関節などが損傷された場合，指を伸ばした状態で診察すると，皮膚と皮下の損傷部位にずれを生じ，腱や関節の損傷を見落しやすくなる。また，指を伸ばした状態では閉鎖創となるため，感染を引き起こしやすい。

41-4. 点滴漏れ

1 点滴漏れによる皮膚傷害

点滴漏れなど，薬剤が血管外に漏出することにより引き起こされる皮膚傷害を血管外漏出傷害（extravasation injury）と呼ぶ

小児と高齢者に多く，手背と足背に多い[1)~3)]。

2 原因薬剤と発生機序

浸透圧性傷害，循環不全に続発する虚血，血管内皮細胞傷害，直接細胞毒，機械的圧迫，細菌感染の6つのメカニズムが考えられる[2)~4)]。

1. 浸透圧性傷害

薬剤が細胞内外の浸透圧性平衡を崩し，細胞機能を傷害することにより，壊死や潰瘍が生じる。

- 新生児・乳児における高張ブドウ糖液によるものが頻度としては最も高い（図2）
- IVHでも起こり得る。
- その他

　　グルクロン酸カルシウム　…　新生児テタニーの治療に頻用される
　　Ca^{2+}，K^+ などの陽イオン …　心蘇生に用いられる塩化カルシウムなどで代表される
　　浸透圧性利尿剤　　　　　…　尿素
　　静注用腎盂造影剤　　　　…　ウログラフィン

2. 循環不全に続発する虚血

- 昇圧剤として使用されているノルアドレナリンについての報告が最も多い
- 他にアドレナリン，ドーパミンなどがある。
- これらの薬剤の強い血管収縮作用により，細胞に酸素欠乏状態が生じ，壊死・潰瘍が生じる。

3. 血管内皮細胞傷害

メシル酸ガベキサート（FOY®）：濃度依存性に血管内皮細胞を傷害するため，高濃度で点滴された場合，明らかな血管外漏出がなくても二次的に漏出を引き起こす。したがって，末梢血管から投与する場合には0.2%以下に希釈する[4)]。

4. 直接細胞毒

さまざまな抗癌剤の血管外漏出が皮下組織に及ぼす反応やメカニズムの詳細について，まとめた（**表1, 2**）。

recall phenomenon による注意すべき症状

アクチノマイシンDやアドリアマイシンを注射したところ，注射部位とは異なり，以前放射線照射を受けた部位に潰瘍が生じるという現象である。

表1 発疱性，刺激性および非発疱性癌剤

重篤な局所壊死を通常惹起する薬剤	重篤な局所壊死を稀に惹起する薬剤	
Actinomycin D	Asparaginase	Imidazole carboxamide
Chromomycin A_3	Azacytidine	Iphosphamide
Daunomycin	Bleomycin	Iphosphamide
Doxorubicin	Carmustine	Mercaptopurine
Mechlorethamine	Cyclocytidine	Methotrexate
Mithramycin	Cyclophosphamide	cis-Platinum
Mitomycin C	Cytarabine	Thiotepa
Streptozotocin	Fluorouracil	VM-26
Vinblastine	Ftorafur	VP-16-213
Vincristine		

（Ignoffo RJ, et al：Therapy of local toxicities caused by extravasation of cancer chemotherapeutic drugs. Cancer Treat Rev 7：17-27, 1980 より引用改変）

表2 各種抗癌剤による血管外漏出傷害

薬剤	反応の型	炎症の開始	症状	反応の持続時間	作用機序
Actinomycin D	発疱性, recall	1〜2週	疼痛	数週	DNA依存性RNAの合成阻害
Carmustine	静脈炎	10〜14日	疼痛	7日	内皮のアルキル化
Daunorubicin	発疱性	1〜2週	疼痛	数週	組織のDNAへの介入 超酸化物の形成
Doxorubicin	発疱性, recall	1〜2週	疼痛	数週	組織のDNAへの介入 超酸化物の形成
Fluorouracil	褪色	1週	疼痛なし	1週	不明
Mechlorethamine	発疱性	12〜24時間	疼痛	4〜6週	組織のアルキル化
	Vein discoloration	2週	疼痛なし	3〜4週	内皮のアルキル化
Mithramycin	発疱性	1週	疼痛	数週	組織のアルキル化
Mitomycin C	発疱性	1週	疼痛	数週	組織のアルキル化, 超酸化物の形成
Vinblastine	発疱性	12〜24時間	疼痛	数週	有糸分裂の阻害
Vincristine	発疱性	12〜24時間	疼痛	数週	有糸分裂の阻害

（Ignoffo RJ, et al：Therapy of local toxicities caused by extravasation of cancer chemotherapeutic drugs. Cancer Treat Rev 7：17-27, 1980 より引用改変）

5. 機械的圧迫

Infusion pump による傷害

Infusion pump を使用する際には，血管から針先が漏れた場合においても自動的・持続的に注入されるので，機械的圧迫により重度な傷害を引き起こす．

6. 細菌感染

細菌感染の合併は，潰瘍の大きさと深さを増悪させ，傷害の程度を重症化させる．

3 症状

- 注射直後の激痛で始まり，数時間以内に有痛あるいは激痛性の紅斑と浮腫を来たす．蜂窩織炎の進行とともに，しだいに軟部組織の壊死が明らかとなり，周囲に硬結を伴った茶褐色〜黒色の硬い乾性壊死を形成する．
- 特に抗癌剤による皮膚潰瘍は，何カ月にもわたり当初予想されたよりもはるかに深い範囲にまで進展し，腱，神経，血管，骨などの深部組織に対して不可逆的な影響を及ぼす：きわめて難治であり，ときには年余にわたり激痛と機能障害を残す．

4 治療

1. 初期治療

初期治療の結果のいかんは，原因薬剤をいかに早く解毒ないし除去させるかという点にかかってくる．

血管外漏出傷害が疑われる場合の処置[5)〜7)]

①ただちに注入を中断し，そのまま 3〜5 ml の血液を吸出する
②原因薬剤によっては解毒剤（**表 3，4**）の局所注入が有効とされている
③患肢を挙上する
④漏出薬剤が抗癌剤以外であれば，まず局所を温め，血管拡張による漏出薬剤の吸収促進を図り，蜂窩織炎の進行に伴い局所冷却に切り替える
⑤漏出薬剤が抗癌剤の場合には，当初より局所冷却を行い，細胞内代謝の抑制に努める

> **Pit Fall**　発疱性の抗癌剤では薬剤が細胞毒として local recycling し，進行性に拡散し重症化する．組織壊死が明らかになるまで待たずに，できるだけ早期にデブリードマンを行い，local recycling を断つのが理想である．

表3 昇圧剤による血管外漏出傷害の治療に使用される解毒剤

解毒剤	用量	作用機序
Phentolamine	5mg＋生食20ml	α受容体遮断による血管拡張
Piperoxan	5mg＋生食20ml	α受容体遮断による血管拡張
Tolazoline		α受容体遮断による血管拡張
Chlorpromazine		α受容体遮断による血管拡張
Acetylcholine		コリン作働性の血管拡張
Methacholine		コリン作働性の血管拡張
Histamine		小動脈平滑筋への直接作用による血管拡張
Procaine		小動脈平滑筋への直接作用による血管拡張
Hyaluronidase		薬剤吸収の促進
Steroid		炎症の抑制

(井川浩晴ほか：医原性潰瘍（iatrogenic ulcer）の成因と治療；自験34例の分析を中心にして．日形会誌3：177-189, 1983 より引用改変)

表4 抗癌剤による血管外漏出傷害の治療に使用される解毒剤

抗癌剤	解毒剤	用量	作用機序
Actinomycin D	Sodium thiosulfate 10%（4ml＋生食6ml）	4ml	DNAとの結合の抑制
	または ascorbic acid（50mg/ml）注入	1ml	DNAとの結合の抑制
Daunorubicin	Sodium bicarbonate 8.4%	5ml	DNAとの結合の抑制
	Dexamethasone 4mg/ml	1ml	炎症の抑制
Doxorubicin	Sodium bicarbonate 8.4%＋	5ml	DNAとの結合の抑制
	Dexamethasone 4mg/ml	1ml	炎症の抑制
Mechlorethamine	Sodium thiosulfate 10%	4ml	迅速なアルキル化
Mithramycin	EDTA 150mg/ml	1ml	DNAとの結合の抑制
Mitomycin C	Sodium thiosulfate 10%（4ml＋生食6ml）	4ml	直接的不活性化
	または ascorbic acid（50mg/ml）注入	1ml	直接的不活性化
Vinblastine	Sodium bicarbonate 8.4%	5ml	化学的沈澱
	または hyaluronidase 150 μ/ml	1ml	薬物吸収の促進
Vincristine	Sodium bicarbonate 8.4%	5ml	化学的沈澱
	または hyaluronidase 150 μ/ml ＋温罨法	1ml	薬物吸収の促進
Carmustine	Sodium bicarbonate 8.4%	5ml	化学的非活性化

(Ignoffo RJ, et al：Therapy of local toxicities caused by extravasation of cancer chemotherapeutic drugs. Cancer Treat Rev 7：17-27, 1980 より引用改変)

2. 潰瘍完成期の治療

●保存的治療

まずは保存的治療を試みる

　上述したような初期治療にもかかわらず，皮膚に壊死を生じ潰瘍を形成した場合には，理想的には，小範囲であれば切除縫合を，広範囲であれば植皮ないし皮弁により被覆するのが，治癒経過も早く予後も良好なことが多い．しかし，"医原性"の特殊な側面を十分に考慮し，患者側の心理的負担を軽減する意味からも，手術を勧めるよりはまずは保存的治療を試みるべきである．特に乳幼児では，保存的治療のみで治癒することも少なくない．

● **外科的治療**

広範な組織壊死・潰瘍が明らかになり，患者側の同意が得られたならば，いたずらに保存的治療で手術時期を遅らせることなく，患者の全身状態が許すのを待って，できるだけ早期に十分なデブリードマンを行い，植皮ないし皮弁で上皮化を図る。

5 その他，注意すべきこと

血管外漏出傷害は"医原性"であるため，治療にあたっては迅速かつ慎重さを要する[6,7]。

文 献

1) Talan DA, Abrahamian FM, Moran GJ, et al：Clinical presentation and bacteriologic analysis of infected human bites in patients presenting to emergency departments. Clin Infect Dis 37：1481-1489, 2003
2) Cummings P：Antibiotics to prevent infection in patients with dog bite wounds；A meta-analysis of randomized trials. Ann Emerg Med 23：535-540, 1994
3) Upton J, Mulliken JB, Murray JE：Major intravenous extravasation injuries. Am J Surg 137：497-506, 1979
4) 井川浩晴, 大浦武彦, 浜本淳二ほか：医原性潰瘍（iatrogenic ulcer）の成因と治療；自験34例の分析を中心にして. 日形会誌 3：177-189, 1983
5) 井川浩晴, 大浦武彦：医原性潰瘍（iatrogenic ulcer）. 図説 潰瘍の診断と治療, 大浦武彦編, pp209-218, 羊土社, 東京, 1987
6) 田村敦志：点滴漏れ皮膚潰瘍. Medicina 40：1002-1005, 2003
7) Ignoffo RJ, Friedman MA：Therapy of local toxicities caused by extravasation of cancer chemotherapeutic drugs. Cancer Treat Rev 7：17-27, 1980

著者紹介

【監修】
安瀬正紀（あんぜ まさのり）

1966年：東京大学医学部卒業
　　　　東京大学医学部第2外科、伊勢市亀谷病院にて外科研修
　　　　横浜市立大学医学部病院 形成外科勤務
1981年：同　科長
　　　　横浜市立大学医学部病院　救命救急センター　形成外科
　　　　同　熱傷センター部長
2006年：大船中央病院　院長
　　　　　　　　　　　　　　　　　　　　　　　　現在に至る

【編集】
菅又　章（すがまた あきら）

1977年：東京医科大学卒業
　　　　自治医科大学外科ジュニアレジデント研修
1980年：東京医科大学形成外科勤務
2002年：東京医科大学八王子医療センター形成外科教授
　　　　　　　　　　　　　　　　　　　　　　　　現在に至る

イラスト：安村和則（横浜市立大学附属病院形成外科）
　　　　ただし、一部は著者から支給されたものをそのまま掲載しています。

外傷形成外科
そのときあなたは対応できるか 〈検印省略〉

2007年4月1日	第1版第1刷発行
2009年4月1日	〃　　第2刷発行
2016年7月1日	〃　　第3刷発行

定価（本体15,000円＋税）

監修　安瀬　正紀
編集　菅又　　章
発行者　今井　　良
発行所　克誠堂出版株式会社
〒113-0033　東京都文京区本郷3-23-5-202
電話（03）3811-0995　振替00180-0-196804
URL http://www.kokuseido.co.jp

ISBN978-4-7719-0319-7 C3047 ￥15000E　印刷：株式会社シナノ
Printed in Japan ⓒ Msanori Anze, 2007

・本書の複製権・翻訳権・上映権・譲渡権・公衆送信権（送信可能化権を含む）は克誠堂出版株式会社が保有します。
・本書を無断で複製する行為（複写，スキャン，デジタルデータ化など）は，「私的使用のための複製」など著作権法上の限られた例外を除き禁じられています．大学，病院，診療所，企業などにおいて，業務上使用する目的（診療，研究活動を含む）で上記の行為を行うことは，その使用範囲が内部的であっても，私的使用には該当せず，違法です．また私的使用に該当する場合であっても，代行業者等の第三者に依頼して上記の行為を行うことは違法となります．
・JCOPY 〈（社）出版者著作権管理機構　委託出版物〉
本書の無断複写は著作権法上での例外を除き禁じられています．複写される場合は，そのつど事前に（社）出版者著作権管理機構（電話 03-3513-6969，Fax 03-3513-6979，e-mail：info@jcopy.or.jp）の許諾を得てください．